Peter Lehmann Publishing

Peter Lehmann · Volkmar Aderhold
Marc Rufer · Josef Zehentbauer

Neue Antidepressiva, atypische Neuroleptika

Risiken, Placebo-Effekte, Niedrigdosierung und Alternativen

Mit einem Exkurs zur Wiederkehr des Elektroschocks

Geleitworte von Andreas Heinz und Peter & Sabine Ansari

Medizinjuristisches Nachwort von Marina Langfeldt

Peter Lehmann Publishing · Berlin · Shrewsbury · 2017

»Neue Antidepressiva, atypische Neuroleptika« ist auch als E-Book erhältlich: ePUB (ISBN: 978-3-925931-69-4), MobiPocket (ISBN: 978-3-925931-70-8) und pdf (ISBN: 978-3-925931-71-6).

Umschlaggestaltung: Paula Kempker
Druck: Interpress, Budapest

www.peter-lehmann-publishing.com

Bibliographische Information der Deutschen Bibliothek

Die Deutsche Bibliothek verzeichnet diese Publikation in der Deutschen Nationalbibliographie; detaillierte bibliographische Daten sind im Internet über http://dnb.ddb.de abrufbar.

ISBN: 978-3-925931-68-0

Rechtlicher Hinweis

Unser Wissen ist ständigen Entwicklungen unterworfen. Erfahrungen erweitern unsere Erkenntnisse, auch was die medizinische Behandlung von Menschen mit psychischen Problemen und die Beendigung der Behandlung anbelangt. Soweit unerwünschte Wirkungen von Psychopharmaka und Elektroschocks in diesem Buch erwähnt werden, dürfen die Leserinnen und Leser darauf vertrauen, dass die Autoren große Sorgfalt darauf verwandt haben, dass diese Angaben dem Wissensstand bei Fertigstellung der Publikation entsprechen. Da individuelle Faktoren (körperlicher und psychischer Zustand, Alter, soziale Lebensverhältnisse etc.) die Verträglichkeit psychopharmakologischer und elektrotechnischer Anwendungen beeinflussen, dürfen die Aussagen jedoch nicht als problemlos übertragbar auf alle Menschen aufgefasst werden.

Die Leserinnen und Leser sind angehalten, durch sorgfältige Prüfung ihrer Lebenssituation und gegebenenfalls nach Konsultation eines geeigneten Spezialisten bzw. einer Spezialistin festzustellen, ob ihre Entscheidung, nach der Lektüre dieser Publikation Psychopharmaka einzunehmen, ihre Dosis, Einnahmeform oder Kombination beizubehalten, zu verändern oder auf eine spezielle Weise abzusetzen, in kritischer und verantwortlicher Weise erfolgt. Dies betrifft ebenso den Entschluss, sich Elektroschocks verabreichen zu lassen oder lieber nicht.

Eine sorgfältige Prüfung ist besonders wichtig bei selten verwendeten Präparaten und Apparaten oder solchen, die neu auf den Markt gebracht worden sind. Aufgrund dieser Umstände übernehmen die Autoren keine Verantwortung für die Folgen unerwünschter Wirkungen beim Einnehmen, Verweigern, Reduzieren oder Absetzen von Psychopharmaka bzw. einem Ja oder Nein zu Elektroschocks.

Volkmar Aderhold, Peter Lehmann, Marc Rufer und Josef Zehentbauer

Inhalt

Geleitworte

Peter Lehmann ist der renommierteste Psychiatrie-Kritiker im deutschsprachigen Raum, und das bereits seit mehr als 35 Jahren. Als er 1980 anfing, speziell die Wirkungsweise und unerwünschten Wirkungen von Neuroleptika offenzulegen, wurde er mit harten Bandagen bekämpft. Niemand wollte ihm zuhören. Um gedruckt zu werden, musste er einen eigenen Verlag gründen. Jahre später waren seine Bücher in mehrere Sprachen übersetzt und gelten heute als Standardwerke der kritischen Psychiatrie. Zwischenzeitlich hat Lehmann einen Ehrendoktortitel und anschließend das Bundesverdienstkreuz erhalten.

Aber es gibt immer noch Kritiker, die seine Einwände nur für die älteren Antidepressiva und Neuroleptika gelten lassen wollen. Neuere Psychopharmaka seien viel besser verträglich und hätten gar nicht dieselben schweren Nebenwirkungen. Wie wenig Wahrheit hinter dieser Behauptung steckt, hat Peter Lehmann in seinem neuen Werk herausgearbeitet. In akribischer Kleinarbeit hat er sich die neueren Antidepressiva und Neuroleptika einzeln vorgeknöpft und beschrieben, für welche Indikationen sie eingesetzt werden, aber vor allem auch, welche unerwünschten Wirkungen während der Behandlung mit jedem einzelnen Medikament zu erwarten sind.

Die Leserinnen und Leser können dadurch prüfen, ob die Symptome, unter denen sie leiden, von dem Medikament verursacht werden. Sie können mit dieser Information dem von ärztlicher Seite häufig geäußerten Argument »Sie haben aufgrund Ihrer Grunderkrankung Schwindelgefühle, Unruhezustände, Übergewicht etc.« selbstbewusst entgegentreten.

Neuere Langzeitstudien haben gezeigt, dass Menschen, die dauerhaft Psychopharmaka einnehmen, früher sterben und seltener selbstbestimmt an der Gesellschaft teilhaben als diejenigen, die sich nach einer Krise gegen eine dauerhafte Einnahme von Psychopharmaka entschieden haben.

An der Verbreitung dieses Wissens sind im deutschsprachigen Raum seit Jahrzehnten die beiden Ärzte Marc Rufer und Josef Zehentbauer sowie der Psychiater Volkmar Aderhold stark beteiligt. Jeder der vier Autoren engagiert sich seit vielen Jahren für eine angemessene und wirksame Hilfe für Menschen in psychosozialen Krisen und für selbstbestimmte Hilfe beim Absetzen.

So endet das Buch mit dem wichtigen Absetzkapitel, in dem die Autoren warnen, dass es nach jahrelangem Gebrauch keinesfalls leicht ist, die Psychopharmaka abzusetzen. Nicht allen gelingt der Entzug und für manche Neuroleptika-Patientinnen und -Patienten ist es einfacher, eine weiterhin minimaldosierte Wirkstoffmenge einzunehmen, als das Mittel vollständig abzusetzen.

Absetzen ist ein sehr ernstes Thema, viele »Rückfälle« oder sogar psychiatrische Lebenskarrieren lassen sich auf einen schlecht informierten Umgang mit Psychopharmaka zurückführen. Wer diese Substanzen über einen längeren Zeitraum eingenommen hat, verändert dadurch seine Gehirnbiochemie. Durch Anpassungsvorgänge im Gehirn erhöht sich beim Absetzen das Risiko, erneut eine Krise zu erleiden. Wir wissen aus Erfahrung mit unseren Patientinnen und Patienten, wie wenig sie über Wirkungen und Risiken der Psychopharmaka aufgeklärt werden. Dieses Buch liefert ihnen – aber auch Ärzten, Therapeuten und Angehörigen – eine wertvolle Zusammenstellung all der Informationen, die für eine selbstbestimmte Therapie benötigt werden.

Dr. Peter und Sabine Ansari, Coppenbrügge, im Juli 2017

Volkmar Aderhold, Peter Lehmann, Marc Rufer und Josef Zehentbauer legen ein umfangreiches und kritisches Buch zu Wirkmechanismen und unerwünschten Wirkungen der derzeit gängigen medikamentösen und neurobiologisch-orientierten Therapieverfahren in der Psychiatrie vor. In vielen Bereichen ist das Urteil über diese Verfahren, zumindest was ihre länger dauernden Auswirkungen betrifft, ausgesprochen negativ. Wer als professionell in diesem Bereich tätige Person dieses Buch liest, mag an vielen Stellen widersprechen wollen. Gibt es nicht eine Vielzahl von Patientinnen und Patienten, die durch diese Therapieansätze eine deutliche Besserung, wenn nicht gar Beschwerdefreiheit erreicht haben? Dieser Einwand hilft allerdings weniger, als man denken könnte, denn zurecht gehen die Autoren auch auf den Placebo-Effekt ein, der ja jede Therapie, von der die professionell Behandelnden überzeugt sind, bereits mit positiven Auswirkungen versieht, ganz unabhängig davon, was deren eigentliche Wirkmechanismen auslöst. Gerade deshalb ist die Auseinandersetzung mit dem hier vorliegenden Buch so wichtig.

Mit großer Sorgfalt haben die Autoren eine Vielzahl von Befunden und kritischen Berichten zusammengetragen, die einen umfassenden Überblick über die unerwünschten Wirkungen und die Kritik am Einsatz der genannten Verfahren ermöglichen. Selbst wenn man an dieser oder jener oder auch an vielen Stellen mit den Schlussfolgerungen der Autoren nicht übereinstimmt, ist es für therapeutisch Tätige entscheidend, diese Befunde und Bedenken zu kennen. Dies umso mehr, als diese Therapieansätze auch bei Patientinnen und Patienten zum Einsatz kommen, die aufgrund einer Selbstgefährdung mit drohendem erheblichem Gesundheitsschaden und bei mangelnder Einsicht in ihre Gefährdung gegen ihren aktuell geäußerten Willen mit solchen Verfahren behandelt werden.

Aber auch jenseits dieser kontrovers diskutierten Situationen ist es essentiell, dass die Patientinnen und Patienten über die kurz- wie langfristigen unerwünschten Wirkungen der Therapieverfahren ebenso aufgeklärt werden wie über widersprüchliche Befunde zur kurz- und langfristigen Wirksamkeit und den Wirkmechanismen dieser Therapieverfahren.

Dies gilt natürlich nicht nur für den Bereich der Psychiatrie und Psychotherapie, sondern für die gesamte Medizin. So finden sich die von den Autoren zurecht betonten Absetzsymptome nach Verordnung von Neuroleptika oder Antidepressiva auch nach dem Absetzen (»Entzug«) einer Vielzahl weiterer chronisch verordneter Medikamente, beispielsweise beim Absetzen bestimmter Antihypertensiva (Medikamente zur Behandlung eines Bluthochdrucks) bis hin zu lebensbedrohlichen kardiovaskulären Komplikationen. Diese Absetz- oder Entzugssymptome wecken bei vielen Betroffenen die Sorge, dass sich eine Abhängigkeitserkrankung ausgebildet hat. Aus medizinischer Sicht ist allerdings der Begriff der Abhängigkeitserkrankungen für Suchterkrankungen reserviert, die nur dann diagnostiziert werden sollten, wenn zusätzlich zu Absetz- bzw. Entzugssymptomen auch ein starkes Verlangen nach der Substanz (dem Medikament oder der Droge) und eine Kontrollminderung im Umgang damit gegeben ist. Letzteres ist bei Morphium und Benzodiazepinen der Fall, bei Antidepressiva und Neuroleptika aber nicht. Auch wenn hier also aus medizinischer Sicht keine Suchterkrankung vorliegt, ist die Kenntnis der substanzeigenen Absetzsymptome sehr wichtig, wenn es darum geht, Patientinnen und Patienten beim Absetzen kompetent zu begleiten.

Mit der Lektüre des Buches stellt sich die Frage nach den praktischen Auswirkungen der hier vorliegenden Kritik. Zum einen verweist der vorliegende Band mit Recht auf die Notwendigkeit, beim Absetzen der Medikamente vorsichtig vorzugehen und diese langfristig schrittweise zu reduzieren, um unerwünschte Wirkungen inklusive des gegebenenfalls erhöhten Risikos des Wiederauftretens der Grunderkrankung zu vermeiden. Da bereits jetzt sehr viele Patientinnen und Patienten ihre Medikation absetzen, meist eher plötzlich, sind diese Hinweise ausgesprochen wichtig. Für diejenigen, die erfolgreich mit den zur Verfügung stehenden Medikamenten behandelt werden, ist die Information über erwünschte und unerwünschte Wirkungen der Medikamente hoch relevant, um eine informierte Entscheidung treffen zu können.

Alle Therapeutinnen und Therapeuten – auch die, die mit den im Buch geäußerten Einschätzungen nicht übereinstimmen – sind damit aufgerufen, sich mit diesen Studien auseinanderzusetzen, weitere Erfahrungen und Studien in die Diskussion einzubeziehen und den Patientinnen und Patienten ein informiertes Bild über die Behandlungsmöglichkeiten und ihre Auswirkungen inklusive der in diesem Band zusammengestellten kritischen Befunde zu ermöglichen. Dies ist auch ein wichtiger Bestandteil der Entscheidung bei Vorausverfügungen für krisengefährdete und ältere Menschen, damit diese ihr Recht auf eine selbstbestimmte angemessene Behandlung wahrnehmen und verteidigen können, auch gegen die Zwänge einer zunehmenden Ökonomisierung des Gesundheitswesens.

Dies gilt gerade in Zeiten, in denen in vielen Industrienationen die sozialen Netzwerke und die Gesundheitsversicherungen für einen Großteil der Bevölkerung nicht garantiert sind und die Alternative zu einer überfürsorglichen oder paternalistischen Gesundheitsversorgung die Vernachlässigung, Obdachlosigkeit und gegebenenfalls Inhaftierung eines großen Teils der psychisch kranken Bevölkerung ist, wie sich das in Studien zum Abbau psychiatrischer Leistungen und zur gleichzeitigen Erhöhung der Zahl der Gefängnisinsassen zeigt. Die Alternative zu einer zu breiten und unkritischen Medikamentenverordnung ist nicht der Abbau gesundheitlicher Versorgungsleistungen, sondern der Aufbau ausführlicher Informationsstrukturen inklusive der Garantie der dafür notwendigen Personalressourcen. Dies gilt für Arztpraxen ebenso wie für Krankenhäuser, für ambulante multiprofessionelle Teams, die derzeit noch unzureichend finanziert sind, für psychotherapeutische Angebote, die für Menschen mit schweren psychischen Störungen meist nicht zugänglich sind, für Selbsthilfegruppen und EX-INler wie für Informations-, Beratungs- und Beschwerdestellen. Medikamente können ein ausgesprochen wichtiger und hilfreicher Bestandteil eines psychosozialen Behandlungsplans sein, wenn die Vor- und Nachteile einer solchen Therapie sorgfältig von den Betroffenen abgewogen werden können, wozu die ausführliche Information durch Professionelle ebenso gehört wie – soweit von den Betroffenen gewünscht – die Einbeziehung der Angehörigen und Freunde. Für diese Information stellt das vorliegende Buch einen ebenso kritischen wie ausgesprochen wichtigen Beitrag dar.

Prof. Dr. med. Dr. phil. Andreas Heinz, Charité, Berlin, im Juli 2017

Vorwort

In diesem Buch geht es darum, Patientinnen und Patienten in die Lage zu versetzen, selbstbestimmt zu entscheiden, ob sie vorgeschlagene neue Antidepressiva und *atypische* Neuroleptika einnehmen oder sich moderne Elektroschocks verabreichen lassen wollen oder lieber nicht. Und welche Alternativen bestehen – sollten sie überhaupt eine Behandlung wünschen bzw. nach ihrer Meinung gefragt werden. Neben den direkt Betroffenen spricht dieses Buch auch alle anderen Personengruppen an, die mit dieser Thematik zu tun haben, seien es Angehörige, Ärzte, Pharmakologen, Pfleger, Psychotherapeuten, Genesungsbegleiter, Sozialarbeiter, Juristen, Journalisten, Politiker oder Funktionäre von Krankenkassen.

Aus Gründen einer leichteren Lesbarkeit verzichten die Autoren mehrheitlich darauf, in ihren Beiträgen beide Geschlechter einheitlich zu berücksichtigen, und entschieden sich für die traditionelle Verwendung der deutschen Sprache. Dafür verweigern sie sich der üblichen Praxis, was Literaturangaben betrifft: Statt nur die Initialen der Vornamen von Autorinnen und Autoren zu nennen, geben sie deren vollständige Vornamen wieder und machen damit die männliche Dominanz in der herrschenden Wissenschaft deutlich.

Die Behandlungsrichtlinien von Psychiaterverbänden setzen den aufgeklärten Patienten voraus. Dieser kennt die Risiken und Alternativen der Behandlung ebenso wie die Ergebnisse der Untersuchungen seines körperlichen Gesundheitszustands. Bestimmte Kontrolluntersuchungen (Monitoring) werden vor Beginn einer Verabreichung von Elektroschocks oder Psychopharmaka vorgenommen, ebenso nach gewissen Zeitabständen fortwährender Psychopharmaka-Behandlung, um sich entwickelnden chronischen oder lebensbedrohlichen Schäden frühzeitig auf die Spur zu kommen. Der aufgeklärte Patient kennt die Bedeutung von Symptomen, die auf solche behandlungsbedingte Schäden hinweisen. Hierzu gehören Herzrhythmusstörungen, Diabetes (Zuckerkrankheit), Blutbildveränderungen, Geschwulstbildungen, Augenerkrankungen und vieles mehr. Die Betroffenen selbst entscheiden, ob sie die Psychopharmaka oder Elektroschocks verabreicht haben wollen.

Die Wirklichkeit sieht anders aus. In aller Regel lässt die Aufklärung zu wünschen übrig. Patientinnen und Patienten wird eine umfassende Aufklärung über die Risiken der Behandlung vorenthalten. Sie werden nicht über Behandlungsalternativen informiert, nicht über die Bedeutung der Befunde, die in Kontrolluntersuchungen erhoben werden – wenn sie überhaupt geschehen –, nicht über Probleme beim späteren Absetzen der verordneten Psychopharmaka. Eine Verbreichung von Medikamenten und sonstigen medizinischen Anwendungen gilt allgemein als Körperverletzung. Die Strafbarkeit entfällt erst durch die informierte Zustimmung.

Die ohne informierte Zustimmung erfolgte psychiatrische Anwendung, die eventuell Folgeschäden nach sich zieht, gilt nicht als Offizialdelikt, das heißt als Straftatbestand, der von Amts wegen staatsanwaltschaftliche Ermittlungen auslöst. Trotz der erheblichen, zum Teil sehr häufig auftretenden Gesundheitsschäden durch Psychopharmaka und Elektroschocks, wie sie die Hersteller und Anwender in ihren internen Verlautbarungen und Beipackzetteln eingestehen und die Thema dieses Buchs sind, sehen staatliche Organe keine Notwendigkeit einzugreifen, auch nicht angesichts der im Vergleich zur Durchschnittsbevölkerung hohen Sterblichkeitsrate psychiatrischer Patientinnen und Patienten – egal, ob man sie auf deren schlechte Lebensbedingungen zurückführt oder auf die gesundheitlichen Belastungen durch Psychopharmaka und Elektroschocks.

Ohne eine Beweislastumkehr sind die potenziell Geschädigten aus vielfältigen Gründen nahezu chancenlos, Schadenersatzansprüche und Schmerzensgeld durchzusetzen. Eine Umkehr der Beweislast hieße, dass – beispielsweise um die Chance auf Schmerzensgeld zu erhöhen – bei einem Behandlungsschaden nicht der Patient nachweisen müsste, dass der Schaden einzig durch die Behandlung verursacht wurde und dass eingangs keine umfassende Aufklärung über Risiken und Alternativen der Behandlung stattfand. Statt dessen müsste der Verabreicher von Psychopharmaka oder Elektroschocks nachweisen, dass aufgetretene Schäden nicht durch seine Behandlung verursacht wurden und er umfassend aufgeklärt hat.

Wie Arno Deister, Präsident der Deutschen Gesellschaft für Psychiatrie und Psychotherapie, Psychosomatik und Nervenheilkunde (DGPPN), mitteilte, seien in Deutschland innerhalb eines Jahres mittlerweile über 27 % der Erwachsenen von Depressionen, Angststörungen und weiteren psychischen Leiden betroffen, bei den Ursachen für Krankschreibungen und frühzeitige Berentungen stünden psychische Erkrankungen ganz vorn. Dies wirke sich auf fast alle Lebensbereiche aus – Familie, Partnerschaft, soziales Umfeld und Arbeit. Oft komme es zu Chronifizierungen und Frühberentungen (DGPPN, 2017). In Österreich und der Schweiz dürften die Zahlen ähnlich sein.

Dass psychische Probleme gravierendes Leid bereiten können, steht außer Frage. Die Betroffenen können alles verlieren, was ihnen lieb und wichtig ist: das Sorgerecht für ihre Kinder, ihre Freundinnen und Freunde, die Wohnung, die Arbeit, den Studienplatz, Besitz und Vermögen. Sie können verwahrlosen, sich und andere quälen und schließlich das Selbstbestimmungsrecht, die Freiheit, die Lebensfreude und das Leben selbst verlieren. Umso wichtiger ist es, dass eine medizinische Behandlung, beispielsweise die Verordnung von Psychopharmaka, die Probleme nicht noch verschärft. Welch zentrale Rolle bei der Verstärkung und Chronifizierung psychischer Probleme die in steigender Zahl verabreichten neuen Antidepressiva und *atypischen* Neuroleptika sowie moderne Elektroschocks spielen, welche körperliche Leiden sie zusätzlich schaffen, welche Abhängigkeits-, Entzugs- und Absetzprobleme sie hervorrufen und wie man die Risiken und Schäden kleinzureden versucht, ist Thema des ersten Beitrags. Da in der Regel Ärzte die Verabreichung ihrer Psychopharmaka und Elektroschocks als alternativlos darstellen, endet der Beitrag mit Beispielen überprüfter humanistisch orientierter Alternativen sowie einer Vielfalt von Hilfen, die gutwillige Ärztinnen und Ärzte schon heute in einzelnen psychiatrischen Kliniken anbieten – jenseits von Pharmazie und Elektrotechnik.

Marc Rufers Auseinandersetzung mit dem Placebo-Effekt gibt Aufschluss darüber, wie Menschen auf therapeutische Maßnahmen reagieren und wie sehr die Psyche vermeintlich rein biologische Wirkungen bestimmt: Der Glaube ist entscheidend, die Überzeugung, die Hoffnung auch, etwas Wirkungsvolles eingenommen zu haben. Das gilt für Medikamente genauso wie für Placebos. So ist es praktisch unmöglich, Placebo-Effekte und erwartete therapeutische Wirkungen auseinanderzuhalten. Die Resultate von zulassungsorientierten, placebokontrollierten Studien mit Psychopharmaka sind deshalb äußerst fragwürdig. Patientinnen und Patienten sind gut beraten, wenn sie mit Skepsis auf »evidenzbasierte Wirksamkeitsstudien« reagieren, sollten Ärztinnen und Ärzte sie zur Akzeptanz ihrer Psychopharmaka verleiten wollen.

Von Josef Zehentbauer folgen – in langer Praxis – erprobte Hilfestellungen, die Allgemeinärzte Menschen mit ernsten psychischen Problemen geben können, angefangen von naturheilkundlichen Mitteln über Ratschläge zur Ernährung und zur Mobilisierung körpereigener Drogen bis hin zu psychotherapeutischen Gesprächen und der Ermutigung, sich im Selbsthilfebereich zu engagieren und Selbstverantwortung zu übernehmen.

Große Bedeutung hat die Minimaldosierung von Neuroleptika, wenn Menschen mit ernsten psychischen Problemen in ihrer derzeitigen Lebenssituation nicht ohne Psychopharmaka zurechtkommen oder diese nicht mehr vollständig absetzen können. Angesichts des häufig schlechten körperlichen Zustands psychiatrischer Patientinnen und Patienten sind hierbei Kontrolluntersuchungen wichtig. Psychiatrisch Tätige, Patientinnen und Patienten und ihnen Nahestehende sollten solche Untersuchungen kennen, um Risiken einigermaßen in Grenzen halten und bei ersten Anzeichen sich entwickelnder Schäden frühzeitig Konsequenzen ziehen zu können. Sollte aus welchen Gründen auch immer die Verabreichung oder Einnahme von Neuroleptika unumgänglich sein, ist angesichts des fortbestehenden Trends zu höheren Neuroleptika-Dosierungen, auf den beispielsweise seit Jahren im »Arzneiverordnungs-Report« hingewiesen wird (Lohse & Müller-Oerlinghausen, 2016, S. 663), ein Appell an die Vernunft notwendiger denn je – unterlegt von all den psychiatrischen Studien, die den fehlenden Nutzen der üblichen Dosierungen aufzeigen.

Im letzten Beitrag folgen Ratschläge für Menschen, die sich Gedanken machen, ihre Psychopharmaka abzusetzen. Hierzu zählt der Rat, den Entschluss zum Absetzen sorgfältig zu durchdenken, nichts zu überstürzen, gerade bei längerer Einnahmezeit schrittweise vorzugehen, sich über Entzugs- und Absetzprobleme sowie bewährte Maßnahmen zu ihrer Minimierung zu informieren und sich im Anschluss auch mit dem Sinn der Depression oder Psychose auseinanderzusetzen, um nicht blind in die nächste Krise zu stolpern.

Mit Volkmar Aderhold, Marc Rufer und Josef Zehentbauer ist es mir gelungen, drei hochkarätige Mitautoren für dieses Buch zu gewinnen. Wir – sie als professionell tätige Ärzte und ich im Selbsthilfebereich – weisen grob geschätzt zusammen 150 Jahre Praxiserfahrung auf: Erfahrung in der Praxis, Menschen zu helfen, ernste psychische Krisen ohne den Einsatz riskanter Psychopharmaka zu bewältigen und den Weg aus den therapeutischen Sackgassen zu finden, in die sie Mainstream-Psychiater mit großem finanziellen Aufwand hineinmanövrierten.

An dieser Stelle bedanke ich mich auch bei Peter Ansari, Paul Göbel, Iris Heffmann, Bernd Holdorff, Margret Osterfeld, Peter Stastny und Reinhard Wojke, die mit Anregungen, medizinischen Erläuterungen, Übersetzungshilfen, Korrekturen und Unterstützung in EDV-Fragen wesentlich zum Gelingen dieses Buchs beigetragen haben.

Peter Lehmann

Risiken und Schäden neuer Antidepressiva und *atypischer* Neuroleptika

Peter Lehmann

In den beiden letzten Jahrzehnten sind eine Reihe von Psychopharmaka neu auf den Markt gekommen, auch und vor allem für Menschen mit der Diagnose »Depression« und »Psychose«. Manche ältere Substanzen wurden vom Markt genommen, auch neuere nach recht kurzer Zeit. »Neu« ist ein relativer Begriff. Er wird von Pharmakologen und Psychiatern allgemein benutzt, um neuere Substanzen von älteren abzugrenzen oder bestimmten Substanzgruppen zuzuordnen. Der Aussagewert ist begrenzt: Es gibt keine einheitlichen Kriterien der Zuordnung einzelner Psychopharmaka zu bestimmten Substanzgruppen. Die Klassifikation kann auf pharmakologischen oder biochemischen Kriterien beruhen, auf den »Neben«-Wirkungen oder den subjektiven Intentionen der Verabreicher. In diesem Buch sind mit neuen Psychopharmaka schlicht die in den letzten zwei bis drei Jahrzehnten auf den Markt gekommenen Antidepressiva und Neuroleptika gemeint. Denselben relativen Aussagewert hat die Zuordnung eines Antidepressivums oder Neuroleptikums zur ersten, zweiten oder dritten Generation der jeweiligen Substanzgruppe. Es ließen sich dicke Bücher über die diesen Zuordnungen zugrundeliegenden Überlegungen von Psychiatern und Pharmakologen schreiben. Entscheidend für die Praxis und speziell die Betroffenen ist, welche Risiken und unerwünschten Wirkungen die einzelnen Psychopharmaka mit sich bringen.

In einem gewinnorientierten Wirtschaftssystem spielen finanzielle Aspekte eine wichtige Rolle. Wenn Patente für Psychopharmaka ablaufen, kann die Konkurrenz Nachahmerpräparate mit gleichem Wirkstoff verbilligt auf den Markt bringen: sogenannte Generika, auf deren Verordnung auch die Krankenkassen drängen, um Kosten zu sparen. Verkaufserlöse und Gewinnerwartungen sinken, damit fällt auch der Aktienwert eines Unternehmens. Folgerichtig entwickeln Pharmafirmen regelmäßig neue, auf einige Zeit patentgeschützte Psychopharmaka. Damit sie deren Marktzulassung erhalten und die Verkaufschancen steigern, müssen sie neue therapeutische Wirkungen, eine Überlegenheit der Produkte und ihre bessere Verträglichkeit glaubhaft machen.

Die Wirkung von Psychopharmaka auf das zentrale Nervensystem

Alle Psychopharmaka, die älteren wie die neueren, wirken primär auf das zentrale Nervensystem, beeinflussen die Nervenimpuls-Übertragung und dadurch die Psyche. Um die Wirkungsweise, erwünschte und unerwünschte Wirkungen von Psychopharmaka zu erläutern, muss man medizinische Begriffe verwenden. Manche lassen sich einfach übersetzen. Schwieriger ist dies bei Symptomenkomplexen, sogenannten Syndromen.

Mit einem einzigen Begriff fassen Mediziner eine ganze Palette von Krankheitssymptomen einschließlich möglicher Ursachen und Verläufe zusammen. Damit medizinische Laien nicht jedes Mal ein Lexikon in die Hand nehmen oder im Internet recherchieren müssen und um wiederholte längere Erklärungen zu vermeiden, endet dieser Beitrag mit einem Glossar. Medizinische Fachbegriffe, die im Text (einschließlich der Zitate) auftauchen und im Glossar erläutert sind, sind mit einem Sternchen kenntlich gemacht (Beispiel: Serotonin-Syndrom*).

Von den Botenstoffen, die das Nervensystem steuern, wirken manche erregend, manche beruhigend und hemmend. Nervenimpulse werden mittels physikalisch-chemischer Veränderungen, die von elektrischen Ladungen begleitet werden, als Signale in Nervenfasern übertragen. Der einzelne Nervenimpuls wird von der einen Nervenzelle über die Synapse (Verbindungsstelle zwischen den Nervenzellen) zur benachbarten Empfängerzelle weitergeleitet. Neuroleptika blockieren die Rezeptoren für die Nervenimpuls-Übertragung, so dass die Botenstoffe nicht an der Empfängerzelle andocken und den Impuls nicht weitergeben können. Antidepressiva hemmen den Abbau der Botenstoffe nach getaner Arbeit, so dass ihre Konzentration im synaptischen Spalt, der Kopplungsstelle von Nervenimpulsen, künstlich erhöht bleibt und die Empfängerzelle über einen unnatürlich langen Zeitraum erregt wird.

Wird die natürliche Nervenimpuls-Übertragung psychopharmakologisch beeinträchtigt, hat dies Folgen für viele Bereiche des Körpers und des psychischen Systems. Mit dem Begriff »selektiv«, der oft einzelnen chemischen Strukturgruppen insbesondere bei Antidepressiva vorangestellt wird, soll der Eindruck erweckt werden, sie würden pharmakologisch »rein« einzig das jeweils genannte Botenstoffsystem beeinflussen. Tatsächlich gibt es ca. 100 Botenstoffe, die miteinander interagieren. Die Einwirkung auf ein einzelnes Botenstoffsystem beinhaltet deshalb grundsätzlich Begleitwirkungen auch auf andere Botenstoffe einschließlich weiterer »Neben«-Wirkungen. Der pharmakologischen Zuordnung einzelner Psychopharmaka liegt in Wirklichkeit lediglich eine vermutete stärker ausgeprägte Wirkung auf einzelne Botenstoffe zugrunde.

Erwünschte und unerwünschte Wirkungen treten in der Regel ganzheitlich, das heißt gleichzeitig und potenziell in allen Bereichen des Körpers und des psychischen Systems auf. Unerwünschte Wirkungen insgesamt oder im Einzelfall willkürlich als »Neben«-Wirkungen zu charakterisieren und gleichsam als »zweitrangig« und »nebensächlich« abzutun, macht deshalb keinen Sinn.

Besondere Risiken
Kombinationen mit anderen Psychopharmaka, auch mit Medikamenten der somatischen Medizin, können unerwünschte Wirkungen potenzieren. Interaktionen der unterschiedlichen Substanzen bergen kaum kalkulierbare Risiken, die gegenseitige Wirkung kann sich verstärken. Gefährlich ist insbesondere die Verabreichung von Psychopharmaka an Schwangere (und über deren Plazenta an den Embryo) sowie an Kinder und Jugendliche, deren Körper sich noch im Wachstum befinden.

Ältere Menschen sind zusätzlichen Risiken ausgesetzt. Ihre körperliche Widerstandskraft lässt nach, Stürze und Knochenbrüche nehmen zu. Die im Alter herabgesetzte Körpermasse mit relativ erhöhtem Anteil an Fettgewebe und vermindertem Gehalt an Eiweißstoffen im Blut führt zu einem steigenden Verteilungsvolumen fettlöslicher Psychopharmaka bzw. zu ihrer erhöhten Konzentration. Die Wirkdauer der Substanzen verlängert sich, ihre Anhäufung im Körper steigt. Gefäßveränderungen, abnehmende Leber- und Nierenleistungen und das eingeschränkte Herzzeitvolumen (die vom Herz gepumpte Blutmenge) verringern den Blutfluss in Leber und Niere. Dies verzögert den Abbau und die Ausscheidung der Psychopharmaka. Da älteren Menschen in aller Regel gehäuft Medikamente der somatischen Medizin verordnet werden, potenzieren zusätzlich gegebene Antidepressiva und Neuroleptika das Risiko gefährlicher Wechselwirkungen (Lange-Asschenfeldt & Benkert, 2017, S. 890). Insofern überrascht wenig, dass sich Pharmafirmen in ihren Fachinformationen juristisch abzusichern versuchen, indem sie vorsorglich darauf hinweisen, dass ihre Produkte bei älteren Menschen das Sterblichkeitsrisiko erhöhen.

Ein spezielles Risiko besteht für Menschen, die »Langsam-Metabolisierer« genannt werden. 5 bis 10 % der Bevölkerung gehören zu dieser Risikogruppe. Am Stoffwechsel sowie am Abbau fast aller Medikamente, darunter aller Antidepressiva und Neuroleptika, sind Enzyme des sogenannten Cytochrom-P-450-Systems beteiligt (Oetzel, 2012). Werden diese Psychopharmaka Langsam-Metabolisierern in der üblichen Geschwindigkeit verabreicht, jedoch nur sehr langsam verstoffwechselt, steigen ihre Konzentration im Blut und die Gefahren unerwünschter Wirkungen massiv an. Die Folge sind zusätzliche Risiken und Schäden. Diese können auch unter niedrigen Dosierungen auftreten. Da der Hirnstoffwechsel bei Personen, die nicht zu Langsam-Metabolisierern zählen, große inter- und intraindividuelle Unterschiede aufweist, lässt sich auch bei dieser Personengruppe keinerlei sichere Aussage treffen, wie sie auf Antidepressiva und Neuroleptika reagieren. Interindividuell unterschiedlich reagieren verschiedene Personen, intraindividuell schwankt der Stoffwechsel aber auch bei jeder einzelnen Person.

Menschen, die beispielsweise Kinder erziehen, Operationen durchführen oder Maschinen bedienen müssen, können wegen unerwünschter Wirkungen wie Schläfrigkeit, paradoxen Erregungszuständen, Suizidalität, Aggressivität, Schwindel oder Ohnmachtsanfällen Probleme haben oder machen. Dasselbe gilt für Verkehrsteilnehmer. Motorrad- und Autofahrer oder Flugzeugführer unter dem Einfluss von Antidepressiva und Neuroleptika stellen unkalkulierbare Gefahren dar. Pharmafirmen benennen zwar solche Risiken, die sie mit ihren Psychopharmaka produzieren, schaffen sie damit aber nicht aus der Welt.

Zu den Häufigkeitsangaben von Risiken und Schäden

Die Verordnungszahlen der neuen und als »gezielter wirksam« und »noch verträglicher« beworbenen Psychopharmaka sind enorm. Im Durchschnitt habe sich die Zahl der Verordnungen der Antidepressiva insgesamt im letzten Jahrzehnt fast verdoppelt, wobei der Anstieg vor allem von den neuen Antidepressiva getragen sei, schreiben Martin Lohse und Bruno Müller-Oerlinghausen (2016, S. 663) im »Arzneiverordnungs-Report«. Die Verordnungszahl der Serotonin-Wiederaufnahmehemmer habe sich verdoppelt, die der Serotonin-Noradrenalin-Wiederaufnahmehemmer verfünffacht. Ungebrochen sei auch der seit 2008 fast lineare Verordnungsanstieg bei den *atypischen* Neuroleptika, was vermutlich mit einer Ausweitung des Verordnungsspektrums und einem Trend zu höheren Dosierungen zu tun habe. So enorm wie die Umsatzsteigerung sind auch die Risiken und »Neben«-Wirkungen, die neue Antidepressiva und *atypische* Neuroleptika mit sich bringen. Ein Drittel dieser Psychopharmaka werde von Allgemeinmedizinern verschrieben.

Dass die Verabreichung neuer Antidepressiva und *atypischer* Neuroleptika häufige und vielfältige Schäden birgt, geht auch aus den Fachinformationen der pharmazeutischen Industrie hervor. In Deutschland ist das die »Rote Liste«, in Österreich »medONLINE«, in der Schweiz das »Arzneimittel-Kompendium«. Mit ihren Informationen, die in der Schweiz öffentlich, also auch den Betroffenen und ihren Angehörigen zugänglich sind, in Deutschland und Österreich dagegen Ärzten vorbehalten bleiben, schieben die Pharmafirmen den Verordnern das (derzeit äußerst geringe) Risiko zu, sich Schadenersatzansprüchen wegen möglicher Folgeschäden auszusetzen.

Die Fachinformationen haben in den einzelnen Ländern mehr oder weniger identische Formulierungen. Angaben zu bestimmten Risiken und Schäden sowie Häufigkeitsangaben sind jedoch nicht identisch. Um Risiken nicht zu unterschätzen, werden sie in diesem Beitrag zusammengefasst. Jeweils die höchste Häufigkeitsrate wird wiedergegeben. Beispiel: Wenn im Land A für eine Substanz Übelkeit als »häufig« auftretende unerwünschte Wirkung genannt wird und Verstopfung unerwähnt bleibt, im Land B sowohl Übelkeit als auch Verstopfung als »sehr häufig« auftretend, finden sich beide unerwünschten Wirkungen in der Kategorie »sehr häufig«. Seltene oder mit unbekannter Häufigkeit auftretende unerwünschte Wirkungen werden aus Gründen der übersichtlichen Darstellung bei Neuroleptika und Antidepressiva in jeweils einem eigenen Kapitel aufgelistet.

Manche Psychiater halten die Angaben der Hersteller für übertrieben und sehen darin eine bloße juristische Absicherung. Dass die am Umsatz interessierten Pharmafirmen Angaben zur Schadenshäufigkeit marketingwidrig nach oben treiben, ist allerdings nicht anzunehmen. Es wäre ähnlich absurd, würden Autohersteller von sich aus Abgaswerte nach oben manipulieren. Anzunehmen ist eher, dass die von Herstellern genannten Zahlen untertrieben sind bzw. ihnen längst nicht alle eingetretenen Schäden zur Kenntnis gelangen. Da es sich hier um die bloße Wiedergabe von Herstellerinformationen handelt, sind auch Entgegnungen, es handele sich um Alarmismus, Panikmache, Psychopharmaka-Bashing und -Verteufelung oder Skandalisierung, fehl am Platz. Im Grunde müssten die Risiken und Schäden, die unter den genannten Antidepressiva und Neuroleptika auftreten, den Betroffenen ohnehin bekannt sein, sind doch die Verordner zur sorgfältigen und umfassenden Aufklärung verpflichtet. Eine solche fordert selbst die DGPPN in ihren Leitlinien:

> »Behandlungsziel ist der von Krankheitssymptomen weitgehend freie, zu selbstbestimmter Lebensführung fähige, therapeutische Maßnahmen in Kenntnis von Nutzen und Risiken abwägende Patient. (...) Patient, Angehöriger und Betreuer sollten nicht nur über mögliche Nebenwirkungen auf-

geklärt, sondern auch hinsichtlich der auftretenden Zeichen (Symptome) hierfür informiert und bezüglich der jeweils gegebenen Therapiemöglichkeiten beraten werden.« (2006, S. 189 / 203)

»Sehr häufig« sagen Pharmafirmen bei Häufigkeiten größer als 10 %, »häufig« bei Häufigkeiten zwischen 1 und 10 % und »gelegentlich« bei Häufigkeiten zwischen 1 ‰ und 1 %. Da viele unerwünschte Wirkungen dosisunabhängig auftreten, haben die Warnhinweise der Hersteller bei unterschiedlichen Wirkstoffmengen allesamt denselben Wortlaut.

Dass die Wahrscheinlichkeit unerwünschte Wirkungen mit der Dosis steigt, versteht sich von selbst. Nichtsdestotrotz schützt Niedrigdosierung nicht vor Schäden. Ein Beispiel hierfür ist die Fachinformation der ratiopharm GmbH für das *atypische* Neuroleptikum Amisulprid (im Handel unter anderem als Solian), das in Tablettengrößen à 100 mg, 200 mg und 400 mg verkauft wird. Die Pharmafirma weist auf das Risiko von Tumorbildungen in den hormonausschüttenden Organen hin mit den Worten:

> »In Studien zum tumorerzeugenden Potenzial an Mäusen und Ratten wurden erhöhte Inzidenzen *(Häufigkeiten)* für Tumore der Brustdrüse, der Hypophyse *(Hirnanhangdrüse)*, der Nebennieren sowie des endokrinen Pankreas *(hormonausschüttende Bauchspeicheldrüse)* beobachtet. Eine wirkungsfreie Dosis konnte nicht bestimmt werden. Bereits in der niedrigsten Dosisgruppe (30 mg/kg) traten bei den Tierarten erhöhte Tumorinzidenzen auf.« (2013, S. 5)

Prolaktin ist ein Hormon, das vor allem während der Schwangerschaft das Brustwachstum und die Milchbildung fördert. Bei Männern wie bei Frauen beeinflusst es zudem die Sexualhormonregelung im Hypothalamus und in der Hirnanhangdrüse, zwei Hirnzentren. Eine wichtige Rolle bei der Prolaktin-Freisetzung spielen spezielle Subtypen von Dopamin-Rezeptoren, die Dopamin-D_2-Rezeptoren. Deren Beeinflussung gilt als »kleinster gemeinsamer Nenner« (»Klausurtagung«, 1990) aller Neuroleptika. Da Dopamin die Absonderung von Prolaktin hemmt, führt umgekehrt die Dopamin-Blockade zu dessen erhöhter Konzentration im Blut. Auch Antidepressiva können zu erhöhten Prolaktin-Spiegeln führen. Gerhard Langer von der Psychiatrischen Universitätsklinik Wien wies bereits 1983 am Beispiel des Neuroleptikums Haloperidol (im Handel unter anderem als Haldol) auf den auch bei Niedrigstdosierung deutlich erhöhten Prolaktinspiegel hin:

> »Nach ¼ mg Haloperidol, einer Dosis, die mit derzeit zur Verfügung stehenden Bestimmungsmethoden keinen messbaren Plasmaspiegel ergeben

> würde, kommt es bereits zu einer deutlichen Prolactin-Ausschüttung; eine maximale Prolactin-Ausschüttung wird allerdings bereits nach 1 ½ mg Haloperidol erreicht. Damit wird erkennbar, dass Haloperidol bereits in diesem Dosisbereich biologisch wirksam ist.« (S. 113)

Ärzten ist seit langem bekannt, dass Psychopharmaka und insbesondere Neuroleptika aufgrund ihrer pharmakologischen Eigenschaften bereits in niedrigen Dosierungen zu Störungen aller Art führen können (Kähler, 1967, S. 107f.).

Die Häufigkeitsangaben zu Psychopharmaka-bedingten Schäden ändern sich stetig. Bei neu auf den Markt gekommenen Substanzen bedarf es immer einer ausreichenden Anzahl Behandlungswilliger, an denen die Pharmafirmen und Ärzte beobachten können, wie sich die Substanzen kurz-, mittel- und langfristig auswirken. Deshalb steigen bei neuen Präparaten in der Regel die Häufigkeitsangaben einzelner Schäden kontinuierlich. Das Antidepressivum Vortioxetin beispielsweise ist in Deutschland und Österreich erst seit 2015 und in der Schweiz seit 2016 zugelassen. Entsprechend spärlich sind jetzt noch die Angaben zu seinen unerwünschten Wirkungen.

Verkaufsfördernde Faktoren

Hilfreich für den Umsatz sind bezahlte Meinungsführer der Mainstream-Medizin, die neue Produkte als »noch gezielter wirksam« und »noch verträglicher« anpreisen. Ebenso nützlich ist es, negative Ergebnisse zurückzuhalten und Studien von vornherein so zu gestalten, dass das Ergebnis nur positiv für die Gruppe ausfallen kann, an der die neue Substanz getestet wird (Ansari & Ansari, 2016, S. 111-121; Gøtzsche, 2014, 2016). Die Entwicklung neuer Diagnosen und Indikationen vergrößert den Absatzmarkt und ist ebenso verkaufsfördernd, wie es Verkaufsprämien für verschreibungswillige Ärzte sind. Zu diesen Maßnahmen gehören auch »Anwendungsstudien« mit prozentualen Umsatzbeteiligungen, die finanzielle Entlohnung für die Teilnahme an Werbeveranstaltungen, Gutscheine für Restaurantbesuche und Sportveranstaltungen oder das Sponsern von Selbsthilfe- und Angehörigengruppen mit einer Kombination aus Geld und einschlägigen verkaufsfördernden Informationen.

Auch die Leicht- und Ärztegläubigkeit unter Betroffenen wirkt sich positiv auf den Umsatz aus. Geht jemand mit psychischen Problemen zum Arzt und erfährt, dass diese nur die Symptome zugrunde liegender Stoffwechselstörungen sind, gibt es keinen Grund, nachzudenken und aktiv für verbesserte und weniger demoralisierende Lebensbedingungen und Beziehungen zu sorgen. Es gibt dann auch keinen Grund, persönliche Einstellungen zu überdenken und konfliktträchtige Verhaltensweisen zu ändern.

Antidepressiva und Neuroleptika lösen keine Probleme, sie heilen nicht. Sie wirken über den Körper auf die Psyche ein. Im positiven Fall unterdrücken sie psychische Probleme kurz- und mittelfristig, was gerne als großer Vorteil gewertet wird. Die körperlichen Wirkungen und Gegenreaktionen (»Neben«-Wirkungen) können jedoch erheblich belasten.

Unerwünschte Wirkungen im psychischen Bereich werden gerne als Symptomverschiebung interpretiert mit der Folge, dass die Dosis erhöht wird oder weitere Psychopharmaka verordnet werden. Zudem können die psychopharmakologisch ausgelösten Veränderungen im System der Nervenimpuls-Übertragung Depressionen und Psychosen noch verstärken und sogar chronifizieren (dazu später mehr).

Lesehinweis

Im Folgenden werden die neuen Antidepressiva und anschließend die *atypischen* Neuroleptika einschließlich ihrer Verkaufsnamen in alphabetischer Reihenfolge aufgelistet. Jedes Antidepressivum bzw. Neuroleptikum ist in seiner spezifischen Wirkung kurz beschrieben. Nach Indikation und Kontraindikation (Gegenanzeige) folgen die von Herstellern den Ärzten gegenüber genannten unerwünschten Wirkungen differenziert nach der Häufigkeit ihres Vorkommens.

Die genannten Indikationen bedeuten nicht, dass die Substanzen nur entsprechend der Zulassung verwendet werden dürfen. Ärzte können Psychopharmaka auch »off-label« verschreiben, das heißt im Rahmen der »Kurierfreiheit« außerhalb des mit der Zulassung von Arzneimittelbehörden genehmigten Zwecks. Sofern keine Kontraindikation besteht, reicht eine Begründung, um den Off-label-Einsatz zu rechtfertigen.

Den unerwünschten Wirkungen schließen sich die von Herstellern genannten Risiken für Schwangerschaft und Stillzeit an, gefolgt von deren Warnungen, bei welchen Symptomen Ärzte Dosierungen reduzieren oder absetzen sollen oder müssen, und zuletzt von ihren vagen Hinweisen, wie abzusetzen ist und wie lange die Eliminationshalbwertszeit* der Substanz und eventuell ihrer Abbauprodukte ist. Diese können Entzugsprobleme verlängern, allerdings ist nicht bekannt, welche Personengruppen hiervon besonders stark betroffen sind. (Am Ende des Buches finden sich im Beitrag »Psychopharmaka absetzen?« Ratschläge der Autoren, wie beim Absetzen gegebenenfalls verantwortungsvoll und risikomindernd vorgegangen werden kann.)

Der Liste der Psychopharmaka schließt sich eine Zusammenfassung selten oder in unbekannter Häufigkeit auftretender unerwünschter Wirkungen an, gefolgt vom Referenz-Antidepressivum Imipramin bzw. dem Referenz-Neuroleptikum Haloperidol. Diese Referenz-Präparate ziehen Psychiater in der Regel heran, um die Wirksamkeiten neuer und herkömmlicher Antidepressiva bzw. *atypischer* und herkömmlicher Neuroleptika zu vergleichen. Der Psychopharmaka-Teil schließt mit den wichtigsten chronischen und potenziell lebensgefährlichen Wirkungen neuer Antidepressiva und *atypischer* Neuroleptika und deren Frühwarnzeichen. Manche Schäden treten auch unvorhersehbar und spontan auf.

Zuletzt folgen der Exkurs zur Wiederkehr des Elektroschocks und ein abschließendes Kapitel über Alternativen zu Antidepressiva, Neuroleptika und Elektroschocks.

Neue Antidepressiva

Wie alle Psychopharmaka wirken auch die Antidepressiva der 2. und 3. Generation auf den Hirnstoffwechsel. Hauptwirkung ist ein künstliches Überangebot an Botenstoffen bzw. die Hemmung ihres Abbaus nach verrichteter Übermittlung. Ergebnis ist ein künstlich hergestellter Überschuss an Botenstoffen. Dadurch kommt es zu einer flachen Euphorie oder ungesteuerten Aufstachelung der Gefühlslage. Ärzte sprechen dann von »Stimmungsaufhellung«. Oft handelt es sich nur um einen Placebo-Effekt (siehe den Beitrag von Marc Rufer in diesem Buch), die Stimmung bleibt, wie sie ist, oder wird noch schlechter.

1952 kam Iproniazid als Tuberkulose-Medikament auf den Markt. Patienten, die eine Besserung der Krankheit erlebten, reagierten entsprechend euphorisch, worauf die Substanz ab 1957 auch als (erstes synthetisches) Antidepressivum eingesetzt werden durfte. Allerdings wurde die Zulassung vier Jahre später nach Todesfällen aufgrund akuten Leberversagens zurückgezogen. Die antidepressive Wirkung hatte man mit einer Hemmung der Monoaminoxidase erklärt. Die gehemmte Funktion dieses Enzyms (Eiweißstoffes) bewirkt, dass die Botenstoffe Serotonin, Noradrenalin und Dopamin im synaptischen Spalt* nach verrichteter Tätigkeit nicht wie gewohnt abgebaut werden. Das soll unter anderem die Stimmung aufhellen.

Auf Iproniazid folgte noch im selben Jahr Imipramin, das erste trizyklische Antidepressivum. Pharmakologisch bestehen trizyklische Antidepressiva aus einem Grundgerüst mit drei Kohlenstoff-Ringen, weshalb der Begriff »trizyklisch« benutzt wird. Ende der 1960er Jahre gelang es, deren Wirkung auf die Blockade der Wiederaufnahme der Botenstoffe Serotonin und Noradrenalin zurückzuführen (Carlsson et al., 1968). Beim Versuch, Antidepressiva herzustellen, die nur die Serotonin-Wiederaufnahme hemmen und dadurch weniger unerwünschte Wirkungen produzieren, wurde Jahre später Zimeldin entwickelt. 1983, ein Jahr nach der Zulassung, wurde die Substanz wegen immuntoxischer, das heißt sich im Immunsystem niederschlagender Schäden, Fällen des Guillain-Barré-Syndroms (mit Lähmungserscheinungen der Gliedmaßen und eventuell Atemstörungen bis hin zum Atemstillstand und Herzversagen einhergehende Nervenerkrankung) und fehlender antidepressiver Wirkung wieder vom Markt genommen. Erfolgreicher war die Pharmafirma Eli Lilly, die 1988 mit massiven Marketingkampagnen für Fluoxetin, das auf demselben Wirkprinzip beruht, die Zulassung erhielt und ihr Produkt zum Verkaufsschlager machte. Mit Paroxetin kam 1995 der nächste Serotonin-Wiederaufnahmehemmer (SRI), gefolgt 1996 von Sertralin und Citalopram und schließlich weiteren Substanzen mit unterschiedlichen Gewichtungen in der pharmakologischen Wirkung. SRI werden häufig auch »SSRI« genannt, »selektive Serotonin-Wiederaufnahmehemmer«. Damit soll der (irreführende) Eindruck erweckt werden, diese Substanzen würden pharmakologisch ›rein‹ einzig das Serotonin-System beeinflussen.

Die neuen Antidepressiva sind unterschiedlichen chemischen Strukturgruppen zuzuordnen. Im Wesentlichen sollen sie die Wirkung der beiden Botenstoffe Serotonin und Noradrenalin verstärken. Je nachdem, welche körperliche Wirkung im Vordergrund steht und wie diese Wirkung mit einzelnen Botenstoffen in Verbindung gebracht werden kann, ordnet man die Antidepressiva speziellen Substanzgruppen zu. Die Hauptwirkung ist jeweils dieselbe: das Empfindungsvermögen zu dämpfen, mit dem eine niedergedrückte Stimmung, innere Erregung oder Angst gefühlt und wahrgenommen wird, um so die subjektiv empfundenen Beschwerden zu lindern.

Neben der Hauptindikation »Depression« werden die neuen Antidepressiva auch eingesetzt bei allen möglichen emotionalen Problemen, die sich eventuell pharmakologisch unterdrücken lassen, auch bei manchen körperlichen Symptomen. Tiermediziner geben ebenfalls neue Antidepressiva. Fluoxetin wird verschrieben bei Verhaltensproblemen wie stereotypem Verhalten (übermäßigem Bellen bei Hunden, übertriebenem Putzverhalten bei Katzen), Dominanzaggression, Aggressionen auch gegenüber dem Besitzer und Trennungsangst und anderen Angstzuständen (Institut für Veterinärpharmakologie und -toxikologie, o.J.).

Diese neuen Antidepressiva werden derzeit im deutschsprachigen Raum im humanmedizinischen Bereich vermarktet:

Agomelatin wird den Antidepressiva der 3. Generation zugerechnet, zählt zu den Melatonin-Rezeptor-Agonisten (MASSA) und wird in Deutschland, Österreich und der Schweiz derzeit unter den Handelsnamen Thymanax und Valdoxan vermarktet. Melatonin-Rezeptor-Agonisten ahmen die Wirkung des Hormons Melatonin nach, das unter anderem an der Regulierung des Tag-Nacht-Rhythmus beteiligt ist. Zusätzlich werden bestimmte Serotonin-Rezeptoren blockiert. Dies soll die Stimmung aufhellen. Die zugelassene Indikation lautet Depression. Als Kontraindikation gilt unter anderem eine eingeschränkte Leberfunktion.

☹ Laut Herstellern ist bei Agomelatin mit diesen unerwünschten Wirkungen zu rechnen: **sehr häufig** Kopfschmerzen; **häufig** Müdigkeit, Schläfrigkeit, Angst und Ängstlichkeit, Schlaflosigkeit, abnormale Träume (einschließlich Albträume), Schwindelgefühl, Migräne, Gewichtszunahme, Bauchschmerzen, Übelkeit, Erbrechen, Durchfall, Verstopfung, erhöhte Gamma-Glutamyl-Transferase*, Aspartat*- und Alanin-Aminotransferase*, Rückenschmerzen; **gelegentlich** Suizidgedanken und suizidales Verhalten, Agitiertheit und damit verbundene Symptome wie Gereiztheit und Ruhelosigkeit, Aggressivität, Verwirrtheit, Manien, Tinnitus*, Parästhesien*, vermehrtes Schwitzen, verschwommenes Sehen, Gewichtsabnahme, entzündliche Hautveränderungen, Juckreiz und Urtikaria*.

Die Firma Servier Suisse informiert über nicht auszuschließende Leberschäden mit tödlichem Ausgang:

> »Nach der Markteinführung sind bei Patienten, die mit Valdoxan behandelt wurden, Fälle von Leberschädigung, einschließlich Leberinsuffizienz *(Leberversagen)* (bei Patienten mit Risikofaktoren für eine Leberschädigung in wenigen Ausnahmefällen mit tödlichem Ausgang oder Lebertransplantation), erhöhte Leberenzymwerte um mehr als das 10-fache des oberen Normbereichs, Hepatitis *(Leberentzündung)* und Ikterus *(Gelbsucht)* be-

richtet worden. Die meisten traten in den ersten Behandlungsmonaten auf. Die Form der Leberschädigung ist überwiegend hepatozellulär *(die Leberzellen betreffend).*« (Servier Suisse, 2015)

Um zu klären, ob Agomelatin bei Menschen zu Missbildungen führt, braucht es noch weitere Anwendungserfahrungen. In Tierversuchen zeigt sich, dass Agomelatin in die Muttermilch übergeht.

Hersteller fordern Ärzte auf, Agomelatin sofort abzusetzen, wenn Symptome oder Anzeichen einer möglichen Leberschädigung auftreten (zum Beispiel dunkler Urin, hell gefärbter Stuhl, gelbe Haut, gelbe Augen, Schmerzen im rechten Oberbauch, anhaltende, neu auftretende und unerklärliche Müdigkeit), ebenso wenn Transaminase*-Werte auf über das Dreifache des oberen Normbereichs ansteigen oder wenn manische Symptome auftreten.

Laut Herstellerfirma kann Agomelatin abrupt abgesetzt werden, Entzugsprobleme würden nicht auftreten. Ob dies insbesondere nach langer Einnahme von Agomelatin zutrifft, steht dahin. Die Eliminationshalbwertszeit* beträgt 1-2 Stunden.

Bupropion wird den *atypischen* Antidepressiva der 2. Generation zugerechnet, zählt zu den Noradrenalin-Dopamin-Wiederaufnahmehemmern (NDRI) und wird derzeit unter den Handelsnamen Bupropion, Carmubine, Elontril, Wellbutrin, und Zyban vermarktet. Zudem ist Bupropion im Kombinationspräparat Mysimba enthalten, einem Diätergänzungsmittel. NDRI hemmen den Abbau des Botenstoffs Dopamin nach verrichteter Tätigkeit. Dadurch bleibt er länger im synaptischen Spalt* und erregt die Empfängerzellen über einen längeren Zeitraum. Gleichzeitig hemmen NDRI die Wiederaufnahme von Noradrenalin mit vergleichbarer Wirkung. Dies soll die Stimmung aufhellen. Die zugelassene Indikation lautet Depression. Als Raucherentwöhnungsmittel darf Bupropion ebenfalls verordnet werden. Als Kontraindikationen gelten unter anderem ein Tumor des Zentralnervensystems, eine schwere Leberzirrhose*, Ess-Brech-Sucht und Anorexia nervosa*.

Laut Herstellern ist bei Bupropion mit diesen unerwünschten Wirkungen zu rechnen: **sehr häufig** Schlaflosigkeit, Kopfschmerzen (20 %), Mundtrockenheit (16 %), Magen-Darm-Störungen einschließlich Übelkeit (13 %) und Erbrechen, Überempfindlichkeitsreaktionen wie Urtikaria*; **häufig** Kraftlosigkeit, Agitiertheit und damit verbundene Symptome wie Gereiztheit und Ruhelosigkeit, Angst und Ängstlichkeit, Geschmacksstörungen, Tinnitus*, Fieber, Schweißausbrüche, Sehstörungen, Appetitlosigkeit, Gewichtsverlust, erhöhter Blutdruck (manchmal schwerwiegend), Brust- und Bauchschmerzen, Verstopfung, Hautausschlag, Juckreiz; **gelegentlich** Depressionen, Konzentrationsstörungen, Herzjagen.

Studien, die Schwangerschafts-Verläufe nach Einnahme von Bupropion im ersten Schwangerschaftsdrittel erforschten, zeigten einen Zusammenhang mit erhöhtem Risiko für Fehlbildungen des Gefäßsystems und des Herzens, speziell der Trennwand zwischen den beiden Herzkammern, zudem Defekte des Ausflusstrakts der linken Herzkammer. Bupropion geht in die Muttermilch über.

Hersteller fordern Ärzte auf, die Möglichkeit des Absetzens von Bupropion zu erwägen, sollten Patienten suizidal werden, insbesondere, wenn diese früher nie mit Suizidalität zu tun hatten. Bupropion müsse dauerhaft abgesetzt werden, sollten Patienten unter der Behandlung einen epileptischen Anfall erleiden.

Auch wegen nicht auszuschließender Rebound- und Absetzsymptome raten Hersteller, ein ausschleichendes Absetzen von Bupropion in Betracht zu ziehen. Reboundsymptome sind gegenregulatorisch wirkende Anpassungsreaktionen, die teilweise zu einem verstärkten Wiederauftreten der ursprünglichen Symptomatik führen. In welcher Geschwindigkeit Bupropion gerade nach längerer Einnahme verringert werden soll, wird nicht mitgeteilt. Die mittlere Eliminationshalbwertszeit* beträgt ca. 20 Stunden.

Citalopram wird den Antidepressiva der 2. Generation zugerechnet, zählt zu den Serotonin-Wiederaufnahmehemmern (SRI) und wird derzeit unter den Handelsnamen Cipramil, Citalon, Citalopram, Citalostad, Claropram, Pram und Seropram vermarktet. SRI hemmen den Abbau des Botenstoffs Serotonin nach verrichteter Tätigkeit. Dadurch bleibt er länger im synaptischen Spalt* und die Empfängerzelle bleibt über einen längeren Zeitraum erregt. Dies soll die Stimmung aufhellen. Die zugelassene Indikation lautet Depression. Als Kontraindikation gilt unter anderem eine QT-Verlängerung*.

Laut Herstellern ist bei Citalopram mit diesen unerwünschten Wirkungen zu rechnen: **sehr häufig** Kraftlosigkeit, Schlafstörungen, Schlaflosigkeit (15 %), Kopfschmerzen, Akkommodationsstörungen* des Auges, vermehrtes Schwitzen (10 %), Übelkeit (19 %), Mundtrockenheit (16 %); **häufig** Apathie, Ermüdung, Schläfrigkeit (14 %), Nervosität, Agitiertheit und damit verbundene Symptome wie Gereiztheit und Ruhelosigkeit, Angstzustände,

Aufmerksamkeits- und Konzentrationsstörungen, Verwirrtheit, Gedächtnisverlust, Schwindelgefühle, abnormale Träume (einschließlich Albträume), Parästhesien*, Geschmacksverwirrung, Migräne, Tinnitus*, zu starke und zu lange andauernde oder mit krampfartigen und langandauernden Schmerzzuständen einhergehende Regelblutung, wiederholte und azyklisch auftretende Zwischenblutungen außerhalb des Menstruationszyklus, gestörter oder ausbleibender Samenerguss, Impotenz, verminderter Appetit, Gewichtsabnahme, Anorexie*, Herzklopfen und -jagen, erniedrigter oder erhöhter Blutdruck, erhöhte Speichelabsonderung, Blähungen, Bauchschmerzen, Verdauungsstörung im Oberbauch (einhergehend mit Völlegefühl), Erbrechen, Durchfall, Verstopfung, Gähnen, Nasenschleimhaut- und Nasennebenhöhlen-Entzündung, krankhaft erhöhte Urinausscheidung, Juckreiz, Hautausschlag, Muskelzittern, Muskel- und Gelenkschmerz; **gelegentlich** Aggressivität, Wut und feindseliges Verhalten, Depersonalisation*, Euphorie, Manien, Halluzinationen, Synkopen*, Mydriasis*, krankhaft erhöhte Lichtempfindlichkeit, Ödeme*, zu starke und zu lange andauernde Regelblutung, gesteigerter Appetit, Gewichtszunahme, verlangsamte Herztätigkeit, Unfähigkeit zur Blasenentleerung, Urtikaria*, Purpura*, Haarausfall.

Tierexperimentelle Studien mit Citalopram zeigten eine leichte fetale Entwicklungsverzögerung. Nach Auswertung einer Reihe von Studien in der Humanmedizin weiß man, dass bei Neugeborenen, die im Mutterleib in den ersten 20 Wochen der Schwangerschaft Citalopram ausgesetzt waren, der Blutdruck anhaltend hoch sein kann. Nach der Geburt können massive Entzugsprobleme auftreten, unter anderem Atmungsschwierigkeiten, Zyanose*, Atemstillstand und epileptische Anfälle. Citalopram tritt in die Muttermilch über.

Hersteller fordern Ärzte auf, Citalopram abzusetzen, wenn unter dem Antidepressivum ein epileptischer Anfall auftritt, eine Manie, ein Serotonin-Syndrom* oder Herzstörungen.

Beim Absetzen von Citalopram müsse die Dosis stufenweise über eine Zeitspanne von ein bis zwei Wochen verringert werden, um Absetzsymptome zu vermeiden, schreiben Hersteller und weisen auf alle möglichen Absetzreaktionen hin, wie die Herstellerinformation in der Schweiz belegt. Informiert wird auch, dass die Absetzprobleme andauern können. Was in diesem Fall zu tun ist, bleibt den Betroffenen allerdings selbst überlassen:

> »Das Risiko von Absetzreaktionen kann von mehreren Faktoren abhängen, einschließlich Dauer der Behandlung, Dosis und Geschwindigkeit der Do-

> sisreduktion. Schwindelgefühl, Empfindungsstörungen (einschließlich Parästhesien*), Schlafstörungen (einschließlich Schlaflosigkeit und intensiver Träume), Erregtheit oder Angst, Übelkeit und / oder Erbrechen, Zittern, Verwirrtheit, Schwitzen, Kopfschmerzen, Durchfall, Herzklopfen, emotionale Instabilität, Reizbarkeit und Sehstörungen sind die am häufigsten berichteten Reaktionen. Im Allgemeinen sind diese Symptome leicht bis mäßig schwer, bei einigen Patienten können sie jedoch schwerwiegend sein. Sie treten normalerweise innerhalb der ersten Tage nach Absetzen der Behandlung auf, aber in sehr seltenen Fällen wurde von solchen Symptomen bei Patienten nach unbeabsichtigtem Auslassen einer Dosis berichtet. Im Allgemeinen bilden sich diese Symptome von selbst zurück und klingen innerhalb von 2 Wochen ab. Bei einigen Personen können sie länger anhalten (2-3 Monate oder länger).« (Sandoz Pharmaceuticals AG, 2015)

Dass ein Absetzzeitraum von 1-2 Wochen gerade nach längerer Einnahme von Citalopram in der Regel viel zu kurz ist, ist für die Hersteller kein Thema. Die Eliminationshalbwertszeit* beträgt ca. 36 Stunden.

Dapoxetin wird den Antidepressiva der 2. Generation zugerechnet, zählt zu den Serotonin-Wiederaufnahmehemmern (SRI) und wird derzeit unter dem Handelsnamen Priligy vermarktet. Die Wirkungsweise ist vergleichbar mit der von Citalopram. Im Unterschied zu dieser Substanz bewirkt Dapoxetin gelegentlich auch Taubheitsempfinden am männlichen Genital. Die zugelassene Indikation lautet nicht Depression, sondern Ejaculatio praecox (vorzeitiger Samenerguss). Als Kontraindikation gelten unter anderem diverse Herzerkrankungen, psychische Probleme wie Depression, Manien, Schizophrenie, Angst- oder Panikstörungen sowie Phobie (krankhafte Angst), posttraumatisches Syndrom, Suchterkrankungen, Suizidalität, Synkopen*, Nieren- und Leberfunktionsstörungen. An Frauen im gebärfähigen Alter und Personen unter 18 Jahren darf Dapoxetin nicht verordnet werden.

☹ Laut Herstellern ist bei Dapoxetin mit diesen unerwünschten Wirkungen zu rechnen: **sehr häufig** Kopfschmerzen, Schwindelgefühle, Übelkeit; **häufig** Müdigkeit, Somnolenz*, Agitiertheit, Reizbarkeit, Ruhelosigkeit, Angstzustände, Aufmerksamkeitsstörungen, Einschlaf- und Durchschlafstörungen, abnormale Träume (einschließlich Albträume), Parästhesien*, Tinnitus*, verschwommenes Sehen, vermehrtes Schwitzen, vermindertes sexuelles Interesse, gestörte oder fehlende Erektion des Penis bei sexueller Erregung,

Mundtrockenheit, Erbrechen, Verdauungsstörung im Oberbauch (einhergehend mit Völlegefühl), aufgeblähter Bauch, Bauchschmerzen, Magenbeschwerden, Blähungen, Durchfall, Verstopfung, anfallsweise auftretendes Erröten, erhöhter Blutdruck, Nasennebenhöhlenverstopfung, Zunahme der Blutmenge in der Nase, Muskelzittern; **gelegentlich** Ruhigstellung, Kraftlosigkeit, Apathie, Lethargie, exzessives Tagesschlafbedürfnis, Depressionen, Nervosität, Desorientierung, Bewusstseinstrübung, Verwirrtheit, Euphorie, übersteigerte Wachsamkeit, anomales Denken, Betrunkenheitsgefühl, Schlaf-, Empfindungs- und Schmeckstörungen, Parästhesie* des Genitals, kalter Schweiß, Hitzewallungen, Augenschmerzen, Sehstörungen, Mydriasis*, Verlust des sexuellen Interesses, Ausbleiben von Samenerguss und Orgasmus, verlangsamte Herztätigkeit, Herzjagen, Sinusarrest (kompletter Ausfall der Reizbildung im Sinusknoten, dem obersten Erregungszentrum des Herzens), Bauchbeschwerden, erniedrigter oder erhöhter Blutdruck, Juckreiz, Zähneknirschen, Akathisie*.

In Studien zu Entwicklungsstörungen bei Tieren unter Dapoxetin-Wirkung wurde die Zeit um die Geburt herum und danach nicht berücksichtigt. Um herauszufinden, ob Dapoxetin beim Menschen ins Sperma oder die Muttermilch ausgeschieden wird, braucht es noch weitere Anwendungserfahrungen.

Hersteller fordern Ärzte auf, Dapoxetin abzusetzen, wenn epileptische Anfälle, Depressionen oder andere psychiatrische Störungen auftreten. Dapoxetin ist zwar nicht als Antidepressivum zugelassen, gehört aber dennoch zur Wirkstoffgruppe der SRI. Deshalb informiert die Schweizer Dapoxetin-Herstellerfirma A. Menarini AG über typische SRI-Entzugssymptome beim Absetzen von Dapoxetin:

> »Ein abruptes Absetzen chronisch verabreichter SSRI, die zur Behandlung chronischer depressiver Erkrankungen angewendet wurden, kann zu einem Entzugssyndrom mit Symptomen wie Dysphorie *(Übellaunigkeit)*, Reizbarkeit, Agitation, Schwindel, sensorischen Störungen (z. B. Parästhesien* wie etwa elektrisierende Empfindungen), Angstzuständen, Verwirrtheit, Kopfschmerzen, Lethargie, emotionaler Labilität, Insomnie *(Ein- und Durchschlafstörungen)* und Hypomanie *(leichte Form der Manie)* führen.« (2013)

Informationen, wie Dapoxetin abzusetzen ist, gibt der Hersteller nicht. Die Eliminationshalbwertszeit* beträgt ca. 19 Stunden.

Duloxetin wird den Antidepressiva der 2. Generation zugerechnet, zählt zu den Serotonin-Noradrenalin-Wiederaufnahmehemmern (SNRI) und wird derzeit unter den Handelsnamen Ariclaim, Aritavi, Cymbalta, Duloxalta, Duloxe-Hexal, Duloxetin und Yentreve vermarktet. SNRI hemmen den Abbau der Botenstoffe Serotonin und Noradrenalin nach verrichteter Tätigkeit. Dadurch bleiben sie länger im synaptischen Spalt* und die Empfängerzelle bleibt über einen längeren Zeitraum erregt. Dies soll die Stimmung aufhellen. Die zugelassenen Indikationen lauten Depression, generalisierte Angststörung, Schmerzen bei diabetischer Polyneuropathie (Schädigung multipler Nerven infolge der Komplikation einer bestehenden Zuckerkrankheit) sowie unwillkürlicher Harnabgang bei Frauen. Als Kontraindikationen gelten unter anderem eine eingeschränkte Funktionsfähigkeit von Leber und Nieren sowie unkontrollierter Bluthochdruck.

Laut Herstellern ist bei Duloxetin mit diesen unerwünschten Wirkungen zu rechnen: **sehr häufig** Schläfrigkeit, Kopfschmerzen, Übelkeit (23 %), Mundtrockenheit (12.7 %); **häufig** Müdigkeit, Agitiertheit, Angstzustände, Aufmerksamkeitsstörungen, Schwindelgefühle, Schlaflosigkeit, abnormale Träume (einschließlich Albträume), Parästhesien*, Tinnitus*, Unwohlsein, Hitze- oder Kältegefühl, Schüttelfrost, abnormer Durst, verschwommenes Sehen, Mydriasis*, Sehbehinderung, trockene Augen, vermehrtes Schwitzen, vermindertes sexuelles Interesse, abnormaler Orgasmus, gestörte oder fehlende Erektion des Penis bei sexueller Erregung, gestörter oder verzögerter Samenerguss, verminderter Appetit, Gewichtsabnahme, Herzklopfen, Schmerzen im Mund und Rachen, Verdauungsstörung im Oberbauch (einhergehend mit Völlegefühl), Bauchschmerzen, Erbrechen, Verstopfung, Durchfall, Blähungen, erschwerte oder schmerzhafte Blasenentleerung, häufiges Wasserlassen in kleinen Mengen, Gähnen, Blutdruckanstieg, anfallsweise auftretendes Erröten, Stürze, Brustschmerzen, Hautausschlag, Juckreiz, Muskelzittern und -krämpfe, Schmerzen im Bewegungsapparat; **gelegentlich** Apathie, Lethargie, Nervosität, Verwirrtheit, Einschlaf- und Durchschlafstörungen, Geschmacksstörungen, Ohrenschmerzen, sexuelle Funktionsstörungen, Gebärmutterblutungen, gestörte Regelblutung, Hodenschmerzen, Gewichtszunahme, Hyperglykämie*, Herzjagen, supraventrikuläre Arrhythmien* (überwiegend Vorhofflimmern*), Nasenbluten, kalte Extremitäten, kalter Schweiß, Nachtschweiß, erhöhter Blutdruck, Blutdruckabfall beim Wechsel in die aufrechte Körperlage, Schluckstörung, Aufstoßen, Magen-Darm-Blutungen, Magen- und Dünndarmschleimhaut-Entzündungen, erhöhte Leberenzymwerte (Alanin*- und Aspartat-Aminotransferase*, Alkalische Phosphatase*), Leberentzündung, akute Leberschädigung, mehrmaliges Wasserlassen während der Nacht, verminderter Harnfluss, Unfähigkeit zur Blasenentleerung, krankhaft erhöhte Urinausscheidung, Kehlkopfentzündung, Engegefühl im Rachen, erhöhte Neigung zu Blutergüssen, Urtikaria*, Entzündungen und Lichtüberempfindlichkeit der Haut, Pressen und Mahlen mit den Zähnen außerhalb des Kauaktes (vor allem im Schlaf), extrapyramidale Störungen (Störungen von Muskelspannung und Bewegungsabläufen), Muskelsteifigkeit, kurze unwillkürliche Zuckungen einzelner Muskeln oder Muskelgruppen, Akathisie*, Syndrom der unruhigen Beine*.

Tierexperimentelle Studien mit Duloxetin zeigten fetale Entwicklungsstörungen. Um herauszufinden, ob diese Störungen auch beim Menschen vorkommen, braucht es noch weitere Anwendungserfahrungen. Ausreichende Daten zur Sicherheit von Duloxetin in der Schwangerschaft liegen nicht vor. Nach Auswertung einer Reihe von Studien in der Humanmedizin fand man bei Neugeborenen, die im Mutterleib im späten Stadium der Schwangerschaft Duloxetin ausgesetzt waren, anhaltenden Bluthochdruck. Als Entzugssymptome bei Neugeborenen nennen Hersteller unter anderem Atemnot-Syndrome und epileptische Anfälle. Duloxetin geht in die Muttermilch über.

Obwohl Duloxetin eine Vielzahl bedrohlicher Erkrankungen wie beispielsweise Vorhofflimmern*, akute Leberschädigung oder Unfähigkeit zur Blasenentleerung (mit dem Risiko einer Nierenschädigung) verursachen kann, finden sich in den Fachinformationen der Hersteller keine Aufforderungen an Ärzte, bei welchen Warnzeichen Duloxetin abzusetzen ist.

Die Sandoz Pharmaceuticals AG rät zum schrittweisen Entzug von Duloxetin über mehrere Wochen, um das Risiko von Absetzsymptomen zu verringern:

> »Nach Beenden der Einnahme von Duloxetin wurde über Absetzsymptome berichtet. Zu den häufigen Symptomen, besonders nach abruptem Absetzen, zählen Schwindel, Hyperhidrose *(starke Schweißbildung)*, Übelkeit, Erbrechen, Diarrhoe *(Durchfall)*, Schlafstörungen (einschließlich Schlaflosigkeit, Albträume und intensive Träume), Müdigkeit, Schläfrigkeit, Kopfschmerzen, Myalgie *(Muskelschmerz)*, sensorische Störungen (einschließlich Parästhesien* oder Elektroschock-ähnliche Empfindungen *[›elektrische Schläge‹]*), Reizbarkeit und Angst.« (2015b).

Informationen, wie Duloxetin abzusetzen ist, gibt der Hersteller nicht. Die Eliminationshalbwertszeit* von Duloxetin beträgt 8-17 Stunden.

Escitalopram wird den Antidepressiva der 2. Generation zugerechnet, zählt zu den Serotonin-Wiederaufnahmehemmern (SRI) und wird derzeit unter den Handelsnamen Cipralex, Escitalobene, Escitalodissa, Escitil, Pramulex und Serosyn vermarktet. Die Substanz ist in ihrer Wirkungsweise vergleichbar mit der von Citalopram und soll die Stimmung aufhellen. Die zugelassenen Indikationen lauten Depression, Angstzustände, Panikattacken und Zwangsstörungen. Als Kontraindikation gilt unter anderem eine QT-Verlängerung*.

Laut Herstellern ist bei Escitalopram mit diesen unerwünschten Wirkungen zu rechnen: **sehr häufig** Kopfschmerzen, Übelkeit (15 %); **häufig** Schläfrigkeit, Ruhelosigkeit, Angstzustände, Schlaflosigkeit, abnormale Träume (einschließlich Albträume), Schwindelgefühle, Parästhesien*, Fieber, verminderter oder gesteigerter Appetit, Gewichtszunahme, vermindertes sexuelles Interesse, gestörter Samenerguss, Impotenz, Ausbleiben des Orgasmus, Mundtrockenheit, Erbrechen, Durchfall, Verstopfung, Gähnen, Nasennebenhöhlenentzündung, Muskelzittern, Muskel- und Gelenkschmerz; **gelegentlich** Nervosität, Agitiertheit, Panikattacken, Gedächtnisstörungen, Tinnitus*, Synkopen*, Ödeme*, Sehstörungen, Mydriasis*, vermehrtes Schwitzen, zu starke und zu lange andauernde Regelblutung, wiederholte, azyklisch auftretende Zwischenblutungen außerhalb des Menstruationszyklus, Gewichtsabnahme, Herzjagen, Nasenbluten, Blutungen im Magen-Darm-Bereich (einschließlich Mastdarm), Urtikaria*, Hautausschlag, Juckreiz, Haarausfall, nächtliches Pressen und Mahlen mit den Zähnen.

Tierexperimentelle Studien mit Escitalopram ergaben fetale Entwicklungsstörungen und beeinträchtigte Spermienqualität. Kontrollierte Studien zur Einnahme von Escitalopram durch schwangere Frauen liegen noch nicht vor. Neugeborene, die im Mutterleib in den ersten 20 Wochen der Schwangerschaft Escitalopram ausgesetzt waren, können unter anhaltendem Bluthochdruck leiden. Verabreichte man Müttern bis kurz vor der Geburt oder bis zur Geburt Escitalopram, können bei den Babys laut Sandoz Pharmaceuticals AG alle möglichen Absetzsymptome sofort oder innerhalb von 24 Stunden nach der Geburt auftreten:

> »Atemnot, Zyanose*, Apnoe *(Atemstillstand)*, Krampfanfälle, Temperaturschwankungen, Essstörungen, Erbrechen, Hypoglykämie *(Unterzuckerung)*, Tremor *(Muskelzittern)*, abnormaler Muskeltonus *(Muskelspannung)*, Hyperreflexie *(gesteigerte Reflexbereitschaft)*, Überspanntheit, Reizbarkeit, Lethargie, anhaltendes Weinen, Somnolenz* und Schlafstörungen. Diese Symptome können Absetzsymptome oder Anzeichen von übermäßiger se-

> rotonerger *(auf Serotonin reagierender)* Aktivität sein. Die Komplikationen treten in den meisten Fällen sofort oder bald (innerhalb von 24 Stunden) nach der Geburt auf.« (2014a)

Es wird angenommen, dass Escitalopram in die Muttermilch übertritt.

Hersteller fordern Ärzte auf, Escitalopram abzusetzen, wenn unter dem Antidepressivum Anzeichen von Herzrhythmusstörungen sowie epileptische Anfälle erstmals oder zunehmend auftreten. Auch bei Symptomen wie Agitiertheit, Zittern, kurzen unwillkürlichen Zuckungen einzelner Muskeln oder Muskelgruppen und Hyperthermie*, die auf die Entwicklung eines Serotonin-Syndroms* hinweisen, müsse das Antidepressivum sofort abgesetzt werden.

Falls Escitalopram abgesetzt werden soll oder will, raten die Hersteller zu schrittweisem Reduzieren »über mindestens ein bis zwei Wochen«. Das Absetzen von SRIs und SNRIs (insbesondere plötzliches Absetzen) könne zu verschiedenen Absetzsymptomen führen:

> »Die am häufigsten berichteten Reaktionen sind Schwindelgefühl, sensorische Störungen (einschließlich Parästhesien* und Stromschlag-ähnlicher Empfindungen), Schlafstörungen (einschließlich Schlaflosigkeit und intensiver Träume), Agitiertheit oder Angst, Übelkeit und / oder Erbrechen, Tremor *(Muskelzittern)*, Verwirrtheit, Schwitzen, Kopfschmerz, Diarrhoe *(Durchfall)*, Palpitationen *(Herzstolpern)*, emotionale Instabilität, Reizbarkeit und Sehstörungen.« (ebd.)

Im Allgemeinen seien diese »Ereignisse« leicht bis mittelschwer und vorübergehend, manchmal könnten sie aber stark und länger auftreten. Dass der genannte Zeitraum gerade nach längerer Einnahme von Escitalopram zum Absetzen in der Regel viel zu kurz sein kann, ist für die Hersteller kein Thema, auch nicht, wie Entzugsproblemen vorzubeugen oder was im Falle ihres Auftretens zu tun ist – außer, das Antidepressivum wieder einzunehmen. Die Eliminationshalbwertszeit* von Escitalopram beträgt ca. 30 Stunden, seine Abbauprodukte haben eine wesentlich längere Halbwertszeit.

Fluoxetin wird den Antidepressiva der 2. Generation zugerechnet, zählt zu den Serotonin-Wiederaufnahmehemmern (SRI) und wird derzeit unter den Handelsnamen Felicium, Fluctine, Fluoxetin, Fluoxibene, Flux, FluxoMed, Mutan und Positivum vermarktet. Die Substanz ist in ihrer Wirkungsweise vergleichbar mit der von Citalopram und soll die Stimmung aufhellen. Die zugelassenen Indikationen lauten Depression, Ess-Brech-Sucht und Zwangsstörungen. Als Kontraindikation gilt unter anderem in Österreich die Einnahme von Metropolol, einem Medikament zur Behandlung von Herzschwäche.

Laut Herstellern ist bei Fluoxetin mit diesen unerwünschten Wirkungen zu rechnen: **sehr häufig** Müdigkeit (einschließlich Kraftlosigkeit), Schlaflosigkeit (15 %), Kopfschmerzen (19.9 %), Übelkeit (18.5 %), Durchfall (11 %); **häufig** Lethargie, Somnolenz*, Angespanntheit, Nervosität, Ruhelosigkeit, Angstzustände, Aufmerksamkeits- und Gleichgewichtsstörungen, abnormale Träume (einschließlich Albträume), Geschmacksstörungen, Lichtüberempfindlichkeit, verschwommenes Sehen, vermehrtes Schwitzen, Schüttelfrost, vermindertes sexuelles Interesse (einschließlich Libidoverlust), Funktionsstörungen und Blutungen der Gebärmutter (einschließlich Gebärmutterhals, zu starke und zu lange andauernde oder zu häufige Regelblutung, wiederholte und azyklisch auftretende Zwischenblutungen außerhalb des Menstruationszyklus), Gebärmutterblutungen nach den Wechseljahren, gestörte oder fehlende Erektion des Penis bei sexueller Erregung, ausbleibender, vorzeitiger, verzögerter und gegen die physiologische Richtung in die Harnblase gerichteter Samenerguss, verminderter Appetit (einschließlich Anorexie*), Gewichtsverlust, Herzklopfen, QT-Verlängerung*, Mundtrockenheit, Erbrechen, Verdauungsstörung im Oberbauch (einhergehend mit Völlegefühl), abnorme Leberwerte, häufiges Wasserlassen (einschließlich häufiges Wasserlassen in kleinen Mengen), anfallsweise auftretendes Erröten (einschließlich Hitzewallung), Atemnot, Hautausschlag (einschließlich Hitzeausschlag, Hautrötung, schuppender, bläschenartiger, knotig-fleckiger, masernähnlicher, juckender Ausschlag), Nesselsucht, Juckreiz, Muskelzittern, Gelenkschmerz; **gelegentlich** psychomotorische Hyperaktivität, suizidale Depression, selbstverletzendes und suizidales Verhalten, morbide und suizidale Gedanken, Selbstmordversuche, Suizide, Depersonalisation*, Euphorie, anormales Denken, Synkopen*, kalter Schweiß, Kältegefühl, Mydriasis*, sexuelle Funktionsstörungen, abnormaler Orgasmus (einschließlich Unfähigkeit zum Erleben eines Orgasmus), erhöhte Gamma-Glutamyl-Transferase* und Transaminase*, Angina pectoris*, Herzjagen, Herzinfarkt, erniedrigter Blutdruck, Schluckstörung, Zahnfleischbluten, Magen-Darm-Blutungen, Bluterbrechen, Teerstuhl, Blut im Stuhl, Mastdarm-Blutung, blutiger Durchfall und Blutungen aus Magengeschwüren), erschwerte oder schmerzhafte Blasenentleerung, erhöhte Neigung zu Blutergüssen, Haarausfall, Störungen der Bewegungskoordination, Pressen und

Mahlen mit den Zähnen außerhalb des Kauaktes (vor allem im Schlaf), kurze unwillkürliche Zuckungen einzelner Muskeln oder Muskelgruppen.

Tierstudien mit Fluoxetin zeigten eine Beeinträchtigung der Spermienqualität durch Fluoxetin. Wenn die Rattenweibchen während der Trage- oder Säugezeit Fluoxetin erhielten, kam es zum abnehmenden Gewicht der Rattenjungen, zunehmenden Totgeburten und erhöhter Sterblichkeit der Jungen während der ersten sieben Tage nach der Geburt. Studien in der Humanmedizin erbrachten keine Sicherheit vor Missbildungen. Babys, deren Mütter in der ersten Zeit der Schwangerschaft Fluoxetin erhielten, zeigen ein erhöhtes Risiko das Herz und das Gefäßsystem betreffender Missbildungen und anhaltenden Bluthochdrucks. Die Wirkung von Fluoxetin auf Wehen und Entbindung ist noch nicht bekannt. Wie bei anderen SRI können Neugeborene Entzugserscheinungen wie beispielsweise epileptischen Anfällen ausgesetzt sein. Fluoxetin wird in die Muttermilch ausgeschieden.

Hersteller fordern Ärzte auf, eine »Änderung des Therapieregimes einschließlich einer möglichen Absetzung der Medikation« in Erwägung zu ziehen bei Patienten, deren Zustand sich unter Fluoxetin stetig verschlechtert oder deren auftauchende Suizidgefährdung ausgeprägt ist, plötzlich einsetzt oder nicht zu den anfänglichen Symptomen zählte. Auch bei der Entwicklung manischer Phasen müsse Fluoxetin abgesetzt werden, ebenso wenn anders nicht erklärbare Ausschläge auftreten. Dieselbe Empfehlung gilt für anaphylaktoide Reaktionen* und fortschreitende, manchmal schwerwiegende systemische Reaktionen (betroffen sind Haut, Niere, Leber oder Lunge) oder andere allergische Erscheinungen, für die keine andere Ursache identifiziert werden kann.

Falls Fluoxetin abgesetzt werden soll oder will, empfehlen Hersteller, dies stufenweise eventuell über Monate zu tun, denn es seien Entzugssymptome in großer Häufigkeit mitgeteilt worden, wobei die Mehrzahl dieser Reaktionen (Schwindel, Schlafstörungen, Parästhesien*, Kopfschmerzen, Angst und Übelkeit) leicht seien und sich von selbst zurückbildeten. Dass laut Meinung der Hersteller die verfügbaren Befunde nicht darauf hindeuten, dass die massiven Entzugsprobleme auf Abhängigkeit zurückzuführen sind, überrascht wenig. Nähere Informationen, wie Fluoxetin abzusetzen ist, gibt der Hersteller nicht. Die Eliminationshalbwertszeit* beträgt 4-6 Tage, die seines Abbauprodukts Nurfluoxetin 4-16 Tage.

Fluvoxamin wird den Antidepressiva der 2. Generation zugerechnet, zählt zu den Serotonin-Wiederaufnahmehemmern (SRI) und wird derzeit unter den Handelsnamen Fevarin und Floxyfral vermarktet. Die Substanz ist in ihrer Wirkungsweise vergleichbar mit der von Citalopram und soll die Stimmung aufhellen. Die zugelassenen Indikationen lauten Depression und Zwangsstörungen. Als Kontraindikationen gelten hauptsächlich eine Überempfindlichkeit gegenüber der Substanz oder den Hilfsstoffen und die gleichzeitige Einnahme von MAO-Hemmern*.

Laut Herstellern ist bei Fluvoxamin mit diesen unerwünschten Wirkungen zu rechnen: **häufig** Kraftlosigkeit, Somnolenz*, Nervosität, Agitiertheit, Angstzustände, Schlaflosigkeit, Schwindelgefühle, Kopfschmerzen, körperliches Unbehagen, vermehrtes Schwitzen, Anorexie*, Herzklopfen und -jagen, Mundtrockenheit, Bauchschmerzen, Verdauungsstörung im Oberbauch (einhergehend mit Völlegefühl), Übelkeit, Erbrechen, Verstopfung, Durchfall, Muskelzittern; **gelegentlich** Verwirrtheit, Halluzinationen, verzögerter Samenerguss, Impotenz, Blutdruckabfall beim Wechsel in die aufrechte Körperposition, anfallsweise auftretendes Erröten, Überempfindlichkeitsreaktionen der Haut (einschließlich Angioödem*), Juckreiz, Störungen von Muskelspannung und unbewussten Bewegungsabläufen, Muskel- und Gelenkschmerzen.

Tierversuche mit Fluvoxamin ergaben Hinweise auf eine beeinträchtigte Spermienqualität und Fruchtbarkeit, schädliche Einwirkung über den Mutterorganismus auf das sich entwickelnde Jungtier (fetale Augenanomalien, gefaltete Netzhaut, Tod des Embryos oder Fetus), vermindertes Fetalgewicht, verzögerte Knochenbildung sowie erhöhte Sterblichkeit nach der Geburt. In der Humanmedizin zeigen Babys, deren Mütter in der ersten Zeit der Schwangerschaft Fluvoxamin erhielten, ein erhöhtes Risiko anhaltenden Bluthochdrucks. Massive Entzugserscheinungen bei Neugeborenen können eine längere Hospitalisierung notwendig machen. Fluvoxamin wird in die Muttermilch ausgeschieden.

Hersteller fordern Ärzte auf, Fluvoxamin abzusetzen, wenn Manien, erhöhte Leberenzymwerte mit klinischer Symptomatik oder epileptische Anfälle erstmals oder zunehmend auftreten oder sich ein Serotonin-Syndrom* oder ein dem malignen neuroleptischen Syndrom* ähnelndes Bild entwickelt.

Falls Fluvoxamin abgesetzt werden soll oder will, empfehlen Hersteller ein schrittweises Verringern der Dosis über einen Zeitraum von mindestens ein bis zwei Wochen, um die SRI-typischen Absetzsymptome zu verhindern oder vermindern. Fluvoxamin-Hersteller erwähnen Sensibilitätsstörungen (einschließlich Parästhesien*, visuellen Störungen und Stromschlaggefühl), Schlaflosigkeit, Ruhelosigkeit, Reizbarkeit, Verwirrtheit, emotionale Instabilität, Kopfschmerzen, Übelkeit, Erbrechen, Durchfall, Herzklopfen, Muskelzittern und Angstzustände. Dass ein Zeitraum von 1-2 Wochen in der Regel insbesondere nach längerer Einnahme von Fluvoxamin viel zu knapp bemessen ist, ist für die Hersteller kein Thema. Die Eliminationshalbwertszeit* beträgt 13-22 Stunden.

Milnacipran wird den Antidepressiva der 2. Generation zugerechnet, zählt zu den Serotonin-Noradrenalin-Wiederaufnahmehemmern (SNRI) und wird derzeit unter den Handelsnamen Ixel, Milnacipran und Milnaneurax vermarktet. Die Substanz ist in ihrer Wirkungsweise vergleichbar mit der von Duloxetin und soll die Stimmung aufhellen. Die zugelassene Indikation lautet Depression. Als Kontraindikationen gelten unter anderem unkontrollierter Bluthochdruck und schwere oder instabile Erkrankung der Herzkranzgefäße.

Laut Herstellern ist bei Milnacipran mit diesen unerwünschten Wirkungen zu rechnen: **sehr häufig** Suizidgedanken und suizidales Verhalten, Kopfschmerzen; **häufig** Müdigkeit, Schläfrigkeit, Depressionen, Agitiertheit, Angstzustände, Schlaf- und Empfindungsstörungen, Migräne, vermehrtes Schwitzen, gestörter Samenerguss, gestörte oder fehlende Erektion des Penis bei sexueller Erregung, Hodenschmerzen, Herzklopfen und -jagen, Mundtrockenheit, Essstörungen, Bauchschmerzen, Verdauungsstörung im Oberbauch (einhergehend mit Völlegefühl), Erbrechen, Verstopfung, Durchfall, Schwierigkeiten beim Harnlassen, häufiges Harnlassen, erschwerte oder schmerzhafte Blasenentleerung, häufiges Wasserlassen in kleinen Mengen, Hitzewallungen, erhöhter Blutdruck, Schwindel, Juckreiz, Hautausschlag, Muskelzittern, Schmerzen der Skelettmuskulatur; **gelegentlich** Panikattacken, Verwirrtheit, Manien, Halluzinationen, Gedächtnis- und Gleichgewichtsstörungen, abnormale Träume (einschließlich Albträume), Tinnitus*, Ohnmachtsanfälle, Unwohlsein, Überempfindlichkeit des Immunsystems, Fieber, Schüttelfrost, trockene Augen, Akkommodationsstörungen* und Schmerzen der Augen, Mydriasis*, vermindertes sexuelles Interesse, verstärkte, ausbleibende oder zwischen zwei Regelblutungen auftretende Gebärmutterblutungen, Prostataerkrankung, Gewichtsabnahme, deutlich erhöhte Cholesterinwerte, Herzrhythmusstörungen, Schenkelblock*, Herzaktionen außerhalb des normalen Sinusrhythmus, Herzinfarkt, Raynaud'sches Phänomen (mit krampfartigen Engstellungen von Blutgefäßen und Minderdurchblutung an den Fingern oder Zehen einhergehende Gefäßerkrankung), Brustschmerz, erniedrigter oder erhöhter Blutdruck, Blutdruckabfall beim Wechsel in die aufrechte Körperposition, Atemnot, trockene Nase, Erkrankung des Rachenraums, Schluckbeschwerden, Husten, Bauchbeschwerden und -blähung, Grimmdarm- und Magenschleimhautentzündung, Störungen des physiologischen Bewegungsmusters der Verdauungsorgane, Geschwüre im Magen und Zwölffingerdarm, Hämorrhoiden, erhöhte Leberenzymwerte, abnorme Urinfärbung, unwillkürlicher Harnabgang, Unfähigkeit zur Blasenentleerung, Erkrankungen der Haut und ihrer Anhangsorgane (Haare, Nägel, Talgdrüsen, Schweißdrüsen), Hautentzündung, Urtikaria*, Akathisie*, Muskelsteifheit und -schmerzen.

Daten zur Sicherheit von Milnacipran bei Schwangeren liegen nicht vor, es fehlen Anwendungserfahrungen. Neugeborene, deren Mütter während der Schwangerschaft Milnacipran einnahmen, sind erhöhten Risiken ausgesetzt, die mit Entzugserscheinungen und der Serotonin-Toxizität in Verbindung gebracht werden, weshalb Hersteller davon abraten, Schwangeren Milnacipran zu verschreiben. Milnacipran wird in die Muttermilch ausgeschieden.

Hersteller fordern Ärzte auf, Milnacipran abzusetzen, wenn Manien, epileptische Anfälle, Gelbsucht und Anzeichen von Leberfunktionsstörungen auftreten.

Falls Milnacipran abgesetzt werden soll oder will, raten Hersteller, dies insbesondere bei Langzeit-Einnahme schleichend zu tun, da deren abrupte Beendigung in schwachen und von selbst wieder verschwindenden Entzugserscheinungen (Schwindel, Agitation, Angstgefühle, Kopfschmerzen und Übelkeit) resultieren könne, manchmal gar stärker und länger anhaltend. Nähere Informationen, wie Milnacipran abzusetzen und wie bei quälenden und anhaltenden Problemen beim Absetzen zu verfahren ist, gibt der Hersteller nicht. Die Eliminationshalbwertszeit* beträgt ca. 8 Stunden.

Mirtazapin wird den Antidepressiva der 2. Generation zugerechnet, zählt zu den Noradrenalin- und selektiven Serotonin-Antagonisten (NASSA) und wird derzeit unter den Handelsnamen Mirtabene, Mirtagamma, Mirtaron, Mirtazap, Mirtazapin, Mirtazelon, Mirtel, Remergil und Remeron vermarktet. NASSA sollen den Botenstoff Noradrenalin verstärkt ausschütten und die Konzentration von Serotonin im synaptischen Spalt* erhöhen. Dadurch soll die Empfängerzelle über einen längeren Zeitraum erregt bleiben. Dies soll die Stimmung aufhellen. Die zugelassene Indikation lautet Depression. Als Kontraindikationen gelten hauptsächlich eine Überempfindlichkeit gegenüber der Substanz oder den Hilfsstoffen und die gleichzeitige Verabreichung von MAO-Hemmern*.

Laut Herstellern ist bei Mirtazapin mit diesen unerwünschten Wirkungen zu rechnen: **sehr häufig** Ruhigstellung, Schläfrigkeit, Kopfschmerzen, verstärkter Appetit (11.1 %), Gewichtszunahme (11.6 %), Mundtrockenheit (15.5 %); **häufig** Lethargie, Angstzustände, Schlaflosigkeit, abnormale Träume (einschließlich Albträume), Schwindelgefühle, Erschöpfung, Ödeme*, Blutdruckabfall beim Wechsel in die aufrechte Körperposition, Übelkeit, Erbrechen, Durchfall, Verstopfung, Hautausschlag, Muskelzittern, Muskel-, Gelenk- und Rückenschmerzen; **gelegentlich** Agitiertheit, psychomotorische Unruhe (einschließlich Akathisie* und Hyperkinesie*), Verwirrtheit, Manien, Halluzinationen, Taubheitsgefühle im Mundbereich, Ohnmachtsanfälle, erniedrigter Blutdruck, Syndrom der unruhigen Beine*.

Tierstudien mit Mirtazapin brachten fetale Entwicklungsstörungen ans Licht. Das in der Humanmedizin bei SRI oft beobachtete Phänomen anhaltenden Bluthochdrucks bei Babys, derer Mütter während der Schwangerschaft SRI erhielten, können die Hersteller bei Mirtazapin nicht ausschließen. Klinisch kontrollierte Studien zur Anwendung von Mirtazapin bei schwangeren Frauen würden noch nicht vorliegen. Wurde die Substanz während der Schwangerschaft eingenommen, müssen Neugeborene mit ernstzunehmenden Entzugserscheinungen rechnen. Mirtazapin wird in die Muttermilch ausgeschieden.

Hersteller fordern Ärzte auf, Mirtazapin abzusetzen, wenn Symptome wie plötzliches hohes Fieber, Magenschleimhaut- oder Halsentzündung oder andere Anzeichen von Infektionen auftreten, da diese auf eine Agranulozytose* mit möglicherweise tödlichem Verlauf hinweisen könnten. Abgebrochen werden soll die Verabreichung von Mirtazapin auch, wenn Patienten Gelbsucht entwickeln, epileptische Anfälle erstmals oder in zunehmender Häufigkeit auftreten oder wenn ein Serotonin-Syndrom* oder eine Manie entsteht.

Falls Mirtazapin abgesetzt werden soll oder will, empfehlen Hersteller, dies schrittweise zu tun. Nähere Informationen, wie Mirtazapin abzusetzen ist und wie – möglicherweise dauerhafte – Absetzprobleme wie Schwindel, Agitiertheit, Angstzustände, Kopfschmerzen und Übelkeit in den

Griff zu bekommen sind, geben die Hersteller nicht. Sie lassen es bei der üblichen Behauptung, das Antidepressivum führe nicht zur Abhängigkeit, die meisten Absetzsymptome seien selbstlimitierend und man müsse beachten, dass diese Symptome auch »im Zusammenhang mit der Grunderkrankung« stehen könnten. Die Eliminationshalbwertszeit* von Mirtazapin beträgt 20-40 Stunden.

Paroxetin wird den Antidepressiva der 2. Generation zugerechnet, zählt zu den Serotonin-Wiederaufnahmehemmern (SRI) und wird derzeit unter den Handelsnamen Deroxat, Dropax, Ennos, Parocetan, Paronex, Paroxat, Paroxetin, Seroxat und Stiliden vermarktet. Die Substanz ist in ihrer Wirkungsweise vergleichbar mit der von Citalopram und soll die Stimmung aufhellen. Die zugelassenen Indikationen lauten Depression, Angsterkrankungen wie soziale Phobie, Agoraphobie*, Panik- und generalisierte Angststörungen, Zwangsstörungen und posttraumatische Belastungsstörung. Als Kontraindikationen gelten hauptsächlich eine Überempfindlichkeit gegenüber der Substanz oder den Hilfsstoffen und die gleichzeitige Einnahme von MAO-Hemmern*.

Laut Herstellern ist unter Paroxetin mit diesen unerwünschten Wirkungen zu rechnen: **sehr häufig** Kraftlosigkeit (13-22 %), Somnolenz* (20-22 %), Schwitzen (9-12 %), gestörter Samenerguss (13-28 %), vermindertes sexuelles Interesse (3-12 %), Übelkeit (23-25 %); **häufig** Schläfrigkeit (13-21 %), Agitiertheit, Konzentrationsstörungen, Schlaflosigkeit, abnormale Träume (einschließlich Albträume), Schwindelgefühle, Schwächezustände, verschwommenes Sehen, sexuelle Funktionsstörungen bei Frauen (1-9 %), erhöhte Cholesterinwerte, verminderter Appetit, Gewichtszunahme oder -abnahme, Mundtrockenheit, Erbrechen, Verstopfung, Durchfall, Muskelzittern; **gelegentlich** Reizbarkeit, Panikattacken, Depersonalisation*, Verwirrtheit, Halluzinationen, Mydriasis*, Sinus-Tachykardie*, EKG-Veränderungen, Unfähigkeit zur Blasenentleerung, unwillkürlicher Harnabgang, Weitstellung der Gefäße, vorübergehender Blutdruckanstieg oder -abfall, Blutdruckabfall beim Wechsel in die aufrechte Körperlage, anormale Blutungen überwiegend der Haut und der Schleimhäute (vor allem kleinflächige Haut- oder Schleimhautblutungen), Hautausschlag, Juckreiz, Störungen von Muskelspannung und unbewussten Bewegungsabläufen.

Wie bei anderen Serotonin-Wiederaufnahmehemmern (SRI) ergaben Rattenstudien auch bei Paroxetin eine erhöhte Zahl von Totgeburten, ein vermindertes Geburtsgewicht sowie eine erhöhte Sterblichkeit der Tierjungen. Es zeigten sich auch Hinweise auf eine beeinträchtigte Spermienqualität. Reagenzglas-Studien mit menschlichem Material lassen vermuten, so ein Hersteller, dass Paroxetin die Spermienqualität beeinflusst, vermutlich auch die Fruchtbarkeit. Einige Studien zur Häufigkeit und Verteilung von Schwangerschaftsschäden deuten auf ein erhöhtes Risiko für Fehlbildungen insbesondere das Herz und das Gefäßsystem betreffend (zum Beispiel Herzkammerdefekte und nicht vollständig verschlossene Herzscheidewand zwischen den kleineren Herzhöhlen) hin, wenn Mütter im ersten Schwangerschaftsdrittel Paroxetin erhielten. Das Risiko anhaltenden Bluthochdrucks ist erhöht, wenn sie im letzten Schwangerschaftsdrittel Paroxetin erhielten. Paroxetin kann zu Frühgeburten führen. Massive Entzugserscheinungen bei Neugeborenen unmittelbar nach deren Geburt können eine längere Hospitalisierung notwendig machen. Paroxetin wird in die Muttermilch ausgeschieden.

Unter Hinweis auf tödliches Leberversagen, das unter Paroxetin aufgetreten ist, fordern Hersteller Ärzte auf, bei anhaltender Erhöhung von Leberfunktionswerten das Absetzen des Antidepressivums zu erwägen. Abgesetzt werden solle bei einem Serotonin-Syndrom*, bei Ereignissen im Sinne eines neuroleptischen malignen Syndroms*, bei epileptischen Anfällen und beim Eintritt manischer Phasen.

Falls Paroxetin abgesetzt werden soll oder will, empfehlen Hersteller wegen teilweise häufiger, schwerer und länger anhaltender und gewöhnlich innerhalb weniger Tage nach Absetzen auftretender Absetzsymptome ein schrittweises Vorgehen mit kleinen Dosisreduktionen. Dieser Rat wird auch Frauen gegeben, die Paroxetin während der Schwangerschaft absetzen wollen. Hersteller nennen folgende Absetzprobleme: Angstzustände, Reizbarkeit, Ruhelosigkeit, Verwirrtheit, emotionale Instabilität, Sehstörungen, Sinnesstörungen (einschließlich Parästhesien*), Elektroschock-artige Empfindungen, Kopfschmerzen, Schlafstörungen (einschließlich intensiver Träume), Tinnitus*, Herzklopfen, Übelkeit, Durchfall, Schwindel, Schwitzen, Muskelzittern und andere Muskelstörungen. Da die Symptome zeitnah mit dem Absetzen auftreten, könnte man sie von anderen Krankheitssymptomen unterscheiden. Nähere Informationen, wie möglicherweise massive und nicht wieder von alleine weggehende Entzugsprobleme in den Griff zu bekommen sind, gibt der Hersteller nicht. Auch dass Entzugsprobleme zeitverzögert auftreten können, ist für Hersteller kein Thema. Die Eliminationshalbwertszeit* von Paroxetin beträgt ca. 24 Stunden.

Reboxetin wird den Antidepressiva der 2. Generation zugerechnet, zählt zu den Noradrenalin-Wiederaufnahmehemmern (NARI) und wird derzeit unter den Handelsnamen Edronax und Solvex vermarktet. NARI hemmen die Wiederaufnahme des Botenstoffs Noradrenalin nach verrichteter Tätigkeit. Dadurch bleibt er länger im synaptischen Spalt* und die Empfängerzelle über einen längeren Zeitraum erregt. Dies soll die Stimmung aufhellen. Die zugelassene Indikation lautet Depression. Als Kontraindikationen gelten hauptsächlich eine Überempfindlichkeit gegenüber der Substanz oder den Hilfsstoffen und die gleichzeitige Einnahme von MAO-Hemmern*.

Laut Herstellern ist bei Reboxetin mit diesen unerwünschten Wirkungen zu rechnen: **sehr häufig** Benommenheit, Schlaflosigkeit (24.5 %), Schwindelgefühle (11.7 %), Kopfschmerzen (23.5 %), vermehrtes Schwitzen (14.5 %), Mundtrockenheit (34.8 %), Übelkeit (12.5 %), Verstopfung (21.2 %); **häufig** Kraftlosigkeit, Depressionen, Nervosität, Agitiertheit, Angstzustände, Denkstörungen, Parästhesien*, Schmeckstörungen, Schüttelfrost, Infektionen, Akkommodationsstörungen* des Auges, vermindertes sexuelles Interesse, gestörte oder fehlende Erektion des Penis bei sexueller Erregung, schmerzhafter oder verzögerter Samenerguss, verringerter Appetit, Gewichtsverlust, Herzklopfen und -jagen, Verdauungsstörung im Oberbauch (einhergehend mit Völlegefühl), Erbrechen, Harnverhalten, Unvermögen, die Blase restlos zu entleeren, Harnwegsinfektionen, erschwerte oder schmerzhafte Blasenentleerung, häufiges Wasserlassen in kleinen Mengen, Gefäßerweiterung, erniedrigter oder erhöhter Blutdruck, kalte Extremitäten, periphere vaskuläre Störungen (Durchblutungsstörungen in vom Körperstamm weg orientierten Bereichen), Husten, Rachenentzündung, Brustschmerzen, Hautausschlag, Juckreiz, Muskelzittern, Akathisie*; **gelegentlich** Verwirrtheit, Schwindel, Tinnitus*, Unwohlsein, Fieber, allergische Reaktionen wie beispielsweise Bindehautentzündung oder Heuschnupfen, Mydriasis*, Sehstörungen, Veränderungen am Penis (Penisschmerzen, Anschwellen oder Schrumpfen des Penis), Hodenveränderungen (Hodenschmerzen, Schrumpfen der Hoden), ventrikuläre Extrasystolen (Herzkammeraktionen außerhalb des normalen Sinusrhythmus), erhöhter Speichelfluss, Schleimhautentzündung von Magen und Dünndarm, Harndrang, Urtikaria*, Schluck- und Bewegungskoordinationsstörungen, Hyperkinesie*.

Bei Entwicklungsstudien mit Reboxetin an Ratten wurde über Hämosiderose berichtet, eine durch Einlagerung von Eisen in verschiedenen Organen charakterisierte Störung, die zu toxischen Zellschädigungen, Zuckerkrankheit* oder Herzmuskelerkrankungen (Herzrhythmusstörungen, Herzschwäche) führen kann. Mit Dosierungen, die ärztlichen Verordnungen vergleichbar waren, verursachte Reboxetin bei Ratten Wachstums- und Entwicklungsstörungen sowie langfristige Verhaltensstörungen bei den Nachkommen. Studien zur Sicherheit von Reboxetin bei schwangeren Frauen liegen noch nicht vor. In Versuchen im Reagenzglas fand man Veränderungen an den Chromosomen weißer Blutkörperchen. Reboxetin wird in die Muttermilch ausgeschieden.

Hersteller fordern Ärzte auf, jede unter Reboxetin auftretende Beschwerde bezüglich Problemen mit dem Wasserlassen klinisch abzuklären und zu untersuchen, ob diese durch das Antidepressivum verursacht sein könnten. In einem solchen Fall könne ein sofortiges Absetzen erforderlich sein. Kommt es zu einem epileptischen Anfall, müsse Reboxetin ebenfalls sofort abgesetzt werden.

Die Herstellerfirma Pfizer informiert, nach Markteinführung von Reboxetin sei es zu Spontanberichten über Absetzsymptome einschließlich Kopfschmerzen, Benommenheit, Nervosität und Übelkeit gekommen. Jedoch habe sich »kein einheitliches Bild der Ereignisse« bei Beendigung der Behandlung mit Reboxetin ergeben (Pfizer Pharma PFE, 2016, S. 3), offenbar Grund genug, auf eine Empfehlung zum schrittweisen Absetzen von Reboxetin zu verzichten. Die Eliminationshalbwertszeit* beträgt ca. 13 Stunden.

Sertralin wird den Antidepressiva der 2. Generation zugerechnet, zählt zu den Serotonin-Wiederaufnahmehemmern (SRI) und wird derzeit unter den Handelsnamen Adjuvin, Gladem, Seralin, Sertragen, Sertralin, Tresleen und Zoloft vermarktet. Die Substanz ist in ihrer Wirkungsweise vergleichbar mit der von Citalopram und soll die Stimmung aufhellen. Die zugelassenen Indikationen lauten Depression, Angstzustände, Agoraphobie*, soziale Angststörung, Panikattacken, Zwangsstörungen und posttraumatische Belastungsstörungen. Als Kontraindikationen gelten in der Schweiz unter anderem instabile Epilepsie und schwere Leberinsuffizienz (Funktionsstörung der Leber mit teilweisem oder vollständigem Ausfall ihrer Stoffwechselaufgaben).

Laut Herstellern ist bei Sertralin mit diesen unerwünschten Wirkungen zu rechnen: **sehr häufig** Schläfrigkeit (11.4 %), Somnolenz* (13 %), Schlaflosigkeit (20.4 %), Schwindelgefühle (11 %), Kopfschmerzen (25.1 %), ausbleibender Samenerguss (14 %), Mundtrockenheit (14.3 %), Übelkeit (25.8 %),

Durchfall (19.9 %); **häufig** Müdigkeit (10 %), depressive Symptome (einschließlich Apathie), Nervosität, Agitiertheit, Angstzustände, Depersonalisation*, Aufmerksamkeitsstörungen, abnormale Träume (einschließlich Albträume), Parästhesien*, Geschmacksstörungen, Tinnitus*, Unwohlsein, vermehrtes Schwitzen, Hitzewallungen, Sehstörungen, vermindertes sexuelles Interesse, Ausbleiben des Orgasmus, gestörte oder fehlende Erektion des Penis bei sexueller Erregung, verminderter oder verstärkter Appetit, Herzklopfen, Verdauungsstörung im Oberbauch (einhergehend mit Völlegefühl), Blähungen, Bauchschmerzen, Erbrechen, Verstopfung, Gähnen, Rachenentzündung, Brustschmerz, Hautausschlag, Muskelzittern, erhöhte Muskelspannung, Pressen und Mahlen mit den Zähnen außerhalb des Kauaktes (vor allem im Schlaf), kurze unwillkürliche Zuckungen einzelner Muskeln oder Muskelgruppen, Muskel- und Gelenkschmerzen; **gelegentlich** Kraftlosigkeit, Aggressivität, Verwirrtheit, euphorische Stimmung, Halluzinationen, Gedächtnisverlust, Migräne, Ohrenschmerzen, Ohnmachts- und epileptische Anfälle, Koma (zum Teil kombiniert mit Hyponatriämie* und SIADH*), Überempfindlichkeit des Immunsystems, Ödeme* (im Gesicht, in der Augenhöhle, an Armen und Beinen), übermäßiger Durst, kalter Schweiß, Schüttelfrost, Fieber, Mydriasis*, Sexual- und Menstruationsstörungen, Vaginalblutungen, Hypothyreoidismus (Mangel an Schilddrüsenhormonen, der zu Funktionseinschränkungen des Organismus führt und verzögerte Pubertät, Apathie und geistige Behinderung bewirken kann), erhöhte Alanin*- und Aspartat-Aminotransferase*, Gewichtsab- oder -zunahme, Herzjagen, vermehrter Speichelfluss, Zungenerkrankung, Speiseröhrenentzündung, Aufstoßen, Magen-Darm-Blutung, Hämorrhoiden, Störungen der Blasenentleerung, Harnverhalt, mehrmaliges Wasserlassen während der Nacht, unwillkürlicher Harnabgang, krankhaft erhöhte Urinausscheidung, häufiges Wasserlassen in kleinen Mengen, erhöhter Blutdruck, Schwindel beim Wechsel in die aufrechte Körperlage, Hautrötung, Nasenbluten und -schleimhautentzündung, Atemnot, Infektion der Atemwege, Krampf der Bronchialmuskulatur, trockene Haut, Purpura*, Urtikaria*, Juckreiz, Haarausfall, Bewegungsstörungen (einschließlich gestörter Muskelspannung und Bewegungsabläufe wie Akathisie*, Hyperkinesie* und Dystonien*), unwillkürliche Muskelkontraktionen, Muskelschwäche, Koordinations- und Sprachstörungen, Pressen und Mahlen mit den Zähnen außerhalb des Kauaktes (vor allem im Schlaf), Osteoarthritis (chronisch-degenerative Gelenkveränderungen mit Knorpelabbau), Knochenbrüche.

Bei Tierversuchen mit Sertralin führte die Verabreichung von 80 mg / kg / Tag zu verringerter Gewichtszunahme und Futteraufnahme, Austrocknung und vereinzelten Todesfällen. Sowohl bei männlichen Tieren (bei 80 mg / kg / Tag) als auch bei weiblichen Tieren (10 mg / kg / Tag) verzögerte sich die Geschlechtsreifung. An neugeborenen Ratten bewirkte Sertralin an den Tagen 1 bis 21 nach der Geburt bereits im Bereich der »therapeutischen« Dosis Verzögerungen der körperlichen Entwicklung und einzelner Reflexe. Hersteller vermuten, dass die beobachtete fetale Entwicklungsstörung mit toxischen Wirkungen bei den Muttertieren zusammenhängt. Die Überlebensrate der Jungtiere war »lediglich während der ersten Tage nach der Geburt« verringert (ratiopharm GmbH, 2016, S. 9). Kontrollierte klinische humanmedizinische Studien während Schwangerschaften wurden offenbar nicht durchgeführt. Das Risiko anhaltenden Bluthochdrucks bei Neugeborenen ist erhöht, wenn Mütter während der späten Schwangerschaft Sertralin zu sich nahmen. Bei Neugeborenen können massive Absetzsymptome auftreten, unter anderem Atmungsschwierigkeiten und epileptische Anfälle. Sertralin wird in die Muttermilch ausgeschieden.

Hersteller fordern Ärzte auf, das Absetzen von Sertralin in Betracht zu ziehen und angemessene medizinische Maßnahen zu ergreifen, wenn eine Hyponatriämie* auftritt. Bei Eintritt in eine manische Phase solle die Verabreichung von Sertralin abgebrochen werden.

Falls Sertralin abgesetzt werden soll oder will, raten Hersteller dies wegen möglicher Absetzsymptome wie Schlafstörungen, Parästhesien*, Angst- und Verwirrtheit oder Übelkeit, schrittweise über einen Zeitraum von mindestens 1-2 Wochen zu tun. Dass der genannte Zeitraum gerade nach längerer Einnahme von Sertralin viel zu kurz sein kann, ist für die Hersteller kein Thema. Die Eliminationshalbwertszeit* beträgt 22-36 Stunden.

Tianeptin wird den Antidepressiva der 2. Generation zugerechnet und als Serotonin-Wiederaufnahmeverstärker (SRE) bezeichnet, das heißt, dass Tianeptin die Konzentration von Serotonin im synaptischen Spalt* absenkt. Gelegentlich wird die Substanz auch den Antidepressiva der 1. Generation und hier den trizyklischen Antidepressiva zugerechnet. Tianeptin wird derzeit unter den Handelsnamen Stablon und Tianeurax vermarktet. Der Wirkmechanismus steht im Widerspruch zu konventionellen Depressionstheorien. SRE beeinflussen die Hypothalamus-Hypophysen-Nebennierenrinden-Achse (Regelkreislauf mit zentraler Bedeutung für die Reaktion des menschlichen Körpers auf Stress), verringern damit die Konzentration des Stresshormons Cortisol im Gehirn und die Serotonin-Konzentration im synaptischen Spalt*. Dies soll die Stimmung aufhellen. Die zugelassene Indikation lautet Depression. Als Kontraindikationen gelten hauptsächlich eine Überempfindlichkeit gegenüber der Substanz oder den Hilfsstoffen und die gleichzeitige Verabreichung von MAO-Hemmern*.

Laut Herstellern ist bei Tianeptin mit diesen unerwünschten Wirkungen zu rechnen: **häufig** Schläfrigkeit, Somnolenz*, Kraftlosigkeit, Einschlaf- und Durchschlafstörungen, abnormale Träume (einschließlich Albträume), Schwindelgefühle, Kopfschmerzen, Ohnmachtsanfälle, Gefühl eines Kloßes im Hals, Zusammenbruch, beeinträchtigtes Sehvermögen, Anorexie*, Herzjagen, Extrasystolen (Herzaktionen außerhalb des normalen Sinusrhythmus), Mundtrockenheit, Übelkeit, Sodbrennen, Erbrechen, Verdauungsstörung im Oberbauch (einhergehend mit Völlegefühl), Blähungen, Bauch- und Magenschmerzen, Durchfall, Darmträgheit, Hitzewallungen, Atemnot, Schmerzen im Brust- und Lendenbereich, Muskelzittern, Muskel- und Rückenschmerzen; **gelegentlich** Verwirrung, Halluzinationen, knotig-fleckiger oder einer Hautrötung ähnelnder Ausschlag, Juckreiz, Urtikaria*, Arzneimittelabhängigkeit.

Laut Herstellern ist die Datenlage zur Sicherheit der Einnahme von Tianeptin in der Schwangerschaft ungenügend. Verfügbare Daten zur Fruchtbarkeit beim Menschen würden nicht vorliegen. Man braucht offenbar weitere Anwendungserfahrungen. Tianeptin geht in die Muttermilch über.

Obwohl die Hersteller für Tianeptin eine Vielzahl bedrohlicher Erkrankungen wie beispielsweise Herzkreislaufstörungen nennen, ebenso in unbekannter Häufigkeit auftretende Leberentzündungen mit möglicherweise außergewöhnlich schwerwiegendem Verlauf, finden sich in ihren Fachinformationen keine Aufforderungen an Ärzte, bei Auftreten von Warnsymptomen Tianeptin abzusetzen.

Falls Tianeptin abgesetzt werden soll oder will, raten Hersteller zum schrittweisen Verringern der Dosis über einen Zeitraum von 7-14 Tagen. Dass dieser Zeitraum gerade nach längerer Einnahme von Tianeptin viel zu kurz sein kann, ist für sie kein Thema. Die Eliminationshalbwertszeit* beträgt ca. 3 Stunden.

Venlafaxin wird den Antidepressiva der 2. Generation zugerechnet, zählt zu den Serotonin-Noradrenalin-Wiederaufnahmehemmern (SNRI) und wird derzeit unter den Handelsnamen Efectin, Efexor, Trevilor, Venaxibene, Venla, Venlafab, Venlafaxin, Venlagamma und Venlax vermarktet. Die Substanz ist in ihrer Wirkungsweise vergleichbar mit der von Duloxetin und soll die Stimmung aufhellen. Die zugelassenen Indikationen lauten Depression, generalisierte oder soziale Angststörung, Panikstörung, Agoraphobie* und Hitzewallungen in den Wechseljahren. Als Kontraindikationen gelten hauptsächlich eine Überempfindlichkeit gegenüber der Substanz oder den Hilfsstoffen und die gleichzeitige Einnahme von MAO-Hemmern*.

Laut Herstellern ist bei Venlafaxin mit diesen unerwünschten Wirkungen zu rechnen: **sehr häufig** Ruhigstellung (16 %), Schlaflosigkeit (20.5 %), Schwindelgefühle (22.5 %), Kopfschmerzen (33 %), vermehrtes Schwitzen (12.7 % – einschließlich Nachtschweiß), Mundtrockenheit (19.1 %), Übelkeit (34.2 %), Verstopfung (12.9 %); **häufig** Kraftlosigkeit, Schläfrigkeit, Nervosität, Ruhelosigkeit, Verwirrtheit, Angstzustände, Depersonalisation*, abnormale Träume (einschließlich Albträume), Parästhesien*, Geschmacksstörungen, Tinnitus*, Erschöpfung, Schüttelfrost, Nachtschweiß, Beeinträchtigung der Sehkraft, verschwommenes Sehen, Mydriasis*, Akkommodationsstörungen des Auges, Störungen und Ausbleiben des Orgasmus, Störungen der Menstruation (zum Beispiel zu starke und zu lange andauernde Regelblutung oder wiederholte, azyklisch auftretende Zwischenblutungen außerhalb des Menstruationszyklus), gestörte oder fehlende Erektion des Penis bei sexueller Erregung, gestörter Samenerguss, erhöhte Cholesterinwerte, verminderter Appetit, Herzklopfen und -jagen, Erbrechen, Durchfall, erschwerte, verzögerte, schmerzhafte oder nicht mögliche Blasenentleerung, häufiges Wasserlassen in kleinen Mengen, Blutdruckanstieg, Weitstellung der Gefäße (meist mit Hitzewallungen verbunden), Gähnen, Hautausschlag, Juckreiz, Muskelzittern, erhöhte Muskelspannung, Akathisie*; **gelegentlich** Apathie, Agitiertheit, psychomotorische Unruhe, Derealisation (Realitätsverlust), Manien, Halluzinationen, Gleichgewichtsstörungen, Ohnmachtsanfälle, Lichtüberempfindlichkeit, Angioödem*, Gewichtszu- oder -abnahme, Magen-Darm-Blutungen, Leberwertveränderungen (erhöhte Transaminase* und Cholestaseenzyme [Enzyme, deren erhöhte Konzentration im Blut auf eine Gelbsucht oder andere Lebererkrankungen hinweisen können]), unwillkürlicher Harnabgang, Blutdruckabfall beim Wechsel in die aufrechte Körperlage, Atemnot, kleinflächige Hautblutung, Haarausfall, gestörter Bewegungsablauf, Pressen und Mahlen mit den Zähnen außerhalb des Kauaktes (vor allem im Schlaf), kurze unwillkürliche Zuckungen einzelner Muskeln oder Muskelgruppen, Knochenbrüche.

Rattenstudien mit Venlafaxin zeigten Entwicklungsstörungen und verminderte Fruchtbarkeit. Hinreichende klinische Daten in der Humanmedizin zur sicheren Anwendung von Venlafaxin bei schwangeren Frauen würden noch nicht vorliegen, man braucht offenbar weitere Anwendungserfahrungen. Das Risiko anhaltenden Bluthochdrucks bei Neugeborenen ist erhöht, wenn Mütter während der späten Schwangerschaftsphase Venlafaxin erhielten. Entzugssymptome bei Neugeborenen können unmittelbar nach der Geburt auftreten und massiv sein. Hersteller nennen unter anderem anhaltendes Schreien und Schwierigkeiten beim Saugen und Schlafen, Temperaturschwankungen, Unterzuckerung, Erbrechen, epileptische Anfälle und Atmungsschwierigkeiten. Die Entzugssymptome können Sondenernährung, Unterstützung der Atmung und verlängerte Krankenhausaufenthalte erfordern. Venlafaxin geht in die Muttermilch über.

Hersteller fordern Ärzte auf, Venlafaxin sofort abzusetzen, wenn ein Serotonin-Syndrom* vermutet wird oder epileptische Anfälle auftreten.

Falls Venlafaxin abgesetzt werden soll oder will, raten Hersteller zum schrittweisen Verringern über einen Zeitraum von 7-14 Tagen. Dass dieser Zeitraum gerade nach längerer Einnahme von Venlafaxin viel zu kurz sein kann, ist für die Hersteller kein Thema. Absetzreaktionen würden häufig auftreten. Treten nach Dosisverringerung oder Absetzen von Venlafaxin stark beeinträchtigende Absetzerscheinungen auf, empfehlen sie die erneute Einnahme des Antidepressivums, um dann in kleineren Schritten zu reduzieren. Allerdings könnten die Absetzsymptome zwei oder drei Monate oder noch länger anhalten. Die Eliminationshalbwertszeit* von Venlafaxin beträgt ca. 5 Stunden bzw. ca. 11 Stunden für seine Hauptabbauprodukte.

Vortioxetin wird den Antidepressiva der 2. Generation zugerechnet, zählt zu den Serotonin-Wiederaufnahmehemmern (SRI) und wird derzeit unter dem Handelsnamen Brintellix vermarktet. Die Substanz ist in ihrer Wirkungsweise vergleichbar mit der von Citalopram und soll die Stimmung aufhellen. Die zugelassene Indikation lautet Depression. Als Kontraindikationen gelten hauptsächlich eine Überempfindlichkeit gegenüber der Substanz oder den Hilfsstoffen und die gleichzeitige Einnahme von MAO-Hemmern*.

Laut Herstellern ist bei Vortioxetin mit diesen unerwünschten Wirkungen zu rechnen: **sehr häufig** Schwindelgefühle, Kopfschmerzen, Übelkeit (23 %); **häufig** Apathie, Schläfrigkeit, Nervosität, Agitiertheit, Depersonalisation*, Verwirrtheit, Schlaflosigkeit, abnormale Träume (einschließlich Albträume), Parästhesien*, Tinnitus*, Hitzegefühle, Erbrechen, Durchfall, Verstopfung, Juckreiz (auch am ganzen Körper); **gelegentlich** psychomotorische Unruhe, Realitätsverlust, Halluzinationen, Gleichgewichts- und Geschmacksstörungen, Hitzewallungen, nächtliche Schweißausbrüche.

In einer Studie an Ratten führte Vortioxetin zu erhöhter Sterblichkeit, verminderter Zunahme des Körpergewichts und verzögerter Entwicklung der Jungtiere bei Dosierungen, die für die Muttertiere nicht toxisch und mit der beim Menschen vergleichbar waren. Für die Humanmedizin weisen Hersteller auf schwere Absetzsymptome wie Atemnot, Zyanose*, Atemstillstand und epileptische Anfälle hin, unter denen Neugeborene leiden können, wenn Frauen in den späteren Stadien der Schwangerschaft Substanzen wie Vortioxetin einnahmen. Dasselbe Risiko betrifft den anhaltenden Bluthochdruck bei Neugeborenen. Vortioxetin wird offenbar in die Muttermilch ausgeschieden.

Hersteller fordern Ärzte auf, bei einer symptomatischen, das heißt durch Vortioxetin hervorgerufenen Hyponatriämie* das Absetzen des Antidepressivums in Erwägung zu ziehen. Sofort abgesetzt werden müsse, wenn ein Serotonin-Syndrom* oder wenn Manien oder epileptische Anfälle erstmals oder mit zunehmender Häufigkeit auftreten.

Falls Vortioxetin abgesetzt werden soll oder will, könne laut Herstellern die Einnahme abrupt beendet werden. Die Eliminationshalbwertszeit* beträgt ca. 66 Stunden.

Nach wie vor vermarktet werden die herkömmlichen Antidepressiva (zu Risiken und »Nebenwirkungen« dieser Substanzen siehe Lehmann, 2017a, S. 189-214; 2017b, S. 289-304). Als Referenzsubstanzen verwenden Ärzte und Pharmakologen im angloamerikanischen Sprachraum in der Regel Amitriptylin, hierzulande Imipramin, um Wirkungen, unerwünschte Wirkungen und Risiken mit den neuen Antidepressiva zu vergleichen. Aus diesem Grund ist im Folgenden auch die Wirkungsweise des 1952 auf den Markt gekommenen Imipramin mitsamt seinen unerwünschten Wirkungen dargestellt.

Imipramin wird den Antidepressiva der 1. Generation zugerechnet, zählt zu den trizyklischen Antidepressiva und wird derzeit unter den Handelsnamen Imipramin und Tofranil vermarktet. Imipramin hemmt die Wiederaufnahme der Botenstoffe Serotonin und Noradrenalin nach verrichteter Tätigkeit. Dadurch bleiben sie länger im synaptischen Spalt* und die Empfängerzelle bleibt über einen längeren Zeitraum erregt. Dies soll die Stimmung aufhellen. Die zugelassenen Indikationen lauten Depressionen verschiedener Ursache einschließlich endogener, organischer und psychogener Formen sowie Depressionen in Zusammenhang mit Persönlichkeitsstörungen oder chronischem Alkoholismus, chronische Schmerzzustände (vor allem Schmerzen bei Krebs, neuropathischen (durch Nervenerkrankungen bedingte) Schmerzen und idiopathisches Schmerzsyndrom (chronische Schmerzwahrnehmung unbekannter Ursache) und psychisch bedingtes nächtliches Einnässen von Kindern und Jugendlichen teilweise ab 9 Jahren, teilweise ab 5 Jahren. Als Kontraindikationen gelten angeborene QT-Verlängerung*, frischer Herzinfarkt, unbehandeltes Engwinkelglaukom*, durch Darmlähmung verursachter Darmverschluss, Verengung des Magenausgangs, akuter Harnverhalt (Unfähigkeit zur Blasenentleerung), Prostatahypertrophie (vergrößerte Vorsteherdrüse) mit Restharnbildung, akute Alkohol-, Barbiturat-, Psychopharmaka-, Alkohol- und Opiatvergiftung sowie akutes Delir.

Laut Herstellern ist bei Imipramin mit diesen unerwünschten Wirkungen zu rechnen: **sehr häufig** Aggressivität, Schwitzen, Gewichtszunahme, Tachykardie*, EKG-Veränderungen, Mundtrockenheit, Verstopfung, Blutdruckabfall beim Wechsel in die aufrechte Körperposition, Hitzewallungen; **häufig** Schläfrigkeit, Müdigkeit, Somnolenz*, Agitiertheit, Ruhelosigkeit, Angstzustände, Verwirrtheit, Desorientierung, Hypomanie (leichte Form der Manie), Manien, Delire, Halluzinationen, Parästhesien*, Schlafstörungen, Schwindelgefühle, Kopfschmerzen, Hitzewallungen, Akkommodationsstörungen* des Auges und verschwommenes Sehen, verminderte Tränenabsonderung, gestörtes sexuelles Interesse, Potenzstörungen, Anorexie*, Herzklopfen und -jagen, Reizleitungsstörungen des Herzens (QRS- und PQ-Verlängerung, Schenkelblock*), Übelkeit, Erbrechen, Durchfall, Verstopfung, abnorme Leberenzymwerte, Störungen der Blasenentleerung, Blutdruckstörung beim Wechsel in die aufrechte Körperposition, allergische Hautreaktionen (Hautausschlag, Urtikaria*), Muskelzittern; **gelegentlich** krankhaft erhöhte Lichtempfindlichkeit, lokale oder am ganzen Körper auftretende Ödeme*, Juckreiz, punktförmige Haut- oder Schleimhautblutungen, Haarausfall.

Selten, sehr selten oder in unbekannter Häufigkeit können unter Imipramin Wirkungen auftreten, wie sie auch bei den neuen Antidepressiva zu sehen sind: epileptische Anfälle, psychotische Reaktionen, suizidale Gedanken und suizidales Verhalten, Arzneimittelfieber, plötzlicher Tod, Serotonin-Syndrom*, Mydriasis*, Grüner Star*, anaphylaktische / anaphylaktoide Reaktionen*, Vergrößerung der Brustdrüsen, spontanes Austreten von Muttermilch aus den Brustdrüsen, EEG-Veränderungen, Herzschwäche, QT-Verlängerung*, Herzkammerrhythmusstörungen, Kammerflimmern*, neu auftretende oder verstärkte Herzschwäche, Agranulozytose*, Kollapszustände, Zahnkaries, Leberentzündung, Unfähigkeit zur Blasenentleerung, allergische Entzündung der Lungenbläschen, tardive Dyskinesie*, Knochenbrüche.

Bei neueren Studien mit Imipramin an Mäusen zeigte sich, dass sich deren Erbgut verändert und Chromosomen-Anomalien auftreten. Für den Bereich der Humanmedizin warnt die neuraxpharm-Arzneimittel GmbH vor massiven Entzugsproblemen bei Neugeborenen:

> »Da nach der Geburt – insbesondere bei Verabreichung höherer Dosierungen von Antidepressiva während der Schwangerschaft – Entzugserscheinungen in Form von Störungen der Herz- und Atemfunktion, Harn- und Stuhlentleerung sowie Unruhe beim Neugeborenen beobachtet wurden, sollte Imipramin-neuraxpharm mindestens 7 Wochen vor dem errechneten Geburtstermin schrittweise abgesetzt sein. Wird Imipramin-neuraxpharm dennoch darüber hinaus angewendet, ist das Neugeborene während des ersten Lebensmonats in Bezug auf Entzugssymptome (Koliken, Zyanose*, Unruhezustände) zu überwachen.« (2014a, S. 3)

Imipramin geht in die Muttermilch über.

Hersteller informieren Ärzte, es könne hilfreich sein, die Imipramin-Dosis zu verringern oder abzusetzen, sollte eine leichte oder ausgeprägte Manie auftreten. Imipramin-bedingte Psychosen würden nach Absetzen des Pharmakons von alleine wieder abklingen. Sofort abgesetzt werden müsse Imipramin bei einem Serotonin-Syndrom*, einem krankhaften Abfall der Neutrophilen* oder bei schweren neurologischen oder psychischen Störungen.

Falls Imipramin abgesetzt werden soll oder will, empfehlen Hersteller, die Substanz nicht abrupt wegzulassen. Nähere Informationen, wie Imipramin abzusetzen ist, werden nicht gegeben. Bei der Verringerung der Dosis oder beim abrupten Absetzen sei mit diversen Entzugsproblemen zu rechnen, beispielsweise Schlaflosigkeit, Kopfschmerzen, Nervosität, Angstgefühlen, Schweißausbrüchen, Übelkeit, Erbrechen, Bauchschmerzen und Durchfall. Die Eliminationshalbwertszeit* von Imipramin beträgt ca. 19 Stunden.

Antidepressiva in der Erprobung

Hierzulande werden möglicherweise bald Desvenlafaxin und Levomilnacipran auf den Markt kommen, zwei Serotonin-Noradrenalin-Wiederaufnahmehemmer (SNRI), ebenso Vilazodon. Alle drei Substanzen sind in den USA bereits unter den Handelsnamen Pristiq, Fetzima bzw. Viibryd zugelassen. Allerdings müssen die Hersteller es schaffen, gemäß den Zulassungsvoraussetzungen einen Zusatznutzen glaubhaft zu machen. Bei Vilazodon handelt es sich um einen Serotonin-Agonisten und -Wiederaufnahmehemmer (SPARI). Er soll die Serotonin-Ausschüttung erhöhen und die -Wiederaufnahme hemmen. Das soll die Stimmung aufhellen. Eventuell erhält auch Ketamin eine Zulassung für die Indikation Depression. Bisher ist die Substanz in der Human- und Tiermedizin als Narkosemittel unter den Handelsnamen Ketamin und Ketalar im Gebrauch. In der Techno-Szene ist Ketamin aufgrund seiner bewusstseinsverändernden und halluzinogenen Wirkung als Partydroge beliebt, so Burkhard Madea und Frank Mußhoff vom Institut für Rechtsmedizin der Universität Bonn 2009. Ihr regelmäßiger Konsum kann Gedächtnisprobleme und Psychosen auslösen. Verbrecher setzen Ketamin auch als K.o.-Mittel ein.

Seltene und sehr seltene Schäden bei neuen Antidepressiva

Unter den neuen Antidepressiva kann es zu einer Vielzahl unerwünschter Wirkungen kommen, deren Häufigkeiten als sehr gering und als Ausnahmen gelten und demzufolge oben noch nicht erwähnt wurden.

Im psychischen und zentralnervösen Bereich zählen hierzu Stottern, Paranoia, Delire, Psychosen, plötzlich eintretender Schlaf, Schlafwandeln, Hyperästhesien (übersteigerte Sensibilität im Versorgungsgebiet bestimmter Nerven) und Schlaganfälle. Im vegetativen und motorischen Bereich sowie an den Organen können diese Schäden auftreten:

- Allgemeine körperliche Anpassungsfähigkeit: vergrößerte Lymphknoten, Lymphadenopathien (Erkrankungen der Lymphknoten), Serumkrankheit (allergische Reaktion auf artfremdes Protein), Stevens-Johnson-Syndrome (schwerwiegende allergische Arzneimittelreaktionen der Haut), schwerwiegende und möglicherweise tödlich verlaufende allergische Reaktionen (einschließlich anaphylaktischer Schock*)

- Augen: Überempfindlichkeit gegen Licht, Tränenflussstörung, Doppelsehen, ungleiche Pupillen, erhöhter Augeninnendruck, Ansammlung von Blut in der Vorderkammer des Auges, Gesichtsfeldausfälle, akuter Grüner Star*, Engwinkelglaukom*
- Sexualhormonhaushalt und Sexualorgane: gesteigertes sexuelles Interesse, erhöhte Prolaktin-Konzentration im Blut, Geschwulstbildungen, mit einer Verkümmerung einhergehende Entzündung der Vaginalschleimhaut, Genitalfluor (aus der Scheide ausfließender, weißlicher Schleim), wechseljahrartige Symptome, spontanes Austreten von Muttermilch aus den Brustdrüsen, Brustvergrößerung, ein- oder beidseitige Vergrößerung der männlichen Brustdrüsen, Entzündung der Eichel oder der Nebenhoden, schmerzhafte Dauererektion des Penis, verändertes Sperma
- Stoffwechsel: Hyponatriämie*, Unterzuckerung, Zuckerkrankheit, erhöhter Cholesterinspiegel, erhöhte Triglyzeride (Neutralfette), verringerter Kaliumspiegel, Dehydratation (Austrocknung)
- Herztätigkeit: verlangsamte Herztätigkeit, anormale Vergrößerung des Herzens, Herzklopfen, supraventrikuläre Arrhythmien*, QT-Verlängerung*, Herzkammer-Rhythmusstörungen einschließlich Torsades de pointes*, AV-Block 1. Grades*, Kammerflimmern*, Minderdurchblutung oder Infarkt der Herzmuskulatur
- Knochenmark und Blut: Blutarmut, verminderte Anzahl von Blutplättchen oder weißen Blutkörperchen, verlängerte Blutungsdauer, starke Verminderung der Blutzellen aller Systeme, Vermehrung oder Abnahme eosinophiler Granulozyten*, Agranulozytose*, Knochenmarkdepression (Herabsetzen der normalen Blutbildung im Knochenmark), aplastische Anämie (Verminderung der Zellzahl aller wichtiger Blutbestandteile als Folge einer Knochenmarkdepression)
- Verdauung und Ausscheidung: Mundgeruch und -blutungen, Mundschleimhautentzündungen, Geschwürbildungen im Mund, Zahnfleischblutungen, Zahnerkrankungen, Zungengeschwüre, Schmerzen und Blutungen der Speiseröhre, Geschwüre an der Speiseröhre, Bruch der Bauchwand, Entzündungen der Magenschleimhaut, der Bauchspeicheldrüse, des Dünndarms und der Dickdarmschleimhaut, Blutergüsse innerhalb des Bauchraums und -fells, Erbrechen von Blut, mit Blutungen verbundene Magen- und Zwölffinger-

darmgeschwüre, blutiger Durchfall, Meläna (durch Blutbeimengungen abnormal schwarz gefärbter, meist auch übelriechender und glänzender Stuhl), Auftreten von frischem Blut im Stuhl, After- und Hämorrhoidenblutungen
- Leber und Galle: Gelbsucht, Leberzellschädigungen, Leberversagen
- Niere und Harnweg: Vorkommen von Blut im Urin, abnormer Uringeruch, abnorm verminderte Harnmenge, unwillkürliches Einnässen, Rhabdomyolyse*
- Kreislauf und Gefäße: Zyanose*, entzündliche Erkrankungen der kleinen und mittleren Blutgefäße in der Haut, Venenentzündungen, Krämpfe der Hirngefäße einschließlich einem reversiblen zerebralen Vasokonstriktionssyndrom, das heißt wieder verschwindenden schweren Kopfschmerzen (»Vernichtungskopfschmerzen«) mit oder ohne weitere neurologische Auffälligkeiten
- Lunge, Atemwege und Brustraum: Schluckauf, Dysphonie (Stimmstörung), Stridor (Atempfeifen), Hypo- oder Hyperventilation (verlangsamte oder beschleunigte Atmung), interstitielle Pneumonitis (Entzündung der schmalen Bindegewebsschicht zwischen den Lungenbläschen und den Blutgefäßen der Lunge), entzündliche Prozesse der Lungen einschließlich Atelektase (Belüftungsdefizit der Lunge)
- Haut und Unterhaut: veränderter Hautgeruch, Akne, Lyell-Syndrome*, veränderte Haarstruktur
- Muskel- und Bewegungsapparat: Parkinsonismus*, Paraplegien (vollständige Lähmungen beider Beine), Veitstanz, Hyperkinesie* vor allem der Arme und Beine, aber auch der Gesichtsmuskulatur, Laryngospasmen*, Bronchospasmen (Krämpfe der Kaumuskeln und der Muskulatur, welche die Atemwege umspannen), bucco-glossale Syndrome (unwillkürliche Bewegungen der Wangen- und Zungenmuskulatur), tardive Dyskinesie*
- Knochen und Skelett: Knochenbrüche.

Die Ergebnisse betroffenenkontrollierter Studien, in denen derzeitige oder ehemalige Patientinnen und Patienten direkt befragt werden, bringen andere Zahlenangaben als die der Hersteller. Dies zeigte beispielhaft eine Untersuchung in Neuseeland zu Antidepressiva, zumeist SRI und SNRI. Obwohl die Befragten mit ihrer psychopharmakologischen Behandlung insgesamt zufrieden waren, nannten sie drastisch abweichende Häufigkeiten, beispielsweise Sexualstörungen (71.8 %), Gewichtszunahme (65.3 %), emotionale Abstumpfung (64.5 %), Entzugserscheinungen (73.5 %) und Medikamentenabhängigkeit (43 %) (Cartwright et al., 2016). Zur Häufigkeit von Entzugserscheinungen insbesondere bei neuen Antidepressiva, wie sie in der Neuseelandstudie genannt werden, geben sich Hersteller komplett bedeckt.

Herkömmliche oder neue Antidepressiva?

Im Kapitel »Vergleichende Wirksamkeit der Substanzklassen« der »S3-Leitlinie Unipolare Depression« der DGPPN finden sich die Ergebnisse internationaler Vergleichsstudien zur Wirksamkeit. Selbst aus Sicht der Mainstream-Psychiatrie konnten keine wesentlichen Unterschiede zwischen den einzelnen Antidepressiva gefunden werden. Ergebnis der Studien war, dass sich »kein klinisch signifikanter Unterschied hinsichtlich der Wirksamkeit« zeigte, dass sich »für die Gesamtgruppe kein Wirksamkeitsunterschied« ergab, dass »keine klinisch relevanten Unterschiede zwischen verschiedenen Substanzklassen identifiziert« werden konnten, dass man letztlich einräumen musste:

> »In vergleichenden Studien zwischen dem MAO-Hemmer Moclobemid und SSRI oder TZA *(trizyklischen Antidepressiva)* konnten keine klinisch bedeutsamen Wirksamkeitsunterschiede gesichert werden.« (DGPPN et al., 2015, S. 73)

Atypische Neuroleptika

Moderne, sogenannte atypische Neuroleptika gelten vielen als großer Fortschritt des psychopharmakologischen Behandlungsarsenals. AstraZeneca, eine Herstellerfirma des *atypischen* Neuroleptikums Seroquel, wirbt beispielsweise:

> »Die atypischen Antipsychotika sind die Mittel der ›neuen Generation‹. Es sind moderne Medikamente, die gegenüber den herkömmlichen Mitteln ungleich besser verträglich sind.« (2007)

Andere sprechen geradezu von einer Revolution: Muskel- und Bewegungsstörungen, die für herkömmliche Neuroleptika typisch sind, würden in wesentlich geringerem Ausmaß oder gar nicht mehr auftreten, dafür würden sogenannte Negativsymptome besser auf *atypische* Neuroleptika ansprechen. Gemeint sind spezielle »Schizophrenie«-Symptome, die mit verminderter sozialer Funktionsfähigkeit einhergehen, zum Beispiel emotionale Abgestumpftheit, Apathie, Aufmerksamkeitsdefizite oder sozialer Rückzug. Diese Symptome kennt man übrigens auch als typische Wirkungen herkömmlicher Neuroleptika.

Schon 1952, im Jahr der Einführung des Neuroleptika-Prototyps Chlorpromazin (hierzulande derzeit nur noch in der Tiermedizin im Handel), wurde in den chemischen Laboratorien der Berner Wander AG Clozapin synthetisiert. Dieses Neuroleptikum gilt als Prototyp *atypischer* Neuroleptika. Weitere Clozapin-ähnliche Neuroleptika folgten. Seit 1968 verwendet man Amisulprid, Sulpirid und das als Antiparkinsonmittel verkaufte Tiaprid. Fluperlapin erhielt keine Marktzulassung, dafür 1984 Remoxiprid (Handelsname Roxiam, 1993 vom Markt genommen) und 1995 Aripiprazol. Nach und nach kamen dann Risperidon, Sertindol, Quetiapin, Zotepin (Handelsname Nipolept, 2010 vom Markt genommen), Paliperidon, Ziprasidon, Olanzapin, Asenapin und Loxapin auf den Markt.

Erwünschte Ruhigstellung
Mit Ruhigstellung (Sedierung) sei sehr häufig bei Loxapin zu rechnen, so die Hersteller, bei Clozapin in einer Häufigkeit von 39 bis 46 %, von 25 % bei Sulpirid, häufig bei Aripiprazol und Asenapin. Ein flacher oder abgestumpfter Affekt trete selten bei Ziprasidon bzw. Risperidon auf, in unbekannter Häufigkeit bei Paliperidon. Wird Ruhigstellung als »unerwünschte Wirkung« erwähnt, lässt sich daraus schließen, dass sie besonders stark ausfällt, schließlich ist Ruhigstellung eine erwünschte Hauptwirkung. Dies betrifft auch andere psychische Wirkungen, die mit der Schwächung der Lebenskraft verbunden sind.

Diese *atypischen* Neuroleptika werden derzeit im deutschsprachigen Raum im humanmedizinischen Bereich vermarktet:

Amisulprid wird den Antipsychotika der 2. Generation und hier der Wirkstoffgruppe der Benzamide zugeordnet. Die Substanz wird derzeit unter den Handelsnamen Amisulprid, Amisulpride und Solian vermarktet. Amisulprid hemmt die Nervenimpuls-Übertragung mit dem Botenstoff Dopamin. Dies soll ernsthafte psychische Probleme lindern oder lösen. Die zugelassene Indikation lautet schizophrene Störung. Als Kontraindikationen gelten unter anderem prolaktinabhängige Tumore (zum Beispiel Brustkrebs), Phäochomozytome (Tumore des Nebennierenmarks) sowie vorpubertäres Kindesalter und Stillzeit. Laut Herstellern ist bei Amisulprid mit diesen unerwünschten Wirkungen zu rechnen: **sehr häufig** Kraftlosigkeit (31 %), Apathie (19 %), Müdigkeit (31 %), Depressionen (21 %), Ruhelosigkeit (21 %), Angstzustände, Konzentrationsstörungen (25 %), Gedächtnisstörungen (11 %), Oneirismus (traumähnliche Erlebnisweise von realen Vorgängen mit gleichzeitiger Benommenheit – 14 %), Kopfschmerzen (17 %), Akkommodationsstörungen* des Auges (13 %), vermindertes sexuelles Interesse (11 %), vermehrter Speichelfluss, Störungen von Muskelspannung und unbewussten Bewegungsabläufen (23 %) wie Muskelzittern und -steifheit, Hypokinesie* und Akathisie*; **häufig** Einschlaf- und Durchschlafstörungen, erhöhte Prolaktin-Konzentration im Blut, Orgasmusstörungen, Gewichtszunahme, Mundtrockenheit, Erbrechen, Übelkeit, Verstopfung, erniedrigter Blutdruck, Dystonien* (zum Beispiel Schiefhalsstellung, Augenmuskel- und Kieferkrämpfe); **gelegentlich** epileptische Anfälle, allergische Reaktionen, Hyperglykämie*, verlangsamte Herztätigkeit, erhöhte Leberenzymwerte, tardive Dyskinesie*.

In Tierversuchen mit Amisulprid zeigte sich eine Abnahme der Fruchtbarkeit und eine Beeinflussung des Wachstums von Embryonen. In der Humanmedizin wurde die Unbedenklichkeit von Amisulprid in der Schwangerschaft nicht nachgewiesen, man braucht weitere Anwendungserfahrungen. Neugeborene, derer Mütter im letzten Schwangerschaftsdrittel Amisulprid erhielten, können unter unterschiedlich schweren Entzugserscheinungen leiden. Dies kann erhöhte oder erniedrigte Muskelspannung sein, eine Störung der unbewussten Bewegungsabläufe, Agitiertheit, Muskelzittern, Somnolenz*, Atemnot oder gestörte Nahrungsaufnahme. Die Neugeborenen müssen dann sorgfältig überwacht werden. Ob Amisulprid in die Muttermilch übergeht, sei nicht bekannt, schreiben die Hersteller.

Die sanofi-aventis GmbH fordert Ärzte auf, Amisulprid abzusetzen, wenn ein malignes neuroleptisches Syndrom (MNS)* mit Hyperthermie* (dem ersten Anzeichen eines MNS) oder ein prolaktinbedinger Tumor in der Hypophyse (Hirnanhangdrüse) auftritt:

> »Amisulprid kann einen Anstieg der Prolaktin-Konzentration im Blut verursachen. Deshalb sollte bei Patientinnen, die Brustkrebs hatten oder die ein erhöhtes Brustkrebsrisiko zeigen, eine Therapie mit dem Arzneimittel sorgfältig überwacht werden. (...) Wenn sehr hohe Prolaktinspiegel oder klinische Anzeichen eines Hypophysentumors vorliegen (wie Einschränkung des Gesichtsfeldes und Kopfschmerzen), sollte eine Untersuchung der Hypophyse anhand eines bildgebenden Verfahrens erfolgen. Wenn die Diagnose eines Hypophysentumors bestätigt wird, muss die Behandlung mit Amisulprid abgebrochen werden.« (2016, S. 5f.)

Falls Amisulprid abgesetzt werden soll oder will, rät die ratiopharm GmbH zu schrittweisem Vorgehen:

»Absetzsymptome wie Übelkeit, Erbrechen und Schlaflosigkeit wurden nach abruptem Absetzen hoher therapeutischer Dosen von Antipsychotika beschrieben. (...) Ebenso wurde bei Amisulprid über das Auftreten von unwillkürlichen Bewegungsstörungen (wie z. B. Akathisie*, Dystonie* und Dyskinesie* berichtet. Daher wird ein schrittweises Absetzen von Amisulprid empfohlen.« (2013, S. 2)

Nähere Informationen, wie Amisulprid speziell bei längerer Verabreichungszeit und bei normalen Dosierungshöhen abzusetzen ist, geben Hersteller nicht. Die Eliminationshalbwertszeit* beträgt ca. 12 Stunden.

Aripiprazol wird den Antipsychotika der 3. Generation und hier der Wirkstoffgruppe der Dihydrocarbostyrile zugeordnet. Die Substanz wird derzeit unter den Handelsnamen Abilify, Arileto, AripiHexal, Aripipan, Aripiprazol und Arpoya vermarktet. Als Wirkungsweise vermutet man eine teilweise Blockade spezieller Dopamin- und Serotonin-Rezeptoren. Diese soll ernsthafte psychische Probleme lindern oder lösen. Die zugelassenen Indikationen lauten Schizophrenie und manische Episoden. Als Kontraindikation gilt eine Überempfindlichkeit gegenüber der Substanz oder den Hilfsstoffen.

Laut Herstellern ist bei Aripiprazol mit diesen unerwünschten Wirkungen zu rechnen: **sehr häufig** Müdigkeit bei Jugendlichen (11.7 %), Einschlaf- und Durchschlafstörungen, Kopfschmerzen (15 %); **häufig** Ruhigstellung, Schläfrigkeit, Ruhelosigkeit, Agitiertheit, Angstzustände, Aufmerksamkeitsstörungen, Schlaflosigkeit, Schwindelgefühle, Schmerzen und Gewebeverhärtung an der Einstichstelle bei Verabreichung per Spritze, verschwommenes Sehen, gestörte oder fehlende Erektion des Penis bei sexueller Erregung, erhöhte Kreatin-Phosphokinase*, Gewichtszu- oder -abnahme, Zuckerkrankheit, Mundtrockenheit oder übermäßige Speichelabsonderung, Verdauungsstörung im Oberbauch (einhergehend mit Völlegefühl), Übelkeit, Erbrechen, Verstopfung, Muskelzittern, Akathisie*; **gelegentlich** Kraftlosigkeit, Apathie, psychomotorische Hyperaktivität, Affektlabilität (schnelle, meist durch geringfügige Reize auslösbare Wechsel der Grundstimmung), Übellaunigkeit, Depressionen, Suizidgedanken, Panikreaktionen, psychotische Störung, Halluzinationen, Wahnvorstellungen, Störungen des Geschmacks- und Geruchsempfindens, epileptische Anfälle, gesteigerter Durst, Fieber, Augenschmerzen, verschwommenes oder Doppelsehen, verminderte oder erhöhte Prolaktin-Konzentration im Blut, vermindertes oder übermäßiges sexuelles Interesse, spontanes Austreten von Muttermilch aus den Brustdrüsen, hohe

Empfindlichkeit der Brüste, vulvovaginale Trockenheit, ein- oder beidseitige Vergrößerung der männlichen Brustdrüsen, Hyperglykämie* oder verminderter Blutzucker, erhöhte Ausscheidung von Zucker im Urin, verminderte oder erhöhte Triglyzeride (Neutralfette), Hyperinsulinismus (krankhaft erhöhte Insulinabsonderung der Bauchspeicheldrüse), verminderter oder deutlich erhöhter Cholesterinspiegel, Appetitstörungen, Zunahme des Taillenumfangs, Herzjagen oder verlangsamte Herztätigkeit, ventrikuläre Extrasystolen (Herzkammeraktionen außerhalb des normalen Sinusrhythmus), verminderte T-Wellenamplitude und andere Unregelmäßigkeiten im EKG, Blutarmut, erhöhtes Bilirubin (Abbauprodukt des Blutfarbstoffs), verminderte Anzahl von Blutplättchen, Neutrophilen* und Leukozyten*, gastroösophageale Refluxkrankheit (durch krankhaftes Zurückfließen von Mageninhalt ausgelöste entzündliche Erkrankung der Speiseröhre), Schmerzen im Oberbauch, Durchfall, häufiger Stuhlgang, erhöhte Gamma-Glutamyl-Transferase*, Alanin*- und Aspartat-Aminotransferase*, Nierensteine, erhöhter Blutdruck, Blutdruckabfall beim Wechsel in die aufrechte Körperposition, Husten, Schluckauf, Brustbeschwerden, entzündliche Hautveränderungen, Rosazea (chronisch-entzündliche Hauterkrankung mit anhaltenden und flushartig einsetzenden Rötungen und Erweiterungen kleinster Blutgefäße sowie entzündlichen Episoden mit Papeln und Pusteln im Gesicht), Akne, Hautverhärtungen, Parkinsonismus*, Verlangsamung der Willkürmotorik, Zahnradphänomen*, Steifigkeit des Bewegungsapparates und des Nackens, Muskelverspannungen und -zuckungen, Pressen und Mahlen mit den Zähnen außerhalb des Kauaktes (vor allem im Schlaf), Muskelkrämpfe (zum Beispiel Krämpfe der Kaumuskulatur des Unterkiefers), Blickkrämpfe, Syndrom der unruhigen Beine*, eingeschränkte Beweglichkeit der Gelenke, Schmerzen in den Gliedmaßen, Gelenken, Muskeln und im Rücken, tardive Dyskinesie*.

Bei Tierversuchen mit Aripiprazol fand man unter relativ niedrigen Dosierungen (»subtherapeutischen Expositionen«) bei Ratten fetale Verzögerungen der Knochenbildung und Fehlbildungen. Eine mögliche Entwicklungsstörung durch Aripiprazol können die Hersteller deshalb nicht ausschließen. Auch im humanmedizinischen Bereich gibt es Berichte von angeborenen Fehlbildungen. Aripiprazol geht in die Muttermilch über.

Hersteller fordern Ärzte auf, Aripiprazol abzusetzen, wenn ein malignes neuroleptisches Syndrom* oder Zeichen einer tardiven Dyskinesie* auftreten. Diese Störung könne allerdings auch erst nach Absetzen des Neuroleptikums sichtbar werden.

Hersteller informieren nur, wie die Verabreichung von Aripiprazol zu beginnen ist, jedoch nicht, wie man Aripiprazol risikovermindernd absetzen kann. Die Eliminationshalbwertszeit* von Aripiprazol beträgt ca. 75 Stunden.

Asenapin wird den Antipsychotika der 2. Generation und hier der Wirkstoffgruppe der Thienobenzodiazepine zugeordnet. Die Substanz wird derzeit unter dem Handelsnamen Sycrest vermarktet. Die Wirkungsweise besteht aus einer Blockade spezieller Dopamin- und Serotonin-Rezeptoren. Diese soll ernsthafte psychische Probleme lindern oder lösen. Die zugelassene Indikation lautet Manie. Als Kontraindikationen gelten eine Überempfindlichkeit gegenüber der Substanz oder den Hilfsstoffen und (in der Schweiz) eine schwere Leberfunktionsstörung.

Laut Herstellern ist bei Asenapin mit diesen unerwünschten Wirkungen zu rechnen: **sehr häufig** Somnolenz* (11.5 %), Angstzustände (10.5 %); **häufig** Ruhigstellung, Ermüdung, Parästhesien*, Geschmacksstörungen, Taubheitsgefühle im Mundbereich, Appetitsteigerung, erhöhtes Gewicht, vermehrter Speichelfluss, Übelkeit, Schwindel, erhöhte Alanin-Aminotransferase*, Parkinsonismus* Muskelsteifigkeit, Dyskinesien*, Dystonien*, Akathisie*; **gelegentlich** Ohnmachts- und epileptische Anfälle, allergische Reaktionen, sexuelle Funktionsstörungen, Ausbleiben der Regelblutung, Hyperglykämie*, verlangsamte Herztätigkeit, Schenkelblock*, QT-Verlängerung*, Sinus-Tachykardie*, geschwollene oder schmerzhafte Zunge, krankhafte Veränderung der Mundschleimhaut (Geschwüre, Blasenbildung und Entzündung), erniedrigter Blutdruck, Blutdruckabfall beim Wechsel in die aufrechte Körperposition, Sprechstörungen, Syndrom der unruhigen Beine*.

In Studien mit Asenapin an Ratten und Kaninchen stellte man eine schädliche Einwirkung über den Mutterorganismus auf das sich entwickelnde Jungtier fest. Asenapin wirkte beim Muttertier leicht giftig und verursachte bei Feten eine geringfügig verzögerte Skelettentwicklung. Bei Ratten fand man eine embryofetale Toxizität (erhöhte Anzahl von Fehlgeburten, verringertes fetales Körpergewicht und verzögerte Knochenbildung). Asenapin wird bei Ratten während der Stillzeit in die Milch ausgeschieden. Rattenjunge, deren Muttertieren man während der Trächtigkeit und der Zeit der Milchproduktion und -ausscheidung Asenapin verabreichte, zeigten eine erhöhte Sterblichkeit. Im humanmedizinischen Bereich ist bei Neugeborenen, deren

Mütter während des letzten Schwangerschaftsdrittels Asenapin erhielten, mit einem Arzneimittelentzugssyndrom zu rechnen, das in manchen Fällen dazu führt, dass die Babys auf die Intensivstation verlegt oder längerfristig hospitalisiert werden müssen. Wegen der schweren Entzugssymptome empfehlen Hersteller Ärzten, die Substanz bei Schwangeren möglichst nicht abrupt abzusetzen.

Hersteller fordern Ärzte auf, bei Anzeichen einer tardiven Dyskinesie* das Absetzen von Asenapin in Betracht zu ziehen. Bei Anzeichen eines malignen neuroleptischen Syndroms* müsse sofort abgesetzt werden.

Hersteller informieren nur, wie die Verabreichung von Asenapin zu beginnen ist, jedoch nicht, wie man Asenapin risikovermindernd absetzen kann. Die Eliminationshalbwertszeit* beträgt ca. 24 Stunden.

Clozapin wird den Antipsychotika der 2. Generation und hier der Wirkstoffgruppe der Dibenzodiazepine zugeordnet. Die Substanz wird derzeit unter den Handelsnamen Clopin, Clozapin, Lanolept und Leponex vermarktet. Clozapin blockiert Histamin-Rezeptoren und zeigt darüber hinaus eher uneinheitliche und nur schwach ausgeprägte pharmakologische Eigenschaften. Histamin ist ein Molekül, das als Botenstoff oder Hormon wirkt und bei vielen physiologischen Vorgängen eine zentrale Rolle spielt, unter anderem bei Entzündungsreaktionen. Darüber hinaus wirkt Clozapin über eine leichte Blockade von Dopamin-Rezeptoren sowie von muskarinischen Azetylcholin-Rezeptoren (Empfangsstellen für spezielle Botenstoffe, deren Wirkung dem Pilzgift Muskaridin gleichkommt) und alpha$_1$-adrenergen Rezeptoren (Empfangsstellen für die Botenstoffe Noradrenalin und Adrenalin). Dies soll ernsthafte psychische Probleme lindern oder lösen. Die zugelassenen Indikationen lauten therapieresistente Schizophrenie und sowie Psychose im Verlauf eines Morbus Parkinson. Als Kontraindikationen gelten unter anderem alkoholische Psychosen, Intoxikationspsychosen, Arzneimittelintoxikation und Bewusstseinstrübungen, komatöse Zustände, Kreislaufkollaps und / oder ZNS-Depression (Verminderung neurologischer Funktionen) jedweder Ursache, toxische oder allergische Abnahme neutrophiler Granulozyten* / Agranulozytose* (sofern nicht durch eine Chemotherapie ausgelöst), Clozapin-verursachte Agranulozytose* in der Vorgeschichte, Schädigung der Knochenmarkfunktion, schwere Nierenerkrankungen, schwere Erkrankung des Herzens, akute Lebererkrankung mit Übelkeit, Anorexie* oder Gelbsucht; fortschreitende Lebererkrankung; Leberversagen, durch Darmlähmung verursachter Darmverschluss, ungenügend kontrollierte Epilepsie und die fehlende Möglichkeit, regelmäßige Blutuntersuchungen durchzuführen. Das »Nichtansprechen« auf Clozapin oder dessen Ablehnung gilt als Indikation für Elektroschocks.

Laut Herstellern ist bei Clozapin mit diesen unerwünschten Wirkungen zu rechnen: **sehr häufig** Ruhigstellung (39-46 %) Schläfrigkeit (39-46 %), Herzjagen (25 %), übermäßiger Speichelfluss (31-48%), Verstopfung (14-25 %); **häufig** Müdigkeit, Stottern, Kopfschmerzen, Ohnmachts- und epileptische Anfälle, Fieber, Störungen der Schweiß- und Temperaturregulation, gutartige Hyperthermie*, verschwommenes Sehen, Appetitlosigkeit, Gewichtszunahme, EKG-Veränderungen (ST-Segment-Senkung, Abflachung und Inversion der T-Wellen, Reizleitungsstörungen), verminderte oder erhöhte Anzahl weißer Blutkörperchen / krankhafte Verminderung neutrophiler Granulozyten*, Vermehrung eosinophiler Granulozyten*, trockener Mund, Übelkeit, Erbrechen, erhöhte Leberenzymwerte, unwillkürlicher Harnabgang, Unfähigkeit zur Blasenentleerung, erhöhter Blutdruck, Blutdruckabfall beim Wechsel in die aufrechte Körperposition, Störungen von Muskelspannung und unbewussten Bewegungsabläufen, Muskelzittern und -steifheit, kurze unwillkürliche Zuckungen einzelner Muskeln oder Muskelgruppen, Akathisie*; **gelegentlich** malignes neuroleptisches Syndrom*, Agranulozytose*, Sprechstörungen.

Gab man Ratten Clozapin während der späten Phase der Trächtigkeit und der Milchproduktion und -ausscheidung, waren die Überlebensraten der Jungen vermindert. Tierstudien legen nahe, dass Clozapin in die Muttermilch ausgeschieden wird. Im humanmedizinischen Bereich ist bei Neugeborenen, deren Mütter während des letzten Schwangerschaftsdrittels Clozapin erhielten, mit einem Arzneimittelentzugssyndrom zu rechnen. In manchen Fällen führt dies dazu, dass die Babys auf die Intensivstation verlegt und längerfristig hospitalisiert werden müssen.

Hersteller fordern Ärzte auf, das Absetzen von Clozapin bei Patienten zu erwägen, bei denen eine medikamentöse Behandlung einer Clozapinbedingten Hyperglykämie* erfolglos ist. Bei Anzeichen einer krankhaften Verminderung neutrophiler Granulozyten* oder gar einer Agranulozytose* müsse sofort abgesetzt werden, ebenfalls bei Verdacht auf Herzmuskelentzündung oder sonstigen Herzmuskelerkrankungen; dann müsse der Patient an einen Herzmediziner überwiesen werden. Anzeichen für eine Herzmuskelentzündung sind grippeähnliche Symptome, andauerndes Herzrasen auch im Ruhezustand (Ruhetachykardie), Herzklopfen und -rhythmusstörungen, Schmerzen in der Brust sowie andere Symptome einer Herzschwäche (zum Beispiel unerklärliche Müdigkeit, Atembeschwerden, Kurzatmigkeit). Abgesetzt werden muss auch bei um das Dreifache erhöhten Leberenzymwerten oder einer fulminanten Lebernekrose, das heißt bei plötzlichem Absterben von Lebergewebe.

Falls Clozapin abgesetzt werden soll oder will, empfehlen Hersteller, dies in Schritten von 12,5 mg über mindestens einen Zeitraum von 1-2, besser 2 Wochen zu tun. Dass der genannte Zeitraum gerade nach längerer Einnahme viel zu kurz ist, ist für die Hersteller kein Thema. Für den Fall, dass Clozapin sofort abgesetzt werden müsse, fordern Hersteller Ärzte auf, ihre Patienten unter anderem hinsichtlich der Symptome eines cholinergen Rebounds zu überwachen, zum Beispiel vermehrtes Schwitzen, Kopfschmerzen, Übelkeit, Erbrechen oder Durchfall. Gemeint sind gegenregulatorisch wirkende Anpassungsreaktionen des Organismus im Sinne der Wirkung von Azetylcholin, einem Botenstoff mit zentraler Rolle bei der Regulation vieler Körpervorgänge. Die mittlere Eliminationshalbwertszeit* von Clozapin beträgt ca. 12 Stunden.

Loxapin ist chemisch eng mit Clozapin verwandt, wird aber den Antipsychotika der 1. Generation und hier der Wirkstoffgruppe der Dibenzoxazepine zugeordnet. Die Substanz wird derzeit unter dem Handelsnamen Adasuve vermarktet und muss stationär inhaliert werden. Als Wirkungsweise vermutet man die Blockade spezieller Dopamin- und Serotonin-Rezeptoren. Diese soll ernsthafte psychische Probleme lindern oder lösen. Die zugelassenen Indikationen lauten Schizophrenie und bipolare Störung. Als Kontraindikationen gelten eine Überempfindlichkeit gegenüber der Substanz sowie Atemwegserkrankungen.

Laut Herstellern ist bei Loxapin mit diesen unerwünschten Wirkungen zu rechnen: **sehr häufig** Ruhigstellung, Somnolenz*, Geschmacksstörungen; **häufig** Müdigkeit, Mundtrockenheit, Rachenreizung, Schwindel; **gelegentlich** erniedrigter Blutdruck, Dyskinesien*, Muskelzittern, Dystonien*, Krämpfe der glatten Bronchialmuskulatur (einschließlich Atemnot), Okulogyration (kreisende Bewegungen der Augen), Akathisie*.

Studien mit Loxapin an Rattenembryonen erbrachten Hinweise auf Entwicklungsverzögerungen wie vermindertes Gewicht, verzögerte Knochenbildung, sackartige Ausweitungen des Nierenhohlsystems, Harnleiterdehnungen und aufgetriebene Nierenbecken, ebenso eine erhöhte Sterblichkeit der Rattenjungen. Stillende Hündinnen sondern Loxapin in die Muttermilch ab. Hersteller informieren Ärzte, dass Neugeborene, deren Mütter während des letzten Schwangerschaftsdrittels Loxapin inhalierten, unter anderem unter Störungen von Muskelspannung und Bewegungsabläufen, Agitiertheit, Atemnot oder Störungen bei der Nahrungsaufnahme leiden können und medizinischer Überwachung bedürfen.

Hersteller fordern Ärzte auf, das Absetzen von Loxapin in Erwägung zu ziehen, wenn Symptome einer tardiven Dyskinesie* auftreten. Bei Anzeichen eines malignen neuroleptischen Syndroms* oder ungeklärtem hohem Fieber ohne zusätzliche Zeichen eines MNS müsse Loxapin abgesetzt werden.

Hersteller informieren nur, wie die Verabreichung von Loxapin zu beginnen ist, jedoch nicht, wie man Loxapin risikovermindernd absetzen kann. Die Eliminationshalbwertszeit* beträgt 6-8 Stunden.

Lurasidon wird den Antipsychotika der 2. Generation und hier der Wirkstoffgruppe der Benzisothiazolylpiperazine zugeordnet. Die Substanz wird derzeit unter dem Handelsnamen Latuda vermarktet. Als Wirkungsweise vermutet man die Blockade spezieller Dopamin- und Serotonin-Rezeptoren. Diese soll ernsthafte psychische Probleme lindern oder lösen. Die zugelassene Indikation lautet Schizophrenie. Als Kontraindikation gilt im Wesentlichen eine Überempfindlichkeit gegenüber der Substanz oder den Hilfsstoffen.

Laut Herstellern ist bei Lurasidon mit diesen unerwünschten Wirkungen zu rechnen: **sehr häufig** Somnolenz*, Akathisie*; **häufig** Ruhelosigkeit, Agitiertheit, Angstzustände, Einschlaf- und Durchschlafstörungen, Gewichtszunahme, erhöhte Kreatin-Phosphokinase*, übermäßige Speichelabsonderung, trockener Mund, Übelkeit, Erbrechen, Verdauungsstörung im Oberbauch (einhergehend mit Völlegefühl), Schmerzen im Oberbauch, Magenbeschwerden, Durchfall, Hautausschlag, Juckreiz, Parkinsonismus*, Steifigkeit der Skelettmuskulatur, Dyskinesien*, Dystonien*; **gelegentlich** Lethargie, Panikattacken, abnorme Träume (einschließlich Albträume), Gleichgewichtsstörungen, Synkopen*, Schlaganfall, verschwommenes Sehen, erhöhte Prolaktin-Konzentration im Blut, ausbleibende Regelblutung und andere Menstruationsbeschwerden, Appetitlosigkeit, Hyperglykämie*, Herzjagen oder verlangsamte Herztätigkeit, AV-Block 1. Grades*, Angina pectoris*, Blähungen, Magenschleimhautentzündungen, erhöhte Alanin-Aminotransferase*, erschwerte oder schmerzhafte Blasenentleerung, erniedrigter oder erhöhter Blutdruck, Blutdruckabfall beim Wechsel in die aufrechte Körperposition, Hitzewallungen, starke Schweißbildung, Nasopharyngitis (kombinierte Entzündung der Nase und des Rachens), Sprech- und Gangstörungen, Katatonie*, Gelenksteifigkeit, Muskel-, Nacken- und Rückenschmerzen.

In Lurasidon-Studien an Mäusen verzeichnete man bei weiblichen Tieren eine erhöhtes Vorkommen bösartiger Brustdrüsentumore und gutartiger Hirnanhangdrüsentumore, in Rattenstudien an weiblichen Tieren ein erhöhtes Vorkommen bösartiger Geschwulstbildungen in den Brustdrüsen und eine verminderte Anzahl lebender Feten. Lurasidon wird bei Ratten in die Milch ausgeschieden. Im humanmedizinischen Bereich ist bei Neugeborenen, deren Mütter während des letzten Schwangerschaftsdrittels Lurasidon erhielten, mit einem Arzneimittelentzugssyndrom zu rechnen. In manchen Fällen führt dies dazu, dass die Babys auf die Intensivstation verlegt oder längerfristig hospitalisiert werden müssen.

Hersteller fordern Ärzte auf, das Absetzen von Lurasidon zu erwägen, sollten bei einem Patienten erste Anzeichen einer tardiven Dyskinesie* sichtbar werden. Bei Verdacht auf ein Stevens-Johnson-Syndrom (schwerwiegende allergische Arzneimittelreaktionen der Haut) oder andere schwere Überempfindlichkeitsreaktionen soll Lurasidon sofort abgesetzt werden, ebenso bei einer erheblichen Verminderung neutrophiler Granulozyten*. Lurasidon ist auch beim ersten Anzeichen einer verminderten Anzahl weißer Blutkörperchen abzusetzen, sofern keine anderen ursächlichen Faktoren vorliegen. Ärzte werden zudem aufgefordert, bei Anzeichen eines malignen neuroleptischen Syndroms* die Verabreichung von Lurasidon sofort zu beenden und eine intensive symptomatische Behandlung und medizinische Überwachung einzuleiten.

Hersteller informieren nur, wie Ärzte die Verabreichung von Lurasidon beginnen sollen, jedoch nicht, wie man Lurasidon risikovermindernd absetzen kann. Die mittlere Eliminationshalbwertszeit* beträgt 18 Stunden.

Olanzapin wird den Antipsychotika der 2. Generation und hier der Wirkstoffgruppe der Pyrollidine zugeordnet. Die Substanz wird derzeit unter den Handelsnamen Aedon, Olanpax, Olanza, Olanzapin, Olazax, Zalasta, Zypadhera und Zyprexa vermarktet. Die Wirkungsweise besteht in einer Beeinträchtigung einer größeren Anzahl von Rezeptorsystemen, im Wesentlichen von Dopamin- und Serotonin-Rezeptoren. Diese soll ernsthafte psychische Probleme lindern oder lösen. Die zugelassenen Indikationen lauten Schizophrenie, Manie und Phasenprophylaxe bei bipolarer Störung. Als Kontraindikation gelten eine Überempfindlichkeit gegenüber der Substanz oder den Hilfsstoffen und das Risiko eines Engwinkelglaukoms*.

Laut Herstellern ist bei Olanzapin mit diesen unerwünschten Wirkungen zu rechnen: **sehr häufig** Schläfrigkeit (17.6 %), erhöhte Prolaktin-Konzentration im Blut (30.3 %), Gewichtszunahme (um 7 % des Körpergewichts oder mehr in einer Häufigkeit von 22.2 %), Blutdruckabfall beim Wechsel in die aufrechte Körperposition (20.7 %); **häufig** Kraftlosigkeit, Schwindelgefühle, Ödeme*, Fieber, vermindertes sexuelles Interesse, gestörte oder fehlende Erektion des Penis bei sexueller Erregung, erhöhte alkalische Phosphatase, Cholesterin-, Blutzucker- und Triglyzeridspiegel (Neutralfette), Kreatin-Phosphokinase* und Gamma-Glutamyl-Transferase*, Gewichtszunahme (um 15 % des Körpergewichts oder mehr), hohe Ausscheidung von Zucker mit dem Urin, Appetitzunahme, Mundtrockenheit, Verstopfung, erhöhte Alanin*- und Aspartat-Aminotransferase*, hohe Harnsäure-Werte, Vermehrung eosinophiler Granulozyten*, verminderte Anzahl weißer Blutkörperchen, krankhafte Verminderung neutrophiler Granulozyten*, Hautausschlag, Parkinsonismus*, Akathisie*, Gelenkschmerzen; **gelegentlich** Gedächtnisverlust, epileptische Anfälle, Lichtüberempfindlichkeit, anaphylaktoide Reaktion*, Überempfindlichkeit des Immunsystems, akut auftretende schmerzlose Schwellung, Ausbleiben der Regelblutung, spontanes Austreten von Muttermilch aus den Brustdrüsen, Brustvergrößerung bei Männern und Frauen, Zuckerkrankheit (begleitet von Ketoazidose, einer schwerwiegenden Stoffwechselentgleisung bei Insulinmangel oder – eventuell tödlich endendem – Koma), Gewichtszunahme (um 25 % des Körpergewichts oder mehr), verlangsamte Herztätigkeit, QT-Verlängerung*, Thrombembolien* (einschließlich Lungenembolien und tiefen Venenthrombosen), erhöhtes Bilirubin (Abbauprodukt des Blutfarbstoffs), Blähbauch, Blähungen, Harnverhalt, unwillkürlicher Harnabgang, Nasenbluten, Juckreiz, Nesselsucht, Haarausfall, Sprechstörungen, Dystonien* (einschließlich Blickkrämpfe), tardive Dyskinesie*.

In Tierstudien zeigten Nachkommen Olanzapin-behandelter Ratten eine verzögerte fetale Entwicklung. Hersteller informieren Humanmediziner, dass Neugeborene, deren Mütter während des letzten Schwangerschaftsdrittels Olanzapin erhielten, unter anderem an Störungen von Muskelspannung und Bewegungsabläufen, an Agitiertheit, Atemnot oder gestörter Nahrungsaufnahme leiden können und medizinischer Überwachung bedürfen. Olanzapin wird in die Muttermilch ausgeschieden.

Hersteller fordern Ärzte auf zu überlegen, ob sie die Olanzapin-Dosis verringern oder ganz absetzen wollen, sollten Anzeichen einer tardiven Dyskinesie* auftreten. Bei Anzeichen eines malignen neuroleptischen Syndroms* müsse sofort abgesetzt werden. Beendet werden muss die Verabreichung von Olanzapin auch, wenn eine Leberentzündung eingetreten ist. In der Schweiz ist die Behandlung bei wiederholter Messung relevant erhöhter Aspartat*- und Aminotransferase* abzubrechen.

Falls Olanzapin abgesetzt werden soll oder will, raten Hersteller, eine schrittweise Dosisverminderung in Betracht zu ziehen. Nur selten seien bei plötzlichem Absetzen akute Symptome wie Schwitzen, Schlaflosigkeit, Zittern, Angstzustände, Übelkeit oder Erbrechen berichtet worden. Nähere Informationen, wie Olanzapin abzusetzen ist, geben Hersteller nicht. Die Eliminationshalbwertszeit* von Olanzapin beträgt bei Männern 29-49 Stunden, bei Frauen 39-55 Stunden.

Paliperidon wird den Antipsychotika der 2. Generation und hier den Benzisoxazol-Derivaten zugeordnet. Die Substanz wird derzeit unter den Handelsnamen Invega, Paliperidon, Trevicta und Xeplion vermarktet. Die Wirkungsweise führt man auf die kombinierte Blockade spezieller Dopamin- und Serotonin-Rezeptoren zurück. Diese soll ernsthafte psychische Probleme lindern oder lösen. Die zugelassene Indikation lautet Schizophrenie. Als Kontraindikationen gelten eine Überempfindlichkeit gegenüber der Substanz oder den Hilfsstoffen und (in der Schweiz) Demenz mit Parkinsonsymptomen im Sinne von Muskelsteifheit, Verlangsamung der Willkürmotorik und parkinsonschen* Haltungsstörungen sowie Lewy-Körper-Demenz, eine mit einem Verfall des Nervensystems einhergehende Form von Geistesschwäche meist im Alter.

Laut Herstellern ist bei Paliperidon mit diesen unerwünschten Wirkungen zu rechnen: **sehr häufig** Einschlaf- und Durchschlafstörungen, Kopfschmerzen; **häufig** Kraftlosigkeit, Erschöpfung, Somnolenz*, Depressionen, Agitiertheit, Angstzustände, Fieber, erhöhte Prolaktin-Konzentration im Blut, Ausbleiben der Regelblutung, Gewichtszu- oder -abnahme, Hyperglykämie*, verlangsamte Herztätigkeit oder Herzjagen, Speichelausfluss, Zahn- und Bauchschmerzen, Übelkeit, Verdauungsstörung im Oberbauch (einhergehend mit Völlegefühl), Erbrechen, Verstopfung, Durchfall, erhöhte Transaminase*, Harnwegsinfektion, Infektion der oberen Atemwege, erhöhter Blutdruck, verstopfte Nase, Husten, Schwindel, Hautausschlag, Parkinsonismus* (einschließlich Akinesie*, Verlangsamung der Willkürmotorik, Muskelverspannungen und -steifigkeit, Zahnradphänomen*), Myotonie (vermehrte Muskelspannung, die sich nach Willkürbewegungen als verzögerte Erschlaffung der Muskulatur bemerkbar macht), gestörter Bewegungsablauf einschließlich Athetose (durch langsame, unkontrollierte und schraubenförmige Bewegungen der Gliedmaßen gekennzeichnete Störungen), Hyperkinesie*, veitstanzartige Bewegungen, Akathisie*, Syndrom der unruhigen Beine*, kurze unwillkürliche Zuckungen einzelner Muskeln oder Muskelgruppen, Dystonien* (einschließlich Blickkrämpfe, Krämpfe im Bereich der Zunge und der Kaumuskulatur des Unterkiefers sowie des Gesichts, Munds, Rachens, Halses und Kehlkopfes, ebenso Risus sardonicus [dem hämischen Grinsen ähnliche krankhafte Kontraktion der mimischen Muskulatur], Oculogyration [unkontrollierbare kreisende Bewegung der Augen], Opisthotonus [schwerer Krampf der Streckmuskulatur des Halses und des Rückens], Schiefhalsstellung, Tetanie [neuromuskuläre Übererregbarkeit], Zungenlähmung), Schmerzen im Bewegungsapparat, im Rücken und in den Gelenken; **gelegentlich** psychomotorische Hyperaktivität, Aufmerksamkeitsstörungen, Verwirrtheit, Manien, abnorme Träume (einschließlich Albträume), Parästhesien*, Taubheitsgefühle, Geschmacksstörungen, Tinnitus*, Funktionsstörungen (zum Beispiel Gefühl von verstopften Ohren) und Infektionen des Ohrs und des Innenohrs, Ohrenschmerzen, Synkopen*, epileptische Anfälle, Überempfindlichkeit des Immunsystems, Unwohlsein, Gewebeverhärtung an der Einstichstelle bei Verabreichung per Spritze, Ödeme* (einschließlich Ödeme an den Gliedmaßen oder am ganzen Körper sowie Ödeme mit eindrückbaren Dellen), verschwommenes Sehen, trockene Augen, Bindehautentzündungen, Augeninfektionen, vermindertes sexuelles Interesse, sexuelle Funktionsstörungen, Menstruationsstörungen (einschließlich unregelmäßige und zu seltene Menstruation), vaginaler Ausfluss, spontanes Austreten von Muttermilch aus den Brustdrüsen, gestörte oder fehlende Erektion des Penis bei sexueller Erregung, gestörter Samenerguss, ein- oder beidseitige Vergrößerung der männlichen Brustdrüsen, Zuckerkrankheit, gesteigerter oder verminderter Appetit, erhöhte Triglyzeride (Neutralfette), erhöhter Cholesterinspiegel, Anorexie*, Herzklopfen, beschleunigte Herzfrequenz bei aufrechter Körperhaltung, EKG-Veränderungen, Erregungsleitungsstörungen, Vorhofflimmern*, QT-Verlängerung*, Abnahme der Anzahl von Blutplättchen, Blutarmut, Vermehrung eosinophiler Granulozyten*, erhöhte oder verminderte Anzahl weißer Blutkörperchen, Mundtrockenheit, Blähungen, Bauchschmerzen, Schleimhautentzündung von Magen und Dünndarm, erhöhte Gamma-

Glutamyl-Transferase* und Kreatin-Phosphokinase*, unwillkürlicher Harnabgang, häufiges Wasserlassen in kleinen Mengen, erschwerte oder schmerzhafte Blasenentleerung, Blasenentzündung, erniedrigter Blutdruck, Blutdruckabfall und Schwindel beim Wechsel in die aufrechte Körperposition, Atemnot, Schmerzen im Bereich von Schlund, Kehlkopf und Brust, Nasenbluten, Entzündung der Nasennebenhöhlen, Mandeln, Bronchien und Lungen, entzündliche Hautveränderungen, Urtikaria*, Juckreiz, trockene Haut, Hautrötung, Cellulite (Dellenbildung der Haut im Bereich der Oberschenkel, der Oberarme, der Hüften und des Gesäßes), Akne, Haarausfall, Nagelpilz, Sprechstörungen, anormaler Gang, Muskelkrämpfe und -schwäche, Gelenksteifigkeit, Nackenschmerzen, Stürze, tardive Dyskinesie*.

Studien an Ratten mit Paliperidon ergaben ein erhöhtes Vorkommen bösartiger Geschwulstbildungen in den Brustdrüsen weiblicher und männlicher Ratten, eine Zunahme abgestorbener Feten sowie eine Beeinträchtigung des Geburtsgewichts und Überlebens von Rattenjungen. Hersteller informieren Humanmediziner, die während einer Schwangerschaft das Absetzen von Paliperidon für erforderlich halten, dies möglichst nicht abrupt zu tun. Neugeborene, deren Mütter während des letzten Schwangerschaftsdrittels Paliperidon verabreicht bekamen, können unter anderem unter Störungen von Muskelspannung und Bewegungsabläufen, unter Agitiertheit, Atemnot oder Störungen bei der Nahrungsaufnahme leiden und einer Überwachung auf der Intensivstation oder einer längeren Hospitalisation bedürfen. Paliperidon wird in die Muttermilch ausgeschieden.

Hersteller fordern Ärzte auf, das Absetzen von Paliperidon in Betracht zu ziehen, wenn Anzeichen einer tardiven Dyskinesie* auftreten oder es Paliperidon-bedingt zur Zu- oder Abnahme weißer Blutkörperchen kommt. Bei Anzeichen eines malignen neuroleptischen Syndroms* müsse Paliperidon abgesetzt werden, wobei bei dem Depot-Präparat Trevicta die lange Wirkdauer zu berücksichtigen sei. Paliperidon wurde nach einer einzelnen Trevicta-Dosis bis zu 18 Monate im Blut nachgewiesen.

Hersteller informieren nur, wie die Verabreichung von Paliperidon zu beginnen ist, jedoch nicht, wie man Paliperidon risikovermindernd absetzen kann. Die Eliminationshalbwertszeit* von Paliperidon, das nicht als Depot verabreicht wird, beträgt 7-12 Stunden.

Quetiapin wird den Antipsychotika der 2. Generation und hier der Wirkstoffgruppe der Dibenzothiazepine zugeordnet. Die Substanz wird derzeit unter den Handelsnamen Quetheorie, Quetialan, Quetiapin, Quentiax, Sequase und Seroquel vermarktet. Quetiapin soll im Wesentlichen durch die Blockade spezieller Dopamin-Rezeptoren wirken. Dies soll ernsthafte psychische Probleme lindern oder lösen. Die zugelassenen Indikationen lauten Schizophrenie, Depression und bipolare Störung. Als Kontraindikation gilt die Überempfindlichkeit gegenüber der Substanz oder den Hilfsstoffen.

Laut Herstellern ist bei Quetiapin mit diesen unerwünschten Wirkungen zu rechnen: **sehr häufig** Somnolenz*, Reizbarkeit, Schwindelgefühle, Kopfschmerzen, erhöhter Triglyzerid- (Neutralfett-) und Cholesterinspiegel, Abnahme des HDL-Cholesterins*, erhöhte Prolaktin-Konzentration im Blut bei Kindern und Jugendlichen, Gewichtszunahme, Mundtrockenheit, verringerter Hämoglobinwert (für den Sauerstoff-Transport im Körper benötigter eisenhaltiger roter Blutfarbstoff), erhöhter Blutdruck und Erbrechen bei Kindern und Jugendlichen, Störungen von Muskelspannung und unbewussten Bewegungsabläufen; **häufig** milde Kraftlosigkeit, Reizbarkeit bei Kindern und Jugendlichen, Suizidgedanken, suizidales Verhalten bzw. begangene Suizide, abnorme Träume (einschließlich Albträume), Synkopen* bei Kindern und Jugendlichen, Fieber, Ödeme* an den Gliedmaßen und im Gesicht, verschwommenes Sehen, erhöhte Prolaktin-Konzentration im Blut, gesteigerter Appetit, Hyperglykämie*, Abnahme des Gesamt-T_4, des freien T_4 und des Gesamt-T_3 (verringerte Schilddrüsenfunktion) sowie Zunahme des Schilddrüsen-stimulierenden Hormons TSH, Herzklopfen und -jagen, Abnahme der neutrophilen Granulozyten* und der Blutplättchenzahl, verminderte Anzahl weißer Blutkörperchen, Blutdruckabfall beim Wechsel in die aufrechte Körperposition, Verdauungsstörung im Oberbauch (einhergehend mit Völlegefühl), Erbrechen, Verstopfung, Atemnot, Entzündungen der Nasenschleimhaut bei Kindern und Jugendlichen, Sprechstörungen; **gelegentlich** Synkopen*, epileptische Anfälle, fehlende Reaktionen auf Reize, sexuelle Funktionsstörungen, erhöhte Aspartat*- und Alanin-Aminotransferase*, Hyponatriämie*, Zuckerkrankheit, verlangsamte Herztätigkeit, QT-Verlängerung*, Harnsperre, Entzündung der Nasenschleimhaut, Schluckstörungen, Syndrom der unruhigen Beine*, tardive Dyskinesie*.

Tierexperimentelle Untersuchungen mit Quetiapin zeigen Entwicklungsstörungen. Im Bereich der Humanmedizin leiden Neugeborene, deren Mütter man während des letzten Schwangerschaftsdrittels Quetiapin verabreichte, teilweise unter massiven Arzneimittel Entzugssyndromen, unter anderem Agitiertheit, Muskelzittern und Atemnot. Quetiapin geht offenbar in die Muttermilch über.

Hersteller warnen Ärzte vor dem Risiko suizidbezogener Ereignisse nach abruptem Absetzen von Quetiapin. Bei Anzeichen einer tardiven Dyskinesie* solle das Absetzen in Erwägung gezogen werden. Wegen des Risikos tödlich verlaufender Agranulozytosen* fordern Hersteller Ärzte auf, Quetiapin abzusetzen, sollte die Anzahl neutrophiler Granulozyten* auf einen krankhaften Wert gesunken sein oder sollten Anzeichen eines malignen neuroleptischen Symptoms* sichtbar werden.

Falls Quetiapin abgesetzt werden soll oder will, schlagen Hersteller ein Ausschleichen über einen Zeitraum von mindestens 1-2 Wochen vor. Dass dieser Zeitraum gerade nach längerer Anwendung von Quetiapin viel zu kurz sein kann, ist für die Hersteller kein Thema. Die Eliminationshalbwertszeit* von Quetiapin beträgt ca. 7 Stunden und die des Abbauprodukts Norquetiapin ca. 12 Stunden.

Risperidon wird den Antipsychotika der 2. Generation und hier der Wirkstoffgruppe der Benzisoxazole zugeordnet. Die Substanz wird derzeit unter den Handelsnamen Aleptan, Risperdal, Risperidon und Risperinorm vermarktet. Risperidon blockiert hauptsächlich spezielle Dopamin-Rezeptoren. Dies soll ernsthafte psychische Probleme lindern oder lösen. Die zugelassenen Indikationen lauten Schizophrenie, Manie und aggressive Verhaltensstörungen bei Kindern und Jugendlichen sowie alten Menschen mit Demenz. Als Kontraindikation gilt eine Überempfindlichkeit gegenüber der Substanz oder den Hilfsstoffen.

Laut Herstellern ist bei Risperidon mit diesen unerwünschten Wirkungen zu rechnen: **sehr häufig** Somnolenz*, Einschlaf- und Durchschlafstörungen, Kopfschmerzen, Parkinsonismus*; **häufig** Kraftlosigkeit, Erschöpfung, Depressionen, Ruhelosigkeit, Agitiertheit, Angstzustände, Ohrinfektionen, verschwommenes Sehen, Bindehautentzündungen, Fieber, Grippe, Ödeme*, erhöhte Prolaktin-Konzentration im Blut, gesteigerter oder verminderter Appetit, Gewichtszunahme, Herzjagen, Mundtrockenheit, Zahn- und Bauchschmerzen, Verdauungsstörung im Oberbauch (einhergehend mit Völlegefühl), Erbrechen, Übelkeit, Verstopfung, Durchfall, unwillkürlicher Harnabgang, Harnwegsinfektion, erniedrigter Blutdruck, Nasenbluten, Atemnot, Schmerzen im Mund- und Rachenbereich, Husten, verstopfte Nase, Infektion der oberen Atemwege, Brustschmerzen, Nasennebenhöhlen- und Lungenentzündungen, Hautausschlag und -rötung, Muskelzittern, Dyskinesien*, Akathisie*, Dystonien*, Schmerzen im Bewegungsapparat, im Rücken und in den Gelenken, Stürze; **gelegentlich** psychomotorische Hyperaktivität, Aufmerksamkeitsstörungen, abnorme Träume (einschließlich Albträume), Gleichgewichtsstörungen, Parästhesien*, Taubheitsgefühle, Schmeckstörungen, fehlende Reaktionen auf Reize, Tinnitus*, Ohrenschmerzen, Bewusstseinsverlust, epileptische Anfälle, zerebrovaskuläre Ischämie (verminderte Hirndurchblutung), Unwohlsein, Schüttelfrost, krankhaft gesteigertes Durstgefühl, erhöhte Körpertemperatur, Virus- und auf einzelne Körpergebiete beschränkte Infektionen, Mandelentzündungen, Überempfindlichkeit gegen Licht, trockene Augen, erhöhter Tränenfluss, Augeninfektionen, Mehrdurchblutung der Augen, vermindertes sexuelles Interesse, sexuelle Funktionsstörungen, Störungen der Regelblutung (einschließlich Ausbleiben), spontanes Austreten von Muttermilch aus den Brustdrüsen, vaginaler Ausfluss, gestörte oder fehlende Erektion des Penis bei sexueller Erregung, gestörter Samenerguss, ein- oder beidseitige Vergrößerung der männlichen Brustdrüsen, Hyperglykämie*, Zuckerkrankheit, erhöhte Cholesterinwerte, Gewichtsabnahme, erhöhte Kreatin-Phosphokinase*, Anorexie*, EKG-Veränderungen, verlangsamte Herztätigkeit, Herzklopfen, QT-Verlängerung*, Vorhofflimmern*, AV-Block*, Blutarmut, verminderte oder erhöhte Anzahl weißer Blutkörperchen, Schluckstörungen, Blähungen, Magen-Darm-Grippen, Koprostase (Stauung von Kot im Dickdarm), unwillkürlicher Kotabgang, erhöhte Transaminase* und Gamma-Glutamyltransferase*, Blasenentzündung, erschwerte, schmerzhafte oder nicht mögliche Blasenentleerung, häufiges Wasserlassen in kleinen Mengen, erniedrigter Blutdruck, Blutdruckabfall und Schwindel beim Wechsel in die aufrechte Körperposition, anfallsweise auftretendes Erröten, Brustschmerzen, Dysphonie (raue, unreine oder belegte Stimme mit verändertem Klangbild), Keuchen, Rasselgeräusche in der Lunge, Blutandrang und Infektion der Atemwege, Aspirationspneumonien*, Lungenstauung (Symptom ungenügender Pumpleistung der linken Herzkammer, bei der das Blut aus den Lungen nicht genügend in den großen Kreislauf weitertransportiert wird), Gesichtsschwellung, Akne, Krätze, Urtikaria*, Juckreiz, Cellulite*, verstärkte Hautverhornung, Hautverfärbungen, seborrhoeische Ekzeme (chronische oder in Schüben auftretende Hautentzündungen), Nagelpilz, Haarausfall, Muskelschwäche, anormaler Gang, anormale Körperhaltung, Sprechstörungen, Gelenkschwellungen und -steifigkeit, Nackenschmerzen, tardive Dyskinesie*.

In tierexperimentellen Studien mit Risperidon zeigten sich indirekte, durch Prolaktin vermittelte Entwicklungsstörungen an Brustdrüsen und Genitalien. In Studien zur Bestimmung des Krebs verursachenden Potenzials von Risperidon an Ratten und Mäusen beobachtete man eine erhöhtes Vorkommen gutartiger Hirnanhangdrüsentumore (bei Mäusen), gutartiger Geschwulstbildungen in der Bauchspeicheldrüse (bei Ratten) und bösartiger Geschwulstbildungen in den Brustdrüsen (bei beiden Spezies). Risperidon wirkte negativ auf das Paarungsverhalten, das Geburtsgewicht und das Überleben des Nachwuchses. Bei Hunden war die sexuelle Reifung verzögert. Im humanmedizinischen Bereich zeigt sich, dass Neugeborene, deren Mütter während des letzten Drittels der Schwangerschaft mit Risperidon behandelt wurden, nach der Geburt unter Störungen der Muskelspannung und Bewegungsabläufe sowie weiteren Entzugssymptomen leiden können. Manche Babys müssen auf die Intensivstation verlegt oder länger hospitalisiert werden. Risperidon wird in die Muttermilch ausgeschieden.

Hersteller fordern Ärzte auf, beim ersten Anzeichen eines signifikanten Absinkens der weißen Blutkörperchen unter Risperidon im Falle eines Fehlens anderer Ursachen zu erwägen, die Substanz abzusetzen. Dieselbe Empfehlung gilt bei plötzlicher Erschlaffung, Taubheit in Gesicht, an Armen oder Beinen sowie Sprach- und Sehstörungen, da diese Symptome Zeichen herannahender zerebrovaskulärer Ereignisse* sein könnten. Abgesetzt werden soll bei Anzeichen eines malignen neuroleptischen Syndroms* oder einer tardiven Dyskinesie*.

Falls Risperidon abgesetzt werden soll oder will, empfehlen Hersteller, dies ausschleichend zu tun. Nähere Informationen, wie Risperidon abzusetzen ist, geben sie nicht. Die Eliminationshalbwertszeit* beträgt 3 Stunden, die seiner Abbauprodukte ca. 24-34 Stunden.

Sertindol wird den Antipsychotika der 2. Generation und hier der Wirkstoffgruppe der Phenylindole zugeordnet. Die Substanz wird derzeit unter dem Handelsnamen Serdolect vermarktet. Es wird angenommen, dass Sertindol unterschiedliche Dopamin-, Noradrenalin- und Serotonin-Rezeptoren beeinflusst. Dies soll ernsthafte psychische Probleme lindern oder lösen. Die zugelassene Indikation lautet Schizophrenie. Als Kontraindikationen gelten eine Überempfindlichkeit gegenüber der Substanz oder den Hilfsstoffen, unbehandelte Hypokaliämie (krankhaft verringerter Kaliumspiegel) und Hypomagnesiämie (zu geringe Konzentration von Magnesium im Blut) sowie ernsthafte Herz-Kreislauf-Erkrankungen.

Laut Herstellern ist bei Sertindol mit diesen unerwünschten Wirkungen zu rechnen: **sehr häufig** Schläfrigkeit (14.6 %), Ausbleiben des Samenergusses (15.6 %), Entzündung der Nasenschleimhaut, Blutandrang in der Nase; **häufig** Parästhesien*, Ohren-Funktionsstörungen (zum Beispiel Gefühl von verstopften Ohren), Ödeme* an den Gliedmaßen und im Gesicht, gestörter Samenerguss, gestörte oder fehlende Erektion des Penis bei sexueller Erregung, Impotenz, Gewichtszunahme, QT-Verlängerung*, Mundtrockenheit, rote oder weiße Blutkörperchen im Urin, Blutdruckabfall beim Wechsel in die aufrechte Körperposition, Schwindel, Atemnot, Gelenkschmerzen; **gelegentlich** abnorme Träume (einschließlich Albträume), Synkopen*, epileptische Anfälle, erhöhte Prolaktin-Konzentration im Blut, spontanes Austreten von Muttermilch aus den Brustdrüsen, Hyperglykämie*, Torsades de pointes*, Bewegungsstörungen (vor allem tardive Dyskinesie*).

Bei Ratten und Mäusen, denen man Sertindol gab, verringerte sich die Paarungshäufigkeit und Fruchtbarkeit. Diese Wirkung hielt bei den Nachkommen an. Das Wachstum von Jungtieren war verlangsamt, die Sterblichkeit erhöht. Auch deren Nachkommen entwickelten sich langsamer. Die Herstellerfirma Lundbeck informiert Ärzte in Deutschland und Österreich, Sertindol dürfe während der Schwangerschaft nicht eingenommen werden. Derselbe Hersteller lässt zeitgleich in der Schweiz verlauten,

> »Sertindol soll während der Schwangerschaft nicht angewendet werden, es sei denn, es ist klar notwendig« (Lundbeck [Schweiz] AG, 2016).

Neugeborene, deren Mütter während des letzten Drittels der Schwangerschaft Sertindol verabreicht bekamen, können nach der Geburt unter Störungen von Muskelspannung und Bewegungsabläufen und weiteren Entzugserscheinungen leiden, zum Beispiel Atemnot und Störungen bei der Nahrungsaufnahme, und benötigen dann eine Überwachung auf der Intensivstation oder eine längere Hospitalisation. Man vermutet, dass Sertindol in die Muttermilch übergeht.

Hersteller raten Ärzten, eine Dosisverringerung oder das Absetzen von Sertindol in Erwägung zu ziehen, sollten Anzeichen einer tardiven Dyskinesie* auftreten. Dieselbe Empfehlung wird Ärzten in Österreich gegeben für den Fall, dass eine klinisch signifikante erhöhte Prolaktin-Konzentration im Blut, spontanes Austreten von Muttermilch aus den Brustdrüsen oder sexuelle Funktionsstörungen auftreten. Bei einem malignen neuroleptischen Syndrom* müsse sofort abgesetzt werden.

Falls Sertindol abgesetzt werden soll oder will, empfehlen Hersteller, schrittweise vorzugehen, um das Risiko von Absetz-Symptomen wie Schlaflosigkeit, Übelkeit, Erbrechen, Schwitzen, Akathisie*, Dystonien* gering zu halten. Nähere Informationen, wie Sertindol abzusetzen ist, gibt der Hersteller nicht. Die Eliminationshalbwertszeit* beträgt ca. 3 Tage.

Sulpirid wird den Antipsychotika der 1. Generation und hier der Wirkstoffgruppe der Benzamide zugeordnet und gilt als *atypisches* Neuroleptikum. Die Substanz wird derzeit unter den Handelsnamen Dogmatil, Meresa, Meresasul, Sulpirid, Sulpivert, Vertigo-Meresa und vertigo-neogama vermarktet. Als Wirkungsweise gilt die Blockade spezieller Dopamin-Rezeptoren. Diese soll ernsthafte psychische Probleme lindern oder lösen. Die zugelassenen Indikationen lauten Schizophrenie, Depression, schwere Verhaltensstörungen bei Alkoholkonsum und Geistesschwäche, neurotische Zustände und peripher-labyrinthärer Schwindelzustand (Störung des Gleichgewichtsempfindens), zum Beispiel Morbus Menière [mit anfallsartigem Drehschwindel, Hörminderung und Tinnitus* einhergehende Erkrankung des Innenohrs]. Als Kontraindikationen gelten eine Überempfindlichkeit gegenüber der Substanz oder den Hilfsstoffen, außerdem verschiedene Vergiftungen, manieähnliche Psychosen, hirnorganische Erkrankungen, Morbus Parkinson (Schüttellähmung), epileptische Anfälle, erhöhte Prolaktin-Konzentration im Blut, Tumore der Nebennieren und Brustdrüsen, prolaktinabhängige Tumore, Schwangerschaft und Stillzeit.

Laut Herstellern ist bei Sulpirid mit diesen unerwünschten Wirkungen zu rechnen: **sehr häufig** Ruhigstellung (25 %), Schläfrigkeit (25 %); **häufig** Depressionen, Ruhelosigkeit, Einschlaf- und Durchschlafstörungen, Schwindelgefühle, Kopfschmerzen, Orgasmusstörungen, erhöhte Prolaktin-Konzentration im Blut einhergehend mit Ausbleiben der Regelblutung, spontanes Austreten von Muttermilch aus den Brustdrüsen, Anschwellen der Brüste, ein- oder beidseitige Vergrößerung der männlichen Brustdrüsen, gestörte oder fehlende Erektion des Penis bei sexueller Erregung, Gewichtszunahme, Herzjagen, Mundtrockenheit oder übermäßige Speichelproduktion, Magen-Darm-Störungen mit Übelkeit und Erbrechen, Verstopfung, erhöhte Leberenzymwerte, vermehrtes Schwitzen, Brustschmerzen, allergische Reaktionen der Haut wie Juckreiz oder knotig-fleckiger Hautausschlag, Hypokinesie*, Parkinsonismus*, Störungen von Muskelspannung und unbewussten Bewegungsabläufen, Muskelzittern, Akathisie*; **gelegentlich** Nervosität, Erregungszustände, Konzentrations- und Sehstörungen, Leukopenie*, Störungen beim Wasserlassen, erniedrigter oder erhöhter Blutdruck, Blutdruckabfall beim Wechsel in die aufrechte Körperposition, Versteifung der Rückenmuskulatur, Dystonien* (Schiefhalsstellung, Zungen-Schlund-, Blick-, Kiefermuskelkrämpfe).

Bei Ratten unter Einfluss von Sulpirid ist die Fruchtbarkeit verringert. Nach der Gabe von Sulpirid an trächtige Ratten im letzten Trächtigkeitsdrittel sind bei Rattenfeten Körpergewicht und Prolaktin-Konzentration erhöht, Geburten finden verzögert statt. Erhöhte Prolaktinausschüttung bedinge das Auftreten von Brustdrüsentumoren am Versuchstier, so die Hersteller in ihren Informationsschriften. Neugeborene, deren Mütter man während des letzten Drittels der Schwangerschaft Sulpirid verabreichte, können nach der Geburt unter Störungen von Muskelspannung und Bewegungsabläufen und weiteren Entzugserscheinungen leiden, beispielsweise Atemnot, verlangsamte Herztätigkeit, Herzjagen und Störungen bei der Nahrungsaufnahme, und müssen dann auf die Intensivstation verlegt werden oder benötigten einen längeren Krankenhausaufenthalt. Sulpirid geht in die Muttermilch über.

Hersteller fordern Ärzte auf, die Sulpirid-Dosis bei Sehstörungen zu verringern oder ganz abzusetzen, ebenso bei Störungen der Blasenentleerung, Appetitsteigerung mit Gewichtszunahme, Blutdruckabfall oder erhöhtem Blutdruck. Bei starken Einschränkungen der Nierenfunktion müsse Sulpirid abgesetzt werden. Patienten seien anzuweisen, Sulpirid bei Anzeichen eines malignen neuroleptischen Syndroms* sofort abzusetzen und einen Arzt aufzusuchen, damit dieser intensivmedizinische Maßnahmen einleitet.

Hersteller informieren nur, wie die Verabreichung von Sulpirid zu beginnen ist, jedoch nicht, wie man Sulpirid risikovermindernd absetzen kann. Die Eliminationshalbwertszeit* beträgt 7-10 Stunden.

Ziprasidon wird den Antipsychotika der 2. Generation und hier der Wirkstoffgruppe der Benzisothiazolylpiperazine zugeordnet. Die Substanz wird derzeit unter den Handelsnamen Zeldox und Ziprasidon vermarktet. Die Wirkungsweise besteht im Wesentlichen aus einer Blockade spezieller Dopamin- und Serotonin-Rezeptoren. Diese soll ernsthafte psychische Probleme lindern oder lösen. Die zugelassenen Indikationen lauten Schizophrenie und bipolare Störung. Als Kontraindikationen gelten die Überempfindlichkeit gegenüber der Substanz oder den Hilfsstoffen, QT-Verlängerung*, kürzlich erfolgter Herzinfarkt, nichtkompensierte (durch körpereigene Gegenregulationsvorgänge nicht ausgleichbare) Herzschwäche sowie verschiedene Herzrhythmusstörungen.

Laut Herstellern ist bei Ziprasidon mit diesen unerwünschten Wirkungen zu rechnen: **häufig** Kraftlosigkeit, Müdigkeit, Somnolenz*, Ruhelosigkeit, Kopfschmerzen, verschwommenes Sehen, Mundtrockenheit oder erhöhter Speichelfluss, Übelkeit, Verdauungsstörung im Oberbauch (einhergehend mit Völlegefühl), Erbrechen, Verstopfung, Schwindelgefühle, Störungen von Muskelspannung und unbewussten Bewegungsabläufen, Parkinsonismus* einschließlich Zahnradphänomen*, Verlangsamung der Willkürmotorik und Hypokinesie*, Muskelzittern, Steifheit des Bewegungsapparats, Dystonien*, Akathisie*; **gelegentlich** Lethargie, exzessives Tagesschlafbedürfnis, Agitiertheit, Angstzustände, Aufmerksamkeitsstörungen, abnorme Träume (einschließlich Albträume), Parästhesien*, Taubheitsgefühle, Tinnitus*, epileptische Anfälle, Überempfindlichkeit gegen Licht, Fieber, Hitzegefühl, gesteigerter Appetit und Durst, Herzklopfen und -jagen, Sabbern, Zungenschwellung, Engegefühl im Hals, Schluckstörung, Magen-Darm-Beschwerden, Magenschleimhautentzündungen, Blähungen, Durchfall, erhöhte Leberenzymwerte, hypertensive Krise (kritischer Anstieg des Blutdrucks) oder erniedrigter Blutdruck, Blutdruckabfall beim Wechsel in die aufrechte Körperposition, Atemnot, Halsschmerzen, Brustkorbbeschwerden, Urtikaria*, knotig-fleckiger Ausschlag, Akne, Störungen der Körperhaltung und Bewegungskoordination, Sprechstörungen, Dyskinesien*, Muskelkrämpfe, okulogyre Krise (krampfhafte, unwillkürliche Aufwärtsbewegung der Augen), Gelenksteifigkeit, Schmerzen in den Gliedmaßen, tardive Dyskinesie*.

Tierversuche mit Ziprasidon ergaben eine erhöhte Sterblichkeit von Tierjungen während der Geburt, kurz vor oder nach ihr sowie eine verzögerte funktionelle, das Lernverhalten betreffende Entwicklung der Nachkommen. Bei der Anwendung von Ziprasidon in der Humanmedizin zeigte sich, dass Neugeborene, deren Müttern man während des letzten Drittels der Schwangerschaft Ziprasidon verabreichte, nach der Geburt unter Störungen von Muskelspannung und Bewegungsabläufen und weiteren Entzugserscheinungen leiden können, zum Beispiel unter Atemnot und Störungen bei der Nahrungsaufnahme. Die Babys benötigten dann eine sorgfältige medizinische Überwachung. Hersteller raten deshalb bei schwangerschaftsbedingtem Absetzen zu schrittweisem Vorgehen. Ziprasidon geht in die Muttermilch über.

Hersteller fordern Ärzte auf, die Ziprasidon-Dosis zu verringern oder abzusetzen, wenn Zeichen einer tardiven Dyskinesie* auftreten. Abgesetzt werden müsse sofort bei einer QT-Verlängerung*, einem malignen neuroleptischen Syndrom* oder bei schweren Hautstörungen.

Hersteller informieren nur, wie die Verabreichung von Ziprasidon zu beginnen, jedoch nicht, wie sie zu beenden ist. Die mittlere Eliminationshalbwertszeit* liegt bei ca. 7 Stunden.

Nach wie vor vermarktet werden die herkömmlichen Neuroleptika (zu Risiken und »Nebenwirkungen« dieser Substanzen siehe Lehmann, 2017a, S. 31-186; 2017b, S. 37-287). Als Referenzsubstanz verwenden Ärzte und Pharmakologen in der Regel Haloperidol, um Wirkungen, unerwünschte Wirkungen und Risiken mit denen neuer Neuroleptika zu vergleichen. Aus diesem Grund ist im Folgenden die Wirkungsweise des 1959 in den Handel gebrachten Haloperidol mitsamt seinen unerwünschten Wirkungen dargestellt.

Haloperidol wird den Antipsychotika der 1. Generation und hier der Wirkstoffgruppe der Butyrophenone zugeordnet. Die Substanz wird derzeit unter den Handelsnamen Haldol und Haloperidol vermarktet. Die Wirkungsweise besteht vor allem in einer Blockade von Dopamin-Rezeptoren. Diese soll ernsthafte psychische Probleme lindern oder lösen. Die zugelassenen Indikationen lauten Schizophrenie, organisch bedingte Psychose, akute manische Syndrome, psychomotorische Erregungszustände, zerebralsklerotisch (durch schwere Durchblutungsstörungen des Gehirns) bedingte Ruhelosigkeit, erethische Oligophrenie (Minderbegabung mit leichter Erregbarkeit), Erregungszustände beim Alkoholentzugssyndrom, Hyperkinesie*, mit erheblicher Beeinträchtigung einhergehender nervöser Tick, Chorea Huntington (Veitstanz), Chorea Sydenham (unter anderem durch Hyperkinesie* charakterisierte neurologische Autoimmunerkrankung), Tourette-Syndrom (mit motorischen oder verbalen Tics einhergehende Nervenerkrankung), Übelkeit und Erbrechen verschiedener Ursache (zum Beispiel nach Operationen oder während einer Chemotherapie), falls die klassischen Arzneimittel gegen Übelkeit und Erbrechen ungenügend wirksam sind. Als Kontraindikationen gelten unter anderem eine Überempfindlichkeit gegenüber der Substanz oder den Hilfsstoffen, außerdem Parkinson-Krankheit (Schüttellähmung), ein früheres Haloperidol-bedingtes malignes neuroleptisches Syndrom*, komatöse Zustände, schwere toxische Depression (Funktionsminderung) des zentralnervösen Systems durch Alkohol oder zentraldämpfende Arzneimittel sowie Verletzung der Basalganglien (Gruppe von Endhirn- und Zwischenhirnkernen).

Laut Herstellern ist bei Haloperidol mit diesen unerwünschten Wirkungen zu rechnen: **sehr häufig** Agitiertheit, Einschlaf- und Durchschlafstörungen, Störungen von Muskelspannung und unbewussten Bewegungsabläufen, Hyperkinesie*; **häufig** Somnolenz*, Depressionen, Benommenheit, psychotische Störungen, Schwindelgefühle, Kopfschmerzen, Sehstörungen, gestörte oder fehlende Erektion des Penis bei sexueller Erregung, Gewichtszu- oder -abnahme, Mundtrockenheit oder übermäßige Speichelabsonderung, Erbrechen, Übelkeit, Verstopfung, erhöhte Leberenzymwerte. Unfähigkeit zur Blasenentleerung, erniedrigter oder erhöhter Blutdruck, Blutdruckabfall beim Wechsel in die aufrechte Körperposition, Hautausschlag, Hypokinesie*, Verlangsamung der Willkürmotorik, Maskengesicht, ungewöhnlich erhöhte Muskelspannung, Muskelzittern, Dyskinesien*, Dystonien*, Augenmuskelkrämpfe, Akathisie*, tardive Dyskinesie*; **gelegentlich** Verwirrtheit, epileptische Anfälle, Überempfindlichkeit des Immunsystems sowie gegen Licht, Ödeme*, übermäßiges Schwitzen, Hyperthermie*, vermindertes oder verlorenes sexuelles Interesse, ausbleibende oder mit krampfartigen und langandauernden Schmerzzuständen einhergehende Regelblutung, spontanes Austreten von Muttermilch aus den Brustdrüsen, Appetitverlust, verminderte Anzahl weißer Blutkörperchen, Sodbrennen, Verdauungsstörung im Oberbauch (einhergehend mit Völlegefühl), Durchfall, Leberentzündung, Gelbsucht, Atemnot, allergische Hautreaktionen, Urtikaria*, Juckreiz, Gangstörungen, Steifheit der Muskeln einschließlich der Skelettmuskulatur, Schiefhalsstellung.

Versuche mit Haloperidol an Mäusen und Hamstern ergaben Hinweise auf Fruchtschädigungen. Gab man männlichen Hunden und Ratten oder weiblichen Mäusen und Ratten Haloperidol, war deren Fruchtbarkeit vermindert. Haloperidol wirkte bei Ratten embryo- und fetotoxisch, Rattenjunge zeigten dann Verhaltensänderungen. Bei weiblichen Mäusen fand man einen Anstieg an Brustdrüsentumoren. Im Bereich der Humanmedizin können Neugeborene, deren Müttern man während des letzten Drittels der Schwangerschaft Haloperidol verabreichte, nach der Geburt unter Störungen von Muskelspannung und Bewegungsabläufen und weiteren Entzugserscheinungen leiden, zum Beispiel unter Atemnot und Störungen bei der Nahrungsaufnahme. Die Babys benötigen dann eine Überwachung auf der Intensivstation oder eine längere Hospitalisation. Haloperidol geht in die Muttermilch über.

Hersteller fordern Ärzte auf, das Absetzen von Haloperidol in Betracht zu ziehen, sollte sich ein zerebrovaskuläres Ereignis* abzeichnen. Dieselbe Forderung gilt für erste Anzeichen von Dyskinesien* vorwiegend an der

Zunge und den Fingern, da diese Symptome auf eine sich entwickelnde tardive Dyskinesie* hinweisen könnten. Bei Anzeichen eines malignen neuroleptischen Syndroms* müsse sofort abgesetzt werden. Hersteller in der Schweiz und in Österreich fordern Ärzte auf, Haloperidol bei Anzeichen einer tardiven Dyskinesie* schnellstmöglich abzusetzen. Hersteller in Österreich fordern Ärzte auf, Haloperidol beim Auftreten einer QT-Verlängerung* und / oder einer Torsade de pointes* sofort abzusetzen und angemessene Maßnahmen zu ergreifen.

Falls Haloperidol abgesetzt werden soll oder will, empfehlen Hersteller ein allmähliches Vorgehen. Nähere Informationen, wie Haloperidol abzusetzen ist, werden nicht gegeben. Die Eliminationshalbwertszeit* beträgt 13-38 Stunden.

Neuroleptika in der Erprobung

Falls sie die Marktzulassung erhalten, könnten hierzulande bald Brexpiprazol (Rexulti), Cariprazin (Reagila, Vraylar), Iloperidon (Fanaptum) und Pimavanserin (Nuplazid) auf den Markt kommen, allesamt als *atypische* Neuroleptika angekündigt und in den USA bereits unter den genannten Verkaufsnamen vertrieben. Blonanserin wird in Japan und Südkorea bereits seit 2008 unter dem Handelsnamen Lonasen vermarktet und hierzulande auf der Internet-Plattform Wikipedia als besonders gut verträglich beworben, was darauf hindeutet, dass diese Substanz im deutschsprachigen Raum auch bald zugelassen werden könnte.

Seltene und sehr seltene Schäden bei *atypischen* Neuroleptika

Manche unerwünschte Wirkungen der *atypischen* Neuroleptika treten »selten«, »sehr selten« oder »in unbekanntem Ausmaß« auf. Dass die Häufigkeiten lebensgefährlicher »Neben«-Wirkungen wie des malignen neuroleptischen Syndroms*, von QT-Verlängerung* und Herzkammer-Rhythmusstörungen wie Torsades de piontes* und ventrikulärer Tachykardien* unbekannt sein soll, wie Hersteller unisono erklären, gibt wenig Anlass zur Beruhigung. Bei relativ neu auf den Markt gekommenen Substanzen bedarf es immer einer ausreichenden Anzahl Behandlungswilliger, an denen Ärzte beobachten können, wie sich die Substanzen kurz-, mittel- und langfristig auswirken. Um Risiken umfassend festzustellen, bräuchte es zudem interessierte Ärzte, die Neuroleptika-bedingte Schäden erkennen und melden, weiterhin engagierte Arzneimittelbehörden, die solchen Meldungen nachgehen, und zuletzt Pharmafirmen, die ohne zu zögern Schadenszahlen publik machen.

Im Folgenden sind die offiziell nur ausnahmsweise auftretenden unerwünschten Wirkungen aufgelistet. Aus Platzgründen entfällt die Zuordnung zu den einzelnen Neuroleptika, bei denen sie die Hersteller erwähnen.

Zu den unerwünschten psychischen und zentralnervösen Wirkungen zählen Bradyphrenie (Verlangsamung der geistigen Funktionen im Rahmen hirnorganischer Prozesse), Abstumpfung, Zwangsstörungen, pathologisches Spielen, Delire, Schlafwandeln und ähnliche Aktivitäten während des Schlafs.

Dasselbe gilt für die Vielzahl unerwünschter Wirkungen an den Organen sowie im vegetativen und motorischen Bereich:

- Allgemeine körperliche Anpassungsfähigkeit: Abszess, Gewebezerfall, Geschwür oder Zyste an der Einstichstelle bei Verabreichung per Spritze, Larynxödem (Flüssigkeitsansammlung im Bereich des Kehlkopfs), Arzneimittelentzugssyndrom des Neugeborenen
- Augen: Amblyopie (starke Schwachsichtigkeit), Verkrustung des Lidrands, erhöhter Tränenfluss, erhöhte Durchblutung des Auges, Augenjucken, Floppy-Iris-Syndrom (segelartiges Vorwölben der Iris, Neigung zum Irisvorfall und eine voranschreitende Pupillenverengung im Verlauf der Operation eines Grauen Stars), Grüner Star*
- Sexualhormonhaushalt und Sexualorgane: gutartiger Tumor der Hirnanhangdrüse, in die Harnblase gerichteter Samenerguss, schmerzhafte Dauererektion des Penis
- Stoffwechsel: Serotonin-Syndrom*, SIADH*, hyperosmolares diabetisches Koma (schwerwiegende Komplikation der Zuckerkrankheit), Anstieg der Lactatdehydrogenase (Stoffwechselenzym, dessen erhöhtes Vorkommen auf einen Tumor hinweisen kann), Hyponatriämie*, Hypertriglyzeridämie (Fettstoffwechselstörung mit Erhöhung der Triglyzeride [Neutralfette] im Blut, einhergehend mit dem Risiko der Arterienverkalkung und Folgeerkrankungen wie Thrombose, Herzinfarkt und Schlaganfall)
- Herztätigkeit: Herzmuskelerkrankung, posturales orthostatisches Tachykardiesyndrom (Auftreten von Herzjagen, ausgeprägter Müdigkeit, Schwindel, Sehstörungen und zum Teil kurzfristigem Bewusstseinsverlust nach dem Aufstehen aus einer sitzenden oder liegenden Position), Herzbeutelentzündung, Perikarderguss (pathologische Flüssigkeitsansammlung im Herzbeutel), Mitralklappeninsuffizienz (Herzklappenfehler mit eingeschränkter Funktionsfähigkeit der Herzklappe zwischen dem linken Vorhof und der

linken Kammer des Herzens während der Kontraktionsphase des Herzmuskels), ventrikuläre Fibrillation (spontane Zuckungen kleinster Muskelpartien der Herzkammern), ventrikuläre Tachykardie*, Vorhofflimmern*, plötzlicher Tod

- Knochenmark und Blut: Thrombozythämie (Knochenmarkerkrankung bestehend aus dauerhafter Erhöhung der Blutplättchen einhergehend mit erhöhtem Risiko für Blutgerinnsel und Blutungen), starke Verminderung der Blutzellen aller Systeme
- Verdauung und Ausscheidung: Vergrößerung der Ohrspeicheldrüse, Lippen- und Bauchspeicheldrüsenentzündung, Kolitis (akut oder chronisch verlaufende, meist mit Durchfall einhergehende Entzündung des Dick- oder Grimmdarms)
- Leber und Galle: Fettleber, Leberfibrose (Umbau von Leber- in Bindegewebe), Lebernekrose (Absterben von Lebergewebe), Leberzirrhose*
- Niere und Harnwege: Rhabdomyolyse*, interstitielle Nephritis (entzündliche Erkrankung der Nierenkanälchen und des angrenzenden Zwischenraums), Nierenversagen
- Kreislauf und Gefäße: Pseudophäochromozytom (anfallsweise auftretender schwerer Bluthochdruck), Kreislaufkollaps, leukozytoklastische Vaskulitis (Entzündung der kleineren Blutgefäße mit Zerstörung des Gewebes durch weiße Blutkörperchen)
- Lunge, Atemwege und Brustraum: Hyperventilation (beschleunigte Atmung), Atemstillstand während des Schlafs
- Haut und Unterhaut: Schuppenflechte, Lyell-Syndrom*, DRESS-Syndrom (Kombination aus Hauterkrankung, Vermehrung eosinophiler Granulozyten*, Fieber, Lymphknotenerkrankung und verschiedenen Organkomplikationen)
- Muskel- und Bewegungsapparat: Unfähigkeit, den Mund zu öffnen, Gesichtsasymetrie, grobe rhythmische Bewegungen des Kopfes, Laryngospasmus*
- Knochen und Skelett: Osteopenie (Minderung der Knochendichte), Osteoporose (Knochenschwund).

Herkömmliche oder *atypische* Neuroleptika?

Für den Nachweis »therapeutischer« Neuroleptika-Wirkungen gibt es verschiedene Tierversuchsanordnungen (Lehmann, 2017a, S. 137-147). Wie Abbildung 1 zeigt, nutzte man in traditionellen Tierversuchen die Bewegungsstarre Neuroleptika-behandelter Ratten auf primitiven Holzbalken, um die Eignung für den Einsatz beim Menschen vorherzusagen. Blieben die Tiere beispielsweise unter Einfluss des herkömmlichen Neuroleptikums Chlorpromazin apathisch auf einem Balken sitzen, galt dies Ärzten als Hinweis auf eine gute therapeutische Wirkung bei Menschen mit der Diagnose »Psychose«.

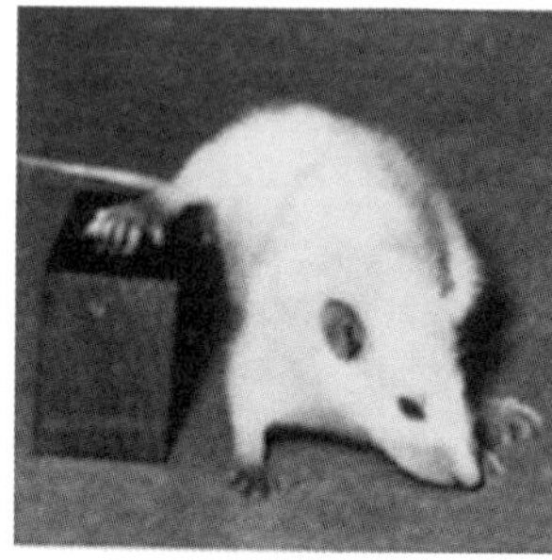

Abb. 1
Bewegungsunfähige Ratte unter Chlorpromazin (aus: Delay & Deniker, 1961, S. 224)

Für moderne Versuche benutzt man Materialien aus Kunststoff und differenziertere Versuchsanordnungen. Darauf machten Bart Ellenbroek und Kollegen der Psychoneuropharmakologischen Forschungsabteilung der Catholic University Nijmegen/Niederlande 1987 aufmerksam (siehe Abb. 2 und 3). Sie wiesen nach, dass sich herkömmliche (typische) Neuroleptika von *atypischen* durch die unterschiedliche Rückziehzeit der hinteren Rattenpfoten unterscheiden lassen. Bei ersteren ist die Rückziehzeit bei Vorder- *und* Hinterpfoten verlangsamt, bei letzteren nur die der Hinterpfoten. Der moderne Pfotentest gilt deshalb als nützliches Modell zum Aufspüren neuer *atypischer* Neuroleptika, wie die Forscher schrieben:

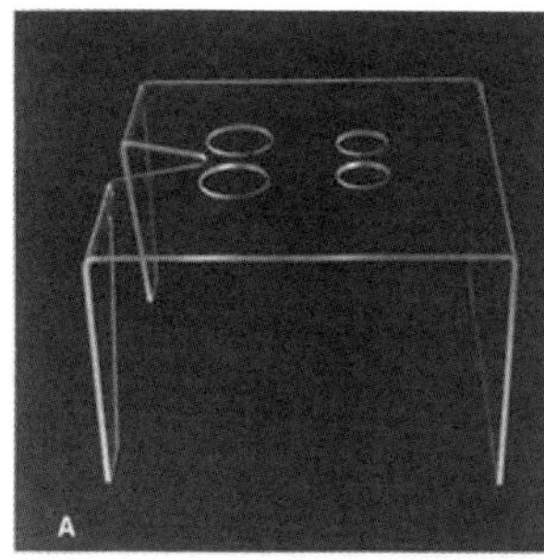

Abb. 2
Plastikständer für den modernen Pfotentest (aus: Ellenbroek et al., 1987, S. 344)

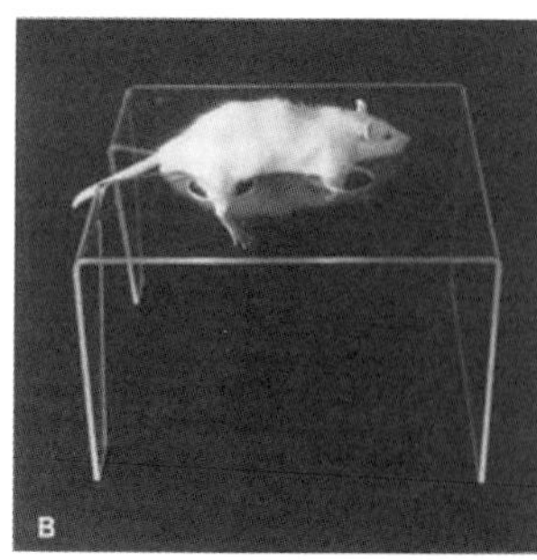

Abb. 3
Differenzierte Messung der Bewegungsstarre bei bewegungsunfähiger Ratte unter Haloperidol (aus: ebd.)

> »Die vorliegende Studie mit dem Pfotentest zeigt, dass wir vermutlich ein gutes Tiermodell zum Screening *(›Siebtest‹)* neuroleptischer Medikamente haben, aus mehreren Gründen. Erstens misst man Medikamentenwirkungen auf das spontane Verhalten. Zweitens, alle Neuroleptika besitzen eine gemeinsame Wirkung auf

> eine messbare Variable (Zurückziehzeit der Hinterpfoten), die sich mit ihrer gemeinsamen antipsychotischen Wirkung deckt. Drittens, der Pfotentest vermag den Unterschied aufzuzeigen zwischen klassischen Neuroleptika wie Haloperidol und Chlorpromazin sowie atypischen Neuroleptika wie Clozapin und Thioridazin (Zurückziehzeit der Vorderpfoten) – ein Unterschied, der sich mit ihrer bekannten unterschiedlichen Empfindlichkeit deckt, ›extrapyramidale Nebenwirkungen‹ *(Störungen von Muskelspannung und unbewussten Bewegungsabläufen)* zu produzieren. Die Ergebnisse zeigen, dass der Pfotentest ein nützliches Modell zum Aufspüren atypischer neuroleptischer Medikamente darstellt.« (S. 347 / 343)

Hat es sich auch eingebürgert, von *atypischen* Neuroleptika zu reden, macht dies bei näherem Hinsehen keinerlei Sinn insofern, als es sich um alles andere als eine einheitliche chemische Strukturgruppe handelt. Neuroleptika, die den *Atypischen* zugeordnet werden, gehören den unterschiedlichsten chemischen Strukturgruppen an. Daniel E. Casey, ein Psychiater aus Portland, Oregon, sprach die Vielzahl der Probleme an, die die Klassifizierung als »atypische Neuroleptika« mit sich bringt – unter anderem, dass manche herkömmliche Neuroleptika weniger extrapyramidal-motorische Symptome (EPS) produzieren als *atypische*. Typische Neuroleptika von *atypischen* abzugrenzen hält er für unmöglich:

> »Sollte das biochemische, pharmakologische und Verhaltensprofil ins Auge gefasst werden? Sollte eine spezifische Wirkung auf klinische Syndrome Bedingung sein? Sollte das Vorhanden- oder Nichtvorhandensein bestimmter Nebenwirkungen notwendig sein? Sollten die Parameter von ›atypisch‹ absolut sein oder entlang einem Kontinuum auftreten? (...) Kann man es der Marketingabteilung der einzelnen Pharmafirma überlassen, selbst zu definieren, was bei einer bestimmten Substanz das Atypische ausmacht? (...) Sollten Eigenschaften der Substanzen die qualitativen Kriterien (alle oder keine) oder die quantitativen (entlang einem Kontinuum) Kriterien erfüllen, damit sie als atypisch definiert werden können? (...) Sollte ein Medikament bei einem spezifischen Prozentsatz von Patienten bis zu einem gewissen Maß Verbesserungen herbeiführen, um als atypisch zu gelten? Wenn ein Medikament behandlungsresistente Schizophrenie verbessert, gleichzeitig aber typische EPS bewirkt, würde es dann atypisch sein? Wenn ein Medikament bei einer erheblichen Minderheit eine Alles-oder-nichts-Wirkung auf psychotische Symptome hätte, allerdings auch EPS, würde es atypisch sein?« (1992, S. 242 / 247)

In der Tat bleibt es Pharmafirmen überlassen zu entscheiden, welche Neuroleptika sie als »atypische« anbieten. Allerdings hat der Begriff der *atypischen* Neuroleptika wegen ihrer deutlich werdenden Risiken und Schäden einen zunehmend negativen Beigeschmack bekommen, und so vermarktet man die neueren Produkte inzwischen als »Antipsychotika der zweiten Generation«. Die allerneuesten werden der dritten Generation zugeordnet. Grenzen nach oben in der Generationenskala sind nicht erkennbar.

Walter Müller vom Biozentrum der Universität Frankfurt am Main kam 2003 in seinem Artikel über Wirkungsmechanismen herkömmlicher und neuerer Neuroleptika zum Schluss, bei den Neuroleptika habe sich die Entwicklung moderner Substanzen mit nur noch einem für die primäre klinische Wirkung verantwortlichen Wirkungsmechanismus ins Gegenteil verkehrt. Man habe jetzt Substanzen mit einer »dirty«, das heißt unreinen Mischwirkung entwickelt und sei daher

> »... im Prinzip wieder einen Schritt zurückgegangen und hat in der letzten Zeit wieder Substanzen entwickelt, die neben dem primär für die Wirkung relevanten Mechanismus noch zusätzliche Mechanismen beeinflussen. Im Gegensatz zu den Altsubstanzen hat man aber hier versucht, gezielt nur noch solche Mechanismen in die Molekülstruktur einzubauen, die bestimmte Nebenwirkungsqualitäten (besonders EPS) abdämpfen. Damit sind die Substanzen aus der neuesten Generation der Neuroleptika im pharmakologischen Sinne ›dirty drugs‹, also Substanzen mit mehr als einem Wirkungsmechanismus.« (S. 54)

Gerhard Ebner, Mitglied des Advisory Board bei Janssen-Cilag zur Einführung des Risperdal Consta und gleichzeitig Präsident der Schweizerischen Vereinigung Psychiatrischer Chefärzte, sprach den wesentlichsten Unterschied zwischen typischen und *atypischen* Neuroleptika an: die verbesserte Compliance, das heißt die erhöhte Bereitschaft der Patienten zur Unterordnung unter das ärztliche Behandlungsregime:

> »Es handelt sich nicht um weniger Nebenwirkungen, sondern um andere, die aber ebenfalls sehr einschneidend sein können, auch wenn sie von den Patienten nicht unmittelbar wahrgenommen werden, weswegen die Patienten leichter zur Einnahme dieser Antipsychotika motiviert werden können, da die quälenden Frühdyskinesien* / extrapyramidalen Nebenwirkungen *(zeitnah zur ersten Verabreichung auftretende / Störungen von Muskelspannung und unbewussten Bewegungsabläufen)* nicht oder nicht so stark auftreten.« (2003, S. 30)

Eine Forschergruppe um Jeffrey Lieberman, bestehend aus fast 1500 Psychiatern, verglich in einer großen Studie die Wirksamkeit unterschiedlicher *atypischer* Neuroleptika mit dem herkömmlichen Neuroleptikum Perphenazin (früher im Handel als Decentan und Trilafon). Ergebnis war, dass kein wesentlicher Unterschied in der Wirksamkeit zwischen Perphenazin und unterschiedlichen *atypischen* Neuroleptika festgestellt werden konnte, auch nicht in Hinsicht auf die Zeitdauer, bis die Behandlung aufgrund unerträglicher unerwünschter Wirkungen beendet wurde. Einzig Olanzapin hätten die Patienten länger eingenommen, weshalb diese Substanz als besser wirksam interpretiert wurde. Man kam zum Ergebnis:

> »Zusammenfassend betrachtet, haben Patienten mit chronischer Schizophrenie in dieser Medikamentenstudie ihre Antipsychotika in hoher Zahl abgesetzt, was auf erhebliche Einschränkungen hinsichtlich der Wirksamkeit der Medikamente hinweist. Innerhalb dieses begrenzten Wirkungsgrades schien Olanzapin wirksamer zu sein als die anderen untersuchten Medikamente. Und es gab keine wesentlichen Unterschiede in der Wirksamkeit zwischen dem herkömmlichen Medikament Perphenazin und den Medikamenten der zweiten Generation. Es gab keine wesentlichen Unterschiede, was die Zeit betrifft, bis die Medikamente wegen unerträglicher Nebenwirkungen abgesetzt wurden. Allerdings war Olanzapin mit einer größeren Gewichtszunahme und einer Zunahme von glykosyliertem Hämoglobin (chemisch mit Zuckerresten verbundenem Blutfarbstoff, dessen erhöhtes Vorkommen als Hinweis auf Diabetes gilt – P.L.), Cholesterin und Triglyzeriden *(Blutfetten)* verbunden – Veränderungen, die schwerwiegende Rückschlüsse in Bezug auf medizinische zusätzliche Erkrankungen wie die Entwicklung des metabolischen Syndroms *(Kombination aus Übergewicht, Insulinresistenz*, Fettstoffwechselstörung und Bluthochdruck)* haben können.« (Lieberman et al., 2005, S. 218f.)

Wegen der komplexen Vernetzung des Gehirns können örtlich begrenzte Wirkungen, die einzelne Neuroleptika möglicherweise haben, zu weitreichenden Fehlregulationen in anderen Hirnbereichen führen, so Andreas Heinz, Direktor der Psychiatrischen Universitätsklinik der Charité in Berlin. Insofern versteht sich von selbst, dass von einer zielgenauen Wirksamkeit bei herkömmlichen wie auch *atypischen* Neuroleptika (NL) keine Rede sein kann:

> »Egal welches NL verwendet wird, es greift in ein hochkomplexes und vernetztes System ein.« (2017, S. 859)

Frühwarnzeichen chronischer und lebensgefährlicher Schäden

Wie schon herkömmliche Antidepressiva und Neuroleptika, können auch die neuen Antidepressiva und *atypischen* Neuroleptika chronische Erkrankungen auslösen, gelegentlich führen sie zum Tod. Teilweise kommt es unangekündigt zu solchen Störungen, teilweise gibt es Frühwarnzeichen. Diese sollten Ärzte und vor allem die Betroffenen kennen, um im Bedarfsfall die Dosierungen der Antidepressiva und Neuroleptika zu vermindern oder diese schrittweise oder sofort abzusetzen. Kenntnisse könnten auch ihren Angehörigen, Freundinnen und Freunden sowie dem Pflegepersonal nicht schaden.

In den letzten Jahren wurden zunehmend Studien publiziert, wonach die Lebenserwartung von Patienten mit ernsten psychiatrischen Diagnosen (»Schizophrenie«, »Depression«, »bipolare Erkrankung«, »Persönlichkeitsstörung«) im Vergleich zur Durchschnittsbevölkerung weltweit um zwei bis drei Jahrzehnte verringert ist. Joe Parks, Vorsitzender des Medical Directors Council der US-amerikanischen National Association of State Mental Health Program Directors, wies 2006 auf die große Zahl früh sterbender psychiatrischer Patienten »mit schwerer psychischer Erkrankung« hin. Er warnte:

> »Es ist seit Jahren bekannt, dass Menschen mit schwerer psychischer Erkrankung früher sterben als die Durchschnittsbevölkerung. Allerdings zeigen jüngste Ergebnisse, dass sich die Rate für Anfälligkeiten (Krankheit) und Sterblichkeit (Tod) in diesem Personenkreis beschleunigt hat. Tatsächlich sterben Menschen mit schwerer psychischer Erkrankung nunmehr 25 Jahre früher als die Durchschnittsbevölkerung.«

Zusammen mit Kollegen wies er auf den Zusammenhang der hohen Sterblichkeit mit *atypischen* Neuroleptika hin:

> »Allerdings sind mit zunehmender Zeit und Erfahrung die antipsychotischen Medikamente der zweiten Generation stärker mit Gewichtszunahme, Diabetes, Dyslipidemie *(Fettstoffwechselstörung)*, Insulinresistenz* und dem metabolischen Syndrom *(Kombination aus Übergewicht, Insulinresistenz, Fettstoffwechselstörung und Bluthochdruck)* in Verbindung gebracht worden, die Überlegenheit des klinischen Ansprechverhaltens (außer für Clozapin) wurde bezweifelt. Andere psychotrope *(auf die Psyche einwirkende)* Medikationen, die ebenfalls mit Gewichtszunahme verbunden sind, können ebenso Anlass zur Sorge geben.« (Parks et al., 2006, S. 6)

Andere (Newman & Bland, 1991; Colton & Manderscheid, 2006; Manderscheid, 2006, 2009; Saha et al., 2007; Chang et al., 2011; Aderhold, 2013) bestätigten die hohe Sterblichkeitsrate. Janssen Pharmaceuticals, Hersteller von herkömmlichen und *atypischen* Neuroleptika, äußerte sich ähnlich:

> »Forschung hat gezeigt, dass die Lebenserwartung von Menschen mit schweren psychischen Leiden um durchschnittlich 25 Jahre geringer ist als die der Durchschnittsbevölkerung. Herz- und Atemwegserkrankungen, Diabetes und Infektionen (wie HIV/AIDS) sind die häufigsten Todesursachen in dieser Bevölkerungsgruppe.« (2012a)

Die Betroffenen sollten ihre Gesundheit verbessern, riet der Hersteller, blendete unerwünschte Wirkungen seiner Produkte allerdings aus und machte diese Vorschläge:

> »Essen Sie gesünder (zum Beispiel mehr Obst / Gemüse) / Rauchen Sie weniger / Hören Sie mit dem Rauchen auf / Lassen Sie Ihren Hausarzt jedes Jahr einen Gesundheitscheck machen / Bemühen Sie sich um mehr Ruhe und besseren Schlaf / Fangen Sie mit einem leichten Bewegungsprogramm an (falls Ihr Arzt zustimmt) (...) / Sprechen Sie mit Ihrem Arzt über Medikamenten-Optionen (die einen kann man täglich einnehmen, andere alle paar Wochen) / Erfahren Sie mehr über Ihren Zustand / Kommunizieren Sie offen und ehrlich mit dem Arzt / Versuchen Sie, hoffnungsvoll zu bleiben!« (ebd., 2012b)

Selbstverständlich ist die Zahl der Mainstream-Psychiater groß, die keinerlei Zusammenhang zwischen ihren Anwendungen und der hohen Sterblichkeitsrate psychiatrischer Patienten sehen oder sehen wollen.

Angesichts des unstrittigen schlechten körperlichen Zustands psychiatrischer Patienten kann es lebensrettend sein, die chronischen und lebensgefährlichen Schäden einschließlich ihrer Frühwarnzeichen zu kennen, die neue Antidepressiva und *atypische* Neuroleptika verursachen können. Speziell wenn mehrere Symptome gleichzeitig auftreten, die als Frühwarnzeichen einer gesundheitlichen Gefährdung gelten, sollte man angemessene Schritte unternehmen. Das kann langsames oder sofortiges Absetzen bedeuten, das Aufsuchen eines Arztes, die Fahrt zur Notaufnahme des nächsten Krankenhauses oder das Herbeirufen des Notarztes.

Delire

Psychopharmaka-bedingte Verwirrtheitszustände können gefährliche Ausmaße annehmen. Die Symptomatik kann sich ausweiten zu – organisch bedingten – Deliren, die wiederum einhergehen können mit verminderter Hirndurchblutung und Sauerstoffaufnahme des Gehirns sowie Folgesyndromen wie Ein-

und Durchschlafstörungen, durchgehender Schlaflosigkeit, körperlicher Hinfälligkeit, starker Müdigkeit und bleibendem Korsakowsyndrom, einer speziellen Form von Gedächtnisverlust. Manchmal verlaufen Delire tödlich (Lehmann, 2017a, S. 105-107).

Vorboten von Deliren können innere Unruhe sein, Erregtheit, Sich-Getrieben-Fühlen und Ängstlichkeit. Hinzu kommen können Schwächegefühle, Müdigkeit, Antriebsabstumpfung, Interesselosigkeit, Übelkeit und Bewegungsstörungen wie Muskelzittern und Muskelstarre.

Entzugserscheinungen und Chronifizierung von Depressionen

Antidepressiva seien wichtige und möglicherweise lebensrettende Medikamente, schreibt der italienische Psychiater Giovanni Fava gemeinsam mit Kollegen, sofern sie tatsächlich angezeigt seien. Doch auch in diesem Fall sei mit Risiken zu rechnen, unter anderem mit nachlassender oder verschwindender pharmakologischer Wirkung, mit einer Veränderung der Depression in Richtung bipolare, das heißt manisch-depressive Störung, mit Entzugserscheinungen und Toleranzbildung (Fava & Davidson, 1996; Fava, 2014). Solche Probleme könnten in Zulassungsstudien nicht erkannt werden. Pharmakologische Interventionen könnten die Depression verfestigen, sie verlangsamt abklingen lassen, die Rückfallgefahr vergrößern und behandlungsresistent machen:

> »Führen wir die Behandlung länger als 6-9 Monate fort, können wir Prozesse auslösen, die den anfänglichen akuten Wirkungen von Antidepressiva entgegenwirken (Verlust klinischer Wirkungen). Möglicherweise lösen wir damit einen schlechteren und behandlungsresistenten Krankheitsverlauf aus, was zu Resistenz oder beschleunigten Rückfällen führen kann. Wenn die medikamentöse Behandlung endet, können diese Prozesse unbehindert vonstattengehen und Entzugserscheinungen und eine erhöhte Anfälligkeit gegenüber Rückfällen mit sich bringen. Solche Prozesse sind nicht unbedingt reversibel. Je mehr wir Antidepressiva wechseln oder verstärkt einsetzen, desto wahrscheinlicher kommt es zu so einer entgegengesetzten Toleranz.« (Fava & Offidani, 2011, S. 1600)

Seine Ausführungen stützt Fava auf verschiedene Studien, wonach sich unter SRI die Symptome verstärken können (Fux et al., 1993), Rückfälle in hoher Zahl auftreten (Baldessarini et al., 2002; McGrath et al., 2006; Bockting et al., 2008; Williams et al., 2009), die Wirkung der SRI nachlässt (Fava et al., 1995), Patienten nach anhaltender SRI-Einnahme ein höheres Risiko einer zweiten Behandlung aufweisen als Patienten, die sie frühzeitig beenden (Gardarsdottir et al., 2009), nach Rückfällen Dosiserhöhungen notwendig werden (Maina et al., 2001), Toleranzbildung Dosissteigerungen nötig macht und trotzdem Rückfälle auftreten (Schmidt et al., 2002). Aber auch nach wiederholter SRI-Gabe mit Unterbrechungen trete eine Tachyphylaxie ein: eine zunehmende Wirkungsabschwächung (Fava et al., 2002; Solomon et al., 2005; Rothschild, 2008; Amsterdam et al., 2009; Amsterdam & Shults, 2009; Williams et al., 2009). Schließlich könne ein chronischer Verstimmungszustand (»tardive Dysphorie«) eintreten (El-Mallakh et al., 2011).

Warnende Stimmen, wonach die fortgesetzte Einnahme von Antidepressiva durch Rezeptorenveränderungen ihren anfänglichen möglicherweise positiven akuten Wirkungen entgegenwirkt (Young & Goudie, 1995), sind nicht neu. Schon Mitte der 1960er Jahre äußerten Ärzte den Verdacht, dass Antidepressiva zur Chronifizierung von Depressionen führen können, wie der Psychiater Gerhard Irle 1974 mitteilte:

> »Eine Reihe von Beobachtern meinten gesehen zu haben, dass Krankheitsphasen bei ihren endogen depressiven Patienten in zunehmendem Ausmaß nicht mehr richtig aufhörten, sondern es notwendig erscheinen ließen, die antidepressive Medikation weiter und weiter zu führen. Immer, wenn man sich entschloss, nun endlich einen Schnitt zu machen und den Patienten ohne die Krücke der Medikamente leben zu lassen, stellte sich das depressive Zustandsbild wieder ein und forderte gebieterisch nach Wiederaufnahme der Medikation. Nun hätte man sich zufrieden geben können bei dem Gedanken, hier sei eben eine längere Phase im Gang, wenn nicht frühere Phasen der gleichen Patienten wesentlich kürzer gedauert hätten. Es kam der Verdacht auf, diese ungewöhnliche Verlängerung von Phasen sei möglicherweise das Ergebnis der Medikation mit antidepressiven Mitteln selbst. Die Diskussion klang schließlich ohne eine wirkliche Entscheidung wieder ab...« (S. 124f.)

Auf die Dauer komme es zu einer verminderten Serotoninwirkung, schrieb Marc Rufer (1995, S. 144) und machte dafür die bleibende Down-Regulation der Serotonin- und Noradrenalin-Rezeptoren als Reaktion auf den durch die Antidepressiva künstlich erhöhten Gehalt an Botenstoffen in den Nervenverbindungen verantwortlich. Andere Autoren, beispielsweise Paul Andrews von der Abteilung für Psychologie, Neuro- und Verhaltenswissenschaften an der McMaster-Universität von Hamilton in Ontario, weisen auf die natürliche Selbstregulation des Serotonin-Haushalts oder anderer Botenstoffe im Gehirn hin. Diese könne von Antidepressiva beeinträchtigt werden, was dazu führe, dass das Gehirn überreagiere, wenn die Antidepressiva abgesetzt werden. Einzig um die Entzugsprobleme zu bewältigen, müssten die Betroffenen dann weiterhin Antidepressiva einnehmen (McMaster University, 2011). Entzugsprobleme und gesteigerte Anfälligkeit für neue Depressionen würden letztlich zur körperlichen Abhängigkeit führen:

> »Es ist ein Prinzip der evolutionären Medizin, dass die Störung entstandener Anpassungsprozesse biologische Funktionen schwächt. Da Serotonin viele Anpassungsprozesse reguliert, könnten Antidepressiva viele unerwünschte gesundheitliche Wirkungen haben. Während Antidepressiva in bescheidener Weise depressive Symptome reduzieren, steigern sie beispielsweise nach dem Absetzen die Empfänglichkeit des Gehirns für zukünftige Episoden.« (Andrews et al., 2012)

Es sei wichtig, die Betroffenen vor der Erstverordnung über das Chronifizierungs- und Abhängigkeitsrisiko aufzuklären:

> »Medikamente, die der Rückkehr von Symptomen vorbeugen sollen und die beim Absetzen das Risiko eines Rückfalls oder Entzugserscheinungen fördern, können Abhängigkeit verursachen. Folglich muss man mit solchen Medikamenten sorgfältig umgehen, und die Patienten müssen für ihre Anwendung eine informierte Zustimmung geben.« (Andrews et al., 2011, S. 15)

Mainstream-Psychiater vertreten eine entgegengesetzte Position. Robert Priest beispielsweise, der mit Kollegen im *British Medical Journal* eine von Pharmafirmen gesponserte Kampagne zur Behandlung von Depressionen vorstellte, meinte:

> »Patienten sollten bei der ersten Verschreibung von Antidepressiva klar informiert werden, dass der Abbruch der Behandlung zu gegebener Zeit kein Problem darstellen wird.« (1996, S. 858)

Entzugserscheinungen können Monate oder Jahre anhalten und auch durch langsames Absetzen nicht grundsätzlich verhindert werden (Fava et al., 2007; Belaise et al., 2012, 2014). Entwickelt sich ein »Absetz-Syndrom bei Antidepressiva« – so eine neue Diagnose im internationalem Diagnosenhandbuch »DSM-5« –, könne dies nur durch die Weitereinnahme von Antidepressiva unterdrückt werden (APA, 2015, S. 982f.). Die Betroffenen leiden unter den Entzugsproblemen, egal, ob man diese als hinreichenden oder notwendigen Bestandteil von Abhängigkeit definiert (Nielsen et al., 2012; Raven, 2012, S. 208-220).

Auch wenn Mainstream-Psychiater den Begriff »Antidepressiva-Abhängigkeitssyndrom« nicht verwenden mögen, gestehen sie mittlerweile ein, dass man bei allen Arten von Antidepressiva schon nach kurzer Einnahmedauer mit spezifischen Absetzproblemen rechnen muss:

»Das Absetz-Syndrom bei Antidepressiva beschreibt eine Gruppe von Krankheitsbildern, Symptomen, die nach der abrupten Unterbrechung (oder nach deutlicher Dosisreduktion) einer antidepressiven Medikation, die mindestens einen Monat lang durchgeführt worden war, auftreten. Die Symptome beginnen in der Regel innerhalb von 2 bis 4 Tagen und umfassen typischerweise spezifische sensorische, somatische und kognitiv*-emotionale klinische Manifestationen *(Erscheinungsformen)*.

Häufig berichtete sensorische und somatische Symptome sind Lichtblitze, ›elektrische Schläge‹, Übelkeit und eine Überreagibilität auf Geräusche oder Lichter. Unspezifische Angst und Furcht werden ebenfalls häufig angegeben. Die Symptome werden durch Wiederaufnahme der medikamentösen Therapie mit demselben Antidepressivum oder bei Aufnahme einer medikamentösen Therapie mit einem Antidepressivum mit einem ähnlichen Wirkmechanismus abgemildert. Beispielsweise können Symptome, die nach dem Absetzen eines Serotonin-Norepinephrenin-Wiederaufnahmehemmers aufgetreten sind, durch die Therapie mit einem trizyklischen Antidepressivum abgemildert werden.« (APA, 2015, S. 982f.)

Laut »British National Formulary«, dem britischen Medikamentenverzeichnis der pharmazeutischen Industrie, sind SRI mit kurzer Halbwertszeit besonders riskant:

»Entzugserscheinungen können innerhalb von fünf Tagen nach Ende einer Behandlung mit Antidepressiva auftreten; normalerweise sind sie mild und klingen von alleine wieder ab, aber in einigen Fällen können sie heftig sein. Medikamente mit kürzerer Halbwertszeit wie Paroxetin und Venlafaxin sind mit einem höheren Risiko von Entzugserscheinungen verbunden.« (»BNF«, 2012, S. 243)

Andreas Heinz warnt:

»Zu schnelle Dosisänderungen können bei manchen Präparaten Krampfanfälle erzeugen, zu Beginn ein Delir, beim Absetzen eine Art Entzugssyndrom.« (2017, S. 872)

Informationen, wie man solchen Entzugsproblemen anders als durch weitere Einnahme von Antidepressiva beikommen könnte, liefern Mainstream-Psychiater nicht.

Ein Team um Giovanni Andrea Fava von der Psychiatrischen Abteilung der State University of New York in Buffalo kam nach einer Meta-Analyse publizierter Vergleichsstudien und anderer Forschungsberichte zu Problemen beim Absetzen von SRI zum Ergebnis, statt verharmlosend von Absetzsymptomen müsse man korrekterweise von Entzugssymptomen sprechen, wie dies auch bei anderen psychotropen, das heißt auf die Psyche einwirkenden Substanzen der Fall sei:

> »Die Symptome treten in der Regel innerhalb von wenigen Tagen nach Absetzen der Medikamente auf. Sie halten auch beim Ausschleichen ein paar Wochen an. Allerdings sind viele Varianten möglich, einschließlich verzögertem Einsetzen oder langem Fortbestehen der Störungen. Die Symptome können leicht als Zeichen eines drohenden Rückfalls fehlinterpretiert werden. Kliniker sollten SSRI der Liste der Medikamente hinzufügen, die beim Absetzen Entzugserscheinungen verursachen können – zusammen mit Benzodiazepinen, Barbituraten und anderen psychotropen Medikamenten. Der aktuell verwendete Begriff ›Absetz-Syndrom‹ verniedlicht die durch SSRI verursachten Schadenspotenziale und sollte durch ›Entzugs-Syndrom‹ ersetzt werden.« (2015, S. 72)

Guy Chouinard vom Clinical Pharmacology and Toxicology Program an der Psychiatrischen McGill-Universitätsklinik Montreal und seine Kollegin Virginie-Anne Chouinard meinten:

> »Der Begriff des Absetzens bezieht sich auf den medizinischen Verschreibungsakt oder die Entscheidung des Patienten selbst, die Einnahme des Medikaments zu beenden. Darüber hinaus ist der Begriff ›Absetz-Syndrom‹ irreführend, da Entzug auch ohne Absetzen auftreten kann, beispielsweise mitten zwischen zwei Gaben von Medikamenten mit schnellem Wirkeintritt und kurzer Wirkungsdauer (zum Beispiel beim Clock-Watching-Syndrom [zwanghaftes Warten auf die nächste Dosis – P.L.]) sowie bei Dosisverringerung.« (2015, S. 64)

Einzig bei Neugeborenen, deren Müttern man während der Schwangerschaft Antidepressiva oder Neuroleptika verabreichte und die gelegentlich nach der Entbindung wegen massiver gesundheitlicher Probleme auf Intensivstationen verlegt werden müssen, sowie – vermutlich unbeabsichtigt – bei Dapoxetin sprechen Hersteller von Entzugserscheinungen.

Die Chronifizierung von Depressionen als Ergebnis Antidepressiva-bedingter Rezeptorenveränderungen stellt sich schleichend ein. Vorboten sind bleibende oder sich verstärkende Depressionen unter Einfluss von Antidepressiva sowie mehr oder weniger rasch auftretende Entzugssymptome.

Entzugserscheinungen und Chronifizierung von Psychosen

Psychosen können durch Stoffwechselstörungen, Drogen, Verletzungen und traumatische Erfahrungen bewirkt werden, aber auch durch Antidepressiva und Neuroleptika. Veränderungen des Rezeptorensystems gelten als behandlungsbedingte Ursachen von Supersensitivitätspsychosen sowie tardiven, das heißt im Lauf der Neuroleptika-Verabreichung, beim Absetzen oder danach auftretenden Psychosen. Entzugserscheinungen bei Neuroleptika werden oft als Rückfall verkannt und führen zu deren Dauerverabreichung.

Wie bei Antidepressiva können auch beim Absetzen von Neuroleptika Entzugserscheinungen aller Art auftreten, zum Beispiel emotionale Instabilität, Depressionen, Unruhe-, Angst- und Verwirrtheitszustände, Aggressionen, manische Zustände, Halluzinationen, Rebound- und Entzugspsychosen, kognitive* Störungen von Konzentration, Aufmerksamkeit und Gedächtnis, übermäßige Schmerzempfindlichkeit, Kopfschmerzen, Schlafstörungen, grippeähnliche Symptome, Herzjagen, Magen-Darm-Störungen, Übelkeit, Erbrechen und Durchfall, Bluthochdruck, Schweißausbrüche und Schwindelzustände, Kreislaufkollaps, Herzjagen, abnorme unwillkürliche Bewegung des Gesichts, von Lippen, Kiefer, Zunge, Armen, Handgelenken, Händen, Fingern, Beinen, Knien, Gelenken, Zehen, Nacken, Schultern und Hüften, Muskelzittern und vieles mehr (Trantner & Healy, 1998; Lehmann, 2017b, S. 398-425). Depressionen und Bewegungsstörungen (sofern sie nicht gar chronisch sind) und vegetative Reaktionen können durchaus bis zu eineinhalb Jahren fortdauern. Nicht nur von Tierversuchen her ist bekannt, dass abruptes Absetzen von Neuroleptika zum Zusammenbruch blockierter Stoffwechselvorgänge und nachfolgend tödlich verlaufenden Krampfstadien führen kann (Sommer & Quandt, 1970, S. 487).

Die Entzugssymptome können Angehörige und Ärzte an Rückfälle und die Betroffenen an die Notwendigkeit einer Dauerbehandlung mit Neuroleptika glauben lassen. Rudolf Degkwitz, ehemaliger Vorsitzender der Deutschen Gesellschaft für Psychiatrie und Nervenheilkunde, wies schon vor einem halben Jahrhundert auf die Folgen für die Betroffenen hin:

> »Solche Patienten steigern die Dosis nicht, glauben aber, ohne die ›Krücke‹ des Psycholeptikums nicht mehr existieren zu können. Es handelt sich hierbei offenbar nicht um eine Sucht, sondern um eine aus der eigenen Unsicherheit resultierende Abhängigkeit vom Medikament.« (1967, S. 162)

Mit Psycholeptika meinte Degkwitz Antidepressiva und Neuroleptika. Deren fortdauernde Verabreichung ist dafür bekannt, dass sie zu Veränderungen des

Nervenreizleitungssystems führen kann. Auch *atypische* Neuroleptika können Dopamin-Rezeptoren verändern und damit Psychosen auslösen, verstärken und chronifizieren. Ihre Wirkung ist verbunden mit einer Toleranzentwicklung gegenüber der sogenannten antipsychotischen Wirkung (Chouinard & Jones, 1980, 1982; Margolese et al., 2002). Frank Tornatore von der University of Southern School of Pharmacy, Los Angeles, und Kollegen warnten:

> »Unter der Langzeittherapie mit Neuroleptika wurden Verschlechterungen psychotischer Verläufe mit Aktualisierung der Wahnsymptomatik und verstärkten Halluzinationen beobachtet. Die betroffenen Patienten sprachen typischerweise auf niedrige oder mittlere Dosen von Neuroleptika zunächst gut an; Rezidive *(Rückfälle)* machten jeweils Dosissteigerungen erforderlich, bis die Symptomatik schließlich nur noch durch Gabe von Höchstdosen beherrschbar war. Es würde sich also um eine Toleranzentwicklung gegenüber der antipsychotischen Wirkung handeln.« (1991, S. 53)

Neuroleptika-bedingte Supersensitivitätspsychosen entwickeln sich unabhängig vom Anlass der Verordnung. Bekannt sind Fälle, wo psychotische Symptome erstmals nach Gabe von Neuroleptika unter Diagnosen auftraten, die mit »Schizophrenien« nicht das Geringste zu tun hatten (Witschy et al., 1984; Greil & Schmidt, 1988; Steiner et al., 1990). Supersensitivitätspsychosen liegt eine im Lauf der Neuroleptika-Verabreichung entstehende Vermehrung (»Up-Regulation«) von Dopamin-Rezeptoren im Streifenkern zugrunde, einem speziellen Hirnbereich. Nach mehreren Monaten steigt deren Zahl um durchschnittlich 34 % an, nach mehreren Jahren um 70 % bis 100 %. Schließlich verdreifacht sich die Zahl der Dopamin-Rezeptoren, der »D_2 high state« tritt ein: physiologische Grundlage von Supersensitivitätspsychosen und Wirksamkeitsverlusten der Neuroleptika (siehe den Beitrag von Volkmar Aderhold in diesem Buch), einhergehend mit dem Anstieg erforderlicher Dosierungen, erhöhter Vulnerabilität für neue Psychosen und verkürzter Intervalle zwischen psychotischen Episoden (Schooler et al., 1967; Chouinard & Jones, 1978; Chouinard et al., 1980), vermehrter Ausschüttung von Dopamin (Howes & Kapur, 2009), vermehrter sogenannter Positiv-Symptomatik bei Rückfällen (Gur et al., 1998; Grace, 1991; Abi-Dargham et al., 2010) und sogenannter psychotischer Restsymptomatik nach Rückfällen sowie vermehrter tardiver Dyskinesien* bei Patienten mit der höchsten Vermehrung von D_2-Rezeptoren. Die Psychose wird chronisch.

Auch in Tierversuchen zeigte sich, dass eine anhaltende Gabe von Neuroleptika zur Supersensitivierung der Dopamin-Rezeptoren und zur Dopamin-

Überaktivität führen kann (Jenner & Marsden, 1983; Rupniak et al., 1983; White & Wang, 1983; Gunne & Häggström, 1985; Spivak et al., 1990).

Eine besondere Stellung unter den Neuroleptika nimmt Clozapin ein, der Prototyp der *atypischen* Neuroleptika. Wie Urban Ungerstedt und Tomas Ljungberg, Mitarbeiter der Histologischen Abteilung des Karolinska Instituts in Stockholm, 1977 feststellten, wirkt Clozapin besonders stark auf die limbischen Dopamin-Rezeptoren, was bei Versuchsratten zu verminderter Bewegungsfähigkeit führte; zu Vergleichszwecken verwendetes Haloperidol beeinflusse eher die Nagetätigkeit:

> »Wenn wir unsere Haloperidol-Ergebnisse zu klinischen Erfahrungen mit diesem Medikament in Beziehung setzen, ist man versucht anzunehmen, die Potenzierung des Nagens im chronisch behandelten Tier stehe in Beziehung zu tardiven Dyskinesien*, die wir bei Patienten sahen. Der zugrundeliegende Mechanismus ist vielleicht die Erzeugung einer Supersensitivität von Dopamin-Rezeptoren, besonders in den Gebieten, wo Haloperidol besonders wirksam Dopamin-Rezeptoren hemmt, das heißt vermutlich im Nucleus caudatus (Stammganglion; Nervenknoten des Hirnstamms – P.L.). Klinische Erfahrung lässt erkennen, dass Clozapin ›spezifischer‹ als Haloperidol bei der Behandlung der Psychose sein kann. Unsere Verhaltensdaten zeigen, dass diese ›Besonderheit‹ des Clozapin auf seine vergleichsweise stärkere Hemmung von limbischen Dopamin-Rezeptoren zurückzuführen ist. Diese Rezeptoren können somit am ehesten etwas mit der Entwicklung der Supersensitivität nach chronischer Clozapin-Behandlung zu tun haben. Das Gegenstück zu tardiven Dyskinesien* nach chronischem Haloperidol kann somit die Potenzierung von psychotischem Verhalten nach chronischem Clozapin sein!« (S. 199)

Mit Supersensitivitätspsychosen einher gehen eine weitere Toleranzentwicklung gegenüber Neuroleptika, eine Verschlechterung psychotischer Symptome auch bei kontinuierlicher Neuroleptika-Verabreichung, Dyskinesien* und erhöhte Empfindlichkeit gegenüber Stress. Das heißt, dass bereits geringe psychosoziale Belastungen psychotische Symptome verstärken oder einen Rückfall auslösen können.

Ein Frühwarnzeichen für sich entwickelnde Supersensitivitätspsychosen unter Neuroleptika sind psychotische Symptome, die schon in den ersten zwei Wochen nach dem Absetzen auftreten. Werden diese Symptome durch eine weitere anhaltende Verabreichung von Neuroleptika unterdrückt, kann die Psychose chronisch werden. Als weitere Frühwarnzeichen für Supersensitivitätspsychosen, die in Häufigkeiten bis zu 43 % auftreten (Chouinard et al.,

1986), gelten Neuroleptika-bedingte Bewegungsstörungen wie Bewegungsarmut, Muskelzittern, -steifheit und -krämpfe, Akathisie* und Dyskinesien* (Chouinard et al., 1988, 1990; Chouinard & Chouinard, 2008).

Suizidalität

Neue Antidepressiva und *atypische* Neuroleptika können Suizidalität verursachen oder verstärken. Dass Suizidalität viele Ursachen haben kann, darunter politische, soziale, ökonomische, psychische, physiologische und psychiatrische, ist bekannt.

Suizidalität kann rationale oder irrationale Ursachen haben. Angst vor psychiatrischer Unterbringung gehört ebenso dazu wie Verzweiflung angesichts stigmatisierender psychiatrischer Diagnosen verbunden mit sozialem Abstieg, traumatisierenden Erfahrungen mit psychiatrischer Zwangsbehandlung und der Vorstellung, an einer unheilbaren psychischen Krankheit zu leiden. Auch somatische Krankheiten können Suizidalität bewirken, beispielsweise Tumore, Parkinson-Krankheit, AIDS, Morbus Cushing, Krebs oder genetisch bedingte Störungen des Serotonin-Systems. Selbst Umweltgifte wie Pestizide können Depressionen und Suizidalität bewirken. Der deutsche Pharmakologe Bruno Müller-Oerlinghausen konstatiert:

> »Suizidalität kann offenbar auch eine chemisch-biologische Ursache im Gehirn haben.« (zitiert nach: Schmalenberg, 2010, S. 21)

Von einer Reihe von Medikamenten ist deren mögliche suizidfördernde Wirkung bekannt, beispielsweise Tuberkulostatitika (z. B. Cyloserin), Glucocorticoide (z. B. Cortison), Blutdrucksenker (z. B. Methyldopa, Betablocker), Chemotherapeutika (z. B. Dacarbazin, Prednisolon, Procarbazin, Interferone) und Raucherentwöhnungsmittel (z. B. Vareniclin). Auch Psychopharmaka zählen zu dieser Medikamentengruppe. Während die Schweizer Sandoz Pharmaceuticals AG ihre Warnung auf den Einnahmebeginn von SRI beschränkt:

> »Die bisherige klinische Erfahrung zeigt, dass das Suizidrisiko zu Beginn einer Behandlung ansteigen kann« (2014b),

müssen US-amerikanische Hersteller in ihren Fachinformationen auf die dauerhafte Suizidgefahr hinweisen:

> »Alle Patienten, die unabhängig von der Indikation mit Antidepressiva behandelt werden, sollten ausreichend überwacht und genau beobachtet werden, um eine klinische Verschlechterung, Suizidalität und ungewöhnliche Veränderungen im Verhalten zu erkennen, besonders in den ersten paar Monaten der medikamentösen Therapie oder bei Erhöhung oder Verringe-

rung der Dosis.« (U.S. Food & Drug Administration, 2007; zitiert nach: Gøtzsche, 2016, S. 83)

Im schwedischen Suizidregister sind die neuen Antidepressiva (Citalopram, Escitalopram, Fluoxetin, Milnacipran, Mirtazapin, Reboxetin, Sertralin und Venlafaxin) zu finden, die Patienten zeitnah vor ihren Suiziden eingenommen hatten, ebenso die *atypischen* Neuroleptika (Aripiprazol, Olanzapin, Quetiapin, Risperidon und Ziprasidon) (Larsson, 2009, S. 23-25).

Suizidalität ist bei Neuroleptika mit der Hauptwirkung verbunden, nämlich dem mehr oder weniger subtil auftretenden Parkinsonoid (Symptomenkomplex der Schüttellähmung bzw. des Parkinsonismus*) und der Parkinsonpsyche, der zum Parkinsonoid gehörenden psychischen Verfassung. Auch das Suizidpotenzial einer Neuroleptika-bedingten quälenden Akathisie* ist bekannt. Schon 1975 hatte Frank J. Ayd von der Psychiatrischen Abteilung des Franklin Square Hospital in Baltimore mit eindeutigen Worten auf mögliche Suizidtendenzen als Ergebnis der Verordnung von Neuroleptika aufmerksam gemacht:

»Es besteht nun eine allgemeine Übereinstimmung, dass milde bis schwere Depressionen, die zum Suizid führen können, bei der Behandlung mit jedem Depot-Neuroleptikum auftreten können, ebenso wie sie während der Behandlung mit jedem oralen *(über den Mund einzunehmenden)* Neuroleptikum vorkommen können.« (S. 497)

Hersteller nehmen den psychischen Zustand von Betroffenen vor Behandlungsbeginn als Vorwand, um Suizide unter Antidepressiva und Neuroleptika ausschließlich der diagnostizierten Krankheit anzulasten. Einer der Hersteller von Aripiprazol erklärt salopp:

»Das Auftreten suizidalen Verhaltens gehört zu psychotischen Erkrankungen und affektiven Störungen...« (AbZ-Pharma GmbH, 2016, S. 2)

Hersteller und Mainstream-Psychiater meinen, sich und ihre Produkte mit einer solchen Argumentation von jeglicher Verantwortlichkeit freisprechen zu können. Notfalls verweisen sie auf die niemals zu gewährleistende Totalüberwachung ihrer Patienten oder – jetzt voller Verständnis für die maßgeblich soziale Natur der psychischen Probleme – den Bilanzsuizid als Todesursache. In jedem Fall werden die substanzeigenen suizidfördernden Wirkungen ausgeblendet. Da die auch unter *atypischen* Neuroleptika auftretende Suizidalität von der Eigenwirkung kaum zu trennen ist, wird sie von der Mainstream-Psychiatrie tabuisiert (Lehmann, 2012).

Als Vorboten Antidepressiva-bedingter Suizidalität gelten Erregbarkeit, Agitiertheit, Feindseligkeit, Aggressivität, Angstzustände, Panikattacken, psychomotorische Unruhe, Ein- und Durchschlafstörungen, Hypomanie und Manie. Vorboten Neuroleptika-bedingter Suizidalität können niedergedrückte Stimmung und – wie bei Antidepressiva – psychomotorische Erregungszustände sein.

Hirnstörungen und Hirnschäden
Synkopen (anfallsartig einsetzende, kurzdauernde Ohnmachtsanfälle infolge Minderdurchblutung des Gehirns) können bei neuen Antidepressiva und *atypischen* Neuroleptika auftreten, Hirnzellverluste und zerebrovaskuläre Ereignisse* eher bei letzteren.

Eine im zentralen Nervensystem angesiedelte Störung ist die Synkope. In Situationen, die ein Aufmerksamkeit verlangen, beispielsweise beim Auto- oder Fahrradfahren oder Schwimmen, können Patienten sowie Unbeteiligte in Lebensgefahr kommen. Die Schweizer Dapoxetin-Herstellerfirma A. Menarini AG informiert:

> »Die Patienten müssen darauf hingewiesen werden, dass sie während der Behandlung mit Priligy jederzeit eine Synkope mit oder ohne prodromale *(Früh-)* Symptome erleiden können.« (2013)

Mögliche Vorzeichen von Synkopen sind Benommenheit, Wahrnehmungsstörungen, Bewusstseinstrübung, Herzjagen, Schweißausbrüche, Übelkeit, Blässe, Schwindel sowie Störungen der Körperhaltung und Bewegungskoordination, die sich in unkontrollierten und überschüssigen Bewegungen äußern.

Eine von typischen Neuroleptika her bekannte Störung ist das **Defizit-Syndrom**. Die Symptomatik ist gekennzeichnet durch bleibende Antriebslosigkeit und eine Verminderung der Willensstärke, der Spontaneität, emotionaler Regungen und der Zuwendung zur Umwelt. Andere Bezeichnungen für diese Neuroleptika-Wirkung sind »neuroleptisches apathisches Syndrom« oder »Syndrom der ›gebrochenen Feder‹«. Lassen der Antrieb und das Bedürfnis zu sprechen und nach sozialen Kontakten nach, können diese Symptome Vorboten eines Defizit-Syndroms sein. Defizit-Syndrome können chronisch werden. Interpretieren Psychiater die Symptome als »Negativsymptomatik im Rahmen einer Schizophrenie« oder »adynamisches Verpuppungs-Syndrom«, besteht die große Gefahr, dass sie die Dosis erhöhen oder zusätzliche Neuroleptika und Elektroschocks verabreichen.

Defizite bei Intelligenzwerten können durch Hirnzellverluste hervorgerufen werden, speziell durch Verminderung der grauen Substanz der Hirnrinde und

Apoptosis. Hierunter versteht man das von der betreffenden Zelle selbst aktiv durchgeführte Sich-Abstoßen aus dem Gewebe, eine Form des programmierten Zelltods. Es kann von außen angeregt oder aufgrund von zellinternen Prozessen ausgelöst werden. Die Verabreichung von Neuroleptika, *atypischer* inklusive, ist Ärzten bekannt als eine Ursache dieser Entwicklung.

Auch *atypische* Neuroleptika führen zu **Hirnzellverlusten**. Ein Team um Irit Gil-ad von der Tel Aviv University publizierte eine Studie mit dem Ergebnis, dass Clozapin die Lebensfähigkeit von Zellen noch stärker verringert als das herkömmliche Haloperidol (Gil-ad et al., 2001), also besonders toxisch auf Hirnzellen wirkt. Ein Team um Raphael Bonelli von der psychiatrischen Universitätsklinik Graz untersuchte den Einfluss von *atypischen* (Olanzapin, Risperidon, Zotepin) und herkömmlichen Neuroleptika (Melperon, Flupentixol, Haloperidol, Prothipendyl) auf lebende Hirnzellen, indem es den Spiegel des Proteins Transglutaminase (tTG) im Liquor (Gehirn-Rückenmark-Flüssigkeit) maß. Ein erhöhter tTG-Spiegel gilt als Indiz für eine sich entwickelnde Alzheimer-Krankheit. Bonelli und Kollegen publizierten 2005 ihre Ergebnisse:

> »Man untersuchte den tTG-Proteinspiegel im Liquor von 29 Patienten (acht mit Alzheimerkrankheit und 21 mit anderen neurologischen Erkrankungen) unter neuroleptischer Medikation innerhalb der letzten 24 Stunden vor einer Lumbalpunktion und verglich ihn mit dem tTG-Proteinspiegel von 55 Patienten (25 Alzheimerpatienten und 30 anderen) ohne neuroleptische Medikation. Zusätzlich analysierte man den Einfluss mehrerer anderer Psychopharmaka auf Apoptosis. Was den tTG-Proteinspiegel im Liquor betrifft, so stieß man auf einen signifikanten Einfluss ($p<0,01$) von antipsychotischen Medikamenten sowohl in der Alzheimer- als auch der Nicht-Alzheimer-Gruppe. Im Gegensatz zur männlichen Untergruppe fand man bei der weiblichen Gruppe einen starken Einfluss von Neuroleptika auf den Hirnzelltod. Überraschenderweise unterschieden sich atypische Antipsychotika in ihrer Neurotoxizität nicht von typischen Neuroleptika. Demgegenüber wurde kein Einfluss von Antidepressiva, Cholinesterasehemmern (Medikamente zur Hemmung des Enzyms Acetylcholinesterase, das in der Hirnrinde den Botenstoff Acetylcholin abbaut und als mitursächlich für die Entstehung der Alzheimer-Krankheit gilt – P.L.), Nootropika (Medikamente mit erhoffter vorteilhafter Wirkung auf die Aktivität des zentralen Nervensystems und vorbeugender Wirkung gegen Demenzprozesse – P.L.), Tranquilizern und Tramadol (Schmerzmittel aus der Gruppe opiumähnlicher Substanzen – P.L.) auf Hirnzelltod gefunden. Die

Befunde legen nahe, dass typische und atypische antipsychotische Medikamente speziell bei weiblichen Patienten Hirnzelltod verursachen.« (S. 145)

Der p-Wert sagt aus, wie groß die Wahrscheinlichkeit ist, dass der gemessene Unterschied dem Zufall entspringt. In dieser Untersuchung ist p kleiner als 0,01. Das heißt, die Wahrscheinlichkeit, dass der gemessene Unterschied zwischen den Vergleichsgruppen auf Zufall beruht, ist kleiner als 1 % – in anderen Worten, der gefundene Hirnzellverlust unter Neuroleptika ist kein zufälliges Ergebnis. Eine Reihe weiterer Studien und Übersichtsartikel berichten über neurodegenerative Prozesse der grauen Substanz (Aderhold et al., 2015; Cahn et al., 2002; Thompson et al., 2009; Aoyama et al., 2011; Ho et al., 2007, 2011).

Hirnzellverluste können auch das **Ergebnis zerebrovaskulärer Ereignisse** sein, das heißt, Folgen von Blutgefäßstörungen des Gehirns. Wie einer der Hersteller von Amisulprid informiert, betrifft dieses Risiko im Prinzip alle Neuroleptika-Behandelten:

> »In randomisierten *(nach dem Zufallsprinzip aufgebauten)*, placebokontrollierten klinischen Studien mit an Demenz erkrankten Patienten, die mit einigen atypischen Antipsychotika behandelt wurden, wurde ein etwa um das Dreifache erhöhtes Risiko für unerwünschte zerebrovaskuläre Ereignisse beobachtet. Der Mechanismus, der zu dieser Risikoerhöhung führt, ist unbekannt. Es kann nicht ausgeschlossen werden, dass diese Wirkung auch bei der Anwendung anderer Antipsychotika oder bei anderen Patientengruppen auftritt.« (ratiopharm GmbH, 2013, S. 2)

Vorboten von Hirnzellverlusten sind Symptome, wie sie auch vom Frühstadium einer Alzheimer-Erkrankung bekannt sind: zunehmende Störung der Merkfähigkeit und der Orientierung, Nachlassen kognitiver*, emotionaler und sozialer Fähigkeiten. Zerebrovaskuläre Ereignisse, Schlaganfälle inbegriffen, kündigen sich unter anderem durch plötzliche Erschlaffung, Taubheit im Gesicht, an Armen oder Beinen sowie durch Sprach- und Sehstörungen an. Risikofaktoren für Schlaganfälle, Herz-Kreislauf-Erkrankungen wie Herzinfarkt, Herzschwäche sowie Nieren- und Gefäßerkrankungen sind unter anderem Bluthochdruck, Fettstoffwechselstörungen, Diabetes, Übergewicht und Bewegungsmangel – Probleme, die als unerwünschte Wirkungen von Antidepressiva und vor allem Neuroleptika auftreten können.

Dies gilt auch für Anzeichen eines drohenden Schlaganfalls. Ein Schlaganfall kann sich durch verschiedene Warnzeichen ankündigen, unter anderem durch kurz andauernde Lähmung, Sehstörungen (Doppelbilder sehen, Einschränkung des Gesichtsfeldes), kurzzeitige Sprechstörungen, Gangunsicherheit, Gleichgewichtsstörungen, starke Kopfschmerzen und vorübergehende Orientierungs- und Bewusstseinsstörungen. Auf die Behandlung von Schlaganfällen spezialisierte Ärzte raten, Patienten mit solchen Warnzeichen unverzüglich in ein Krankenhaus zu bringen, auch wenn die akuten Symptome bereits wieder abgeklungen sind. Eine sofortige ärztliche Behandlung könne eventuell einen vollständigen Schlaganfall verhindern oder zumindest seine Folgen begrenzen.

Allergische Reaktionen
Unter neuen Antidepressiva und *atypischen* Neuroleptika kann es zu einer Reihe allergischer und teilweise lebensbedrohlicher Unverträglichkeitsreaktionen kommen, die ein schnelles Erkennen der Situation und sofortiges Handeln erfordern, zum Beispiel einem anaphylaktischen Schock. Dieser ist eine akut lebensbedrohliche maximale Überempfindlichkeitsreaktion des Immunsystems. Verträgt der Organismus Fremdstoffe (wie Antidepressiva oder Neuroleptika) nicht, kann er Antikörper bilden. Werden dem Körper dann erneut diese Fremdstoffe zugeführt, können die gebildeten Antikörper innerhalb von Sekunden bis zu 20 Minuten, selten auch noch nach Stunden freigesetzt werden, es kann zur allergischen Reaktion kommen. Bei ihrem leichteren Schweregrad beschränkt sich diese Reaktion zumeist auf die Haut, was sich in Rötungen und Schwellungen äußert. Bei weiterer Verabreichung der unverträglichen Fremdstoffe kann ein anaphylaktischer Schock eintreten.

Anfänglich zeigen sich kurz dauernde Alarmsymptome, beispielsweise Brennen, Jucken oder Hitzegefühl im Rachen und an Händen, Füßen, Ohren, der Nase oder dem Kinn, begleitet von Schluckbeschwerden, übermäßiger Speichelabsonderung, Schwellungen im Rachenraum und Krämpfen der Bronchialmuskulatur. Ohne medizinische Sofortmaßnahmen kann die Schockreaktion in tödlichem Atemversagen enden.

Eine spezielle Unverträglichkeitsreaktion ist das bei neuen Antidepressiva mögliche **Stevens-Johnson-Syndrom**. Es ist gekennzeichnet durch eine blasige Ablösung der oberen Hautschicht von weniger als 10 % der Körperoberfläche, geht einher mit hohem Fieber und körperlicher Abgeschlagenheit und kann zum Tod führen, insbesondere wenn die Substanz, die die Allergie auslöst, weiter verabreicht wird. Ihre mit voranschreitender Blasenbildung, Hautablösung mit mehr als 30 % der Körperfläche und verstärkter Sterblichkeit einhergehende Maximalkomplikation wird Lyell-Syndrom genannt. Hautschwellungen können Frühwarnzeichen allergischer Reaktionen darstellen.

Auch das **Angioödem**, das durch schmerzlose Schwellungen des Unterhautzellgewebes bzw. der unterhalb von Schleimhäuten gelegenen Bindegewebsschicht gekennzeichnet ist und oft mit Juckreiz einhergeht, kann eine schwere allergische Reaktion auf neue Antidepressiva darstellen. Angioödeme können prinzipiell an allen Stellen des Körpers auftreten. Schwellungen im Gesicht entstellen das Erscheinungsbild, Schwellungen im Kehlkopfbereich sind wegen drohender Atemprobleme lebensgefährlich. Spannungsgefühle in den betroffenen Partien der Haut und Juckreiz können Vorzeichen des meist rasch auftretenden Angioödems sein.

Eine unter der Einnahme von *atypischen* Neuroleptika auftretende allergische Reaktion ist das potenziell tödliche **DRESS-Syndrom** (Drug Rash with Eosinophilia and Systemic Symptoms; Arzneimittel-bedingter Hautausschlag mit vermehrter Zahl eosinophiler Granulozyten* und systemischen, das heißt Organsysteme betreffenden Symptomen). Dieser Symptomenkomplex wird diagnostiziert, wenn drei oder mehrere der folgenden Symptome auftreten: Hautausschlag oder Schälen der Haut über großflächige Körperbereiche hinweg, Vermehrung eosinophiler Granulozyten*, Fieber, Lymphknotenerkrankung und eine oder mehrere Komplikationen wie Entzündung von Leber, Nieren, Herzmuskel, Herzbeutel und Lungen. Ein frühes Warnzeichen für das DRESS-Syndrom ist ein Hautausschlag, der von einer Gesichts- oder Lymphknotenschwellung und einem starken Krankheitsgefühl begleitet ist.

Gelegentlich reagiert der Körper psychiatrischer Patienten auf neue Antidepressiva oder *atypische* Neuroleptika mit einer **Agranulozytose**, einem oft blitzartig auftretenden lebensbedrohlichen Absterben weißer Blutkörperchen, vor allem von Granulozyten*. Dabei kommt es zur Blutvergiftung, zu Blutungen und zur Lungenentzündung. Leukozyten (weiße Blutkörperchen) gelten gleichsam als Gesundheitspolizei des Körpers, sammeln sich im Gewebe dort, wo toxische Substanzen eingedrungen sind, umschließen sie mit ihrem Zellleib und versuchen sie aufzufressen. Eine erhöhte Leukozytenzahl weist hin auf einen akuten Abwehrkampf des Immunsystems, eine dramatisch verringerte Leukozytenzahl auf die Niederlage im Abwehrkampf. Ärzten sind verschiedene Symptome bekannt, die einer Agranulozytose vorausgehen können, unter anderem Abgeschlagenheit, Hinfälligkeit, Lymphknotenschwellungen, verzögerte Wundheilung, »Grippe ohne Grippe« (unerklärliches Unwohlsein in Verbindung mit unklaren vegetativen Symptomen), Angina, Fieber, Schwitzen, Schüttelfrost, Appetitlosigkeit, Entzündungen von Zunge, Mundschleimhaut, Zahnfleischsaum, Hals, Rachen oder Ohren, außerdem Erbrechen,

Durchfall, Geschwüre im Analbereich, Leberzellschäden, Gelbsucht, Halsschmerzen, Hautausschlag oder Gelenkschmerzen. Als wesentliches Vorzeichen der Agranulozytose gilt die krankhaft verminderte Zahl weißer Blutkörperchen. Glück im Unglück haben Patienten, bei denen gerade dann eine Blutkontrolle durchgeführt wird, wenn sich eine Agranulozytose bildet.

Serotonin-Syndrome werden als selten oder in unbekannter Häufigkeit auftretende unerwünschte Reaktionen auf SRI, SNRI und NASSA genannt. Auch unter *atypischen* Neuroleptika kann dieser lebensgefährliche Symptomenkomplex auftreten. Seine Symptomatik ähnelt dem malignen neuroleptischen Syndrom*. Ausgelöst wird das Serotonin-Syndrom durch eine Anhäufung von Serotonin oder Serotonin-ähnlich wirkenden Substanzen im Körper oder durch schnelle Aufdosierung. Als Symptome zeigen sich Veränderungen der psychischen Verfassung (zum Beispiel Ruhelosigkeit, Agitiertheit und Verwirrtheit), Denkstörungen, gesteigerte Reflexbereitschaft, Fieber, Schweißausbrüche, Schüttelfrost, Herzjagen, Übelkeit, Erbrechen, Durchfall, labiler oder erhöhter Blutdruck, Muskelsteifigkeit und -zittern, gestörte Koordination von Bewegungsabläufen und rasche unwillkürliche Muskelzuckungen. Ist zusätzlich zur allgemein erhöhten Erregung der Muskulatur auch noch die Atemmuskulatur einbezogen, wird der Zustand lebensbedrohlich, der Patient kann ins Koma fallen, Krampfanfälle und ein tödliches Herzversagen erleiden. Serotonin-Syndrome kündigen sich an durch kombiniert auftretende Symptome wie Agitiertheit, Hyperthermie*, Muskelzittern und kurze unwillkürliche Zuckungen einzelner Muskeln oder Muskelgruppen.

Als Unverträglichkeitsreaktion bei neuen Antidepressiva und *atypischen* Neuroleptika kann das **maligne neuroleptische Syndrom** auftreten, ein lebensbedrohlicher Symptomenkomplex aus Fieber über 40°C, Muskelstarre und Bewusstseinstrübungen bis zum Koma. Manchmal geht das Syndrom einher mit Hyperthermie, einer Überwärmung des Organismus bei normaler bis erniedrigter Körpertemperatur. Eine Hyperthermie kann zu bleibenden Hirnschäden oder Hitzschlag mit Kreislaufversagen führen. Die ratiopharm GmbH informiert:

> »Die Entwicklung potenziell lebensbedrohender Syndrome wie das Serotonin-Syndrom* (SS) oder das maligne neuroleptische Syndrom (MNS) wurde bei selektiven Serotonin-Wiederaufnahme-Hemmern (SSRIs) einschließlich der Behandlung mit Sertralin berichtet.« (2016, S. 1)

Serotonin-Syndrome* und maligne neuroleptische Syndrome würden einander ähneln; angesichts der erheblichen Gefahr müssten die Psychopharmaka beim

Auftreten solcher Ereignisse sofort abgesetzt und lebensrettende Maßnahmen eingeleitet werden:

> »Da diese Syndrome zu möglicherweise lebensbedrohlichen Zuständen führen können, muss beim Auftreten solcher Ereignisse (charakterisiert durch das gemeinsame Auftreten von Symptomen wie Hyperthermie, Muskelstarre, Myoklonus *[kurze unwillkürliche Zuckungen einzelner Muskeln oder Muskelgruppen]*, autonome Instabilität mit möglicherweise schnellen Schwankungen von Puls und Atmung sowie Veränderungen des psychischen Zustandes einschließlich Verwirrtheit, Reizbarkeit und extremer Agitiertheit fortschreitend bis zu Delirium und Koma) die Behandlung mit Fluoxetin abgesetzt und eine unterstützende symptomatische *(symptomunterdrückende)* Behandlung eingeleitet werden.« (ratiopharm GmbH, 2014, S. 3)

Andere Hersteller informieren fast wortgleich, seien es Lundbeck für Vortioxetin oder Sanofi-Aventis für Amisulprid. Letzterer schreibt:

> »Wie bei allen Neuroleptika kann es zu einer potenziell lebensbedrohlichen Komplikation, dem malignen neuroleptischen Syndrom kommen, das durch Hyperthermie, Muskelsteifheit, vegetative Störungen, Bewusstseinsstörungen und eine Erhöhung der CPK (Kreatin-Phosphokinase*) gekennzeichnet ist.« (sanofi-aventis schweiz ag, 2016)

Das Enzym Kreatin-Phosphokinase, dessen Konzentration im Blut bei vielen *atypischen* Neuroleptika erhöht ist, gilt als Marker für Schäden an der Skelettmuskulatur und am Herzen. Weitere Begleitsymptome des malignen neuroleptischen Syndroms können gesenkte Reflexbereitschaft sein, zudem verminderte Wahrnehmungsfähigkeit, gesteigerter Speichelfluss, Schluckbeschwerden, vermehrte Schweißausbrüche, Bewegungslosigkeit, Blick- und Kieferkrämpfe, Krämpfe der Streckmuskulatur des Halses und des Rückens, Herzjagen, beschleunigte Atmung, Harnverhalt oder ungewollter Harnabgang, Stupor (Zustand mit vollständigem Aktivitätsverlust bei ansonsten wachem Bewusstseinszustand), Verwirrtheit, Verstummen, Schüttelbewegungen, Katatonie* oder metabolische Azidose (Übersäuerung des Blutes mit folgender Hyperventilation* und verringertem Kaliumspiegel).

Treten die ersten Anzeichen eines malignen neuroleptischen Syndroms auf, müssen die Psychopharmaka sofort abgesetzt und intensivmedizinische Maßnahmen eingeleitet werden. Darauf weisen Hersteller Ärzte immer wieder hin, wie beispielsweise die Haloperidol-Fachinformation der neuraxpharm Arzneimittel GmbH belegt:

»Bei hohem Fieber und Muskelstarre ist daher an ein malignes neuroleptisches Syndrom zu denken, das nicht selten als Katatonie* fehldiagnostiziert wird. Da hier eine erneute Neuroleptikum-Gabe lebensbedrohliche Konsequenzen haben kann, ist die Differentialdiagnose (Abklärung von Erkrankungen mit ähnlicher Symptomatik, die neben der eigentlichen Verdachtsdiagnose ebenfalls als mögliche Ursache der Problemen in Betracht gezogen werden müssen – P.L.) von entscheidender Bedeutung (Medikamentenanamnese *[-vorgeschichte]*, Prüfung auf Rigor *[Muskelstarre]*, Fieber sowie CK-*[Kreatin-Phosphokinase*-]*Anstieg in Blut oder Harn). Die Patienten sollten angehalten werden, bei Fieber, Zahnfleisch- und Mundschleimhautentzündungen, Halsschmerzen oder eitriger Angina sowie grippeähnlichen Symptomen – insbesondere wenn diese Symptome innerhalb der ersten 3 Monate nach Beginn der Haloperidol-Therapie auftreten – keine Selbstmedikation mit Analgetika *(Schmerzmittel)* o. ä. durchzuführen, sondern sofort ihren behandelnden Arzt aufzusuchen.« (2014, S. 2)

Augenschäden

Veränderungen am Auge (wie beispielsweise erhöhter Augeninnendruck) werden bei den meisten Antidepressiva und Neuroleptika als mögliche unerwünschte Wirkungen genannt. Bleibt der erhöhte Augeninnendruck lange Zeit unbemerkt, kann sich ein Grüner Star (Glaukom) entwickeln, verbunden mit farbigen Ringen und Höfen um helle Lichtquellen, Gesichtsfeldausfall (Verengung des Sehfelds, Lücken im Sehzentrum), Veränderungen der Sehnervenpapille, Abnahme der Sehschärfe bis hin zur bleibenden Sehnervschädigung.

Bei einem akuten **Glaukom**-Anfall steigt der Augeninnendruck weiter, die Augen werden rot und schwellen an, die Pupille weitet sich und verengt sich auch nicht bei Lichteinfall. Begleitsymptome können allgemeine Beschwerden sein wie Kopfschmerzen, Übelkeit, Erbrechen und Herzrhythmusstörungen. Wird dieser Notfall nicht schnellstmöglich behandelt und der Augeninnendruck gesenkt, erblindet das Auge. Vor einer Neuroleptika-Verordnung empfahlen manche Psychiater in ihren Lehrbüchern schon vor Jahrzehnten grundsätzlich eine augenärztliche Untersuchung, speziell wegen der Verschlechterung eines möglicherweise bereits vorhandenen Grünen Stars (Degkwitz, 1967, S. 151; Benkert & Hippius, 1980, S. 100).

Eine spezielle Form des **Grünen Stars** ist das auch durch neue Antidepressiva auslösbare Engwinkelglaukom. Ein gestörter Abfluss der Flüssigkeit im Bereich der Augenkammern, hervorgerufen durch eine verengte Stelle zwischen der Iris (Regenbogenhaut) und der Hornhaut im Kammerwinkel (Struktur in der vorderen Augenkammer, die von Iris und Hornhaut gebildet wird), kann ebenfalls zur Erblindung führen, wenn er weder erkannt noch behandelt wird.

Da der Grüne Star (einschließlich Engwinkelglaukom*) sich schleichend entwickelt und die Symptome in der Regel subjektiv erst wahrgenommen werden können, wenn die Krankheit weit fortgeschritten ist, kann einzig der Augenarzt durch die Untersuchung an der Spaltlampe erkennen, ob sich ein Glaukom entwickelt. Dabei beurteilt er den Sehnervenkopf, misst den Augeninnendruck und bestimmt gegebenenfalls das Gesichtsfeld. Gesichtsfeldausfall (Verengung des Sehfelds, Lücken im Sehzentrum), Abnahme der Sehschärfe und farbige Ringe und Höfe um helle Lichtquellen sind Anzeichen für ein Glaukom.

Pigmenteinlagerungen in der Hornhaut und Linse, wie sie bei Neuroleptika auftreten können, gelten als Risikofaktoren für den Grauen Star (Katarakt). Die Einlagerungen, die aus Abbauprodukten von Neuroleptika entstehen, können die Linse eintrüben. Ein Grauer Star entsteht sehr langsam, die Sicht trübt sich ein, was ebenfalls zu Sehverlust bis Blindheit führen kann.

Hormon- und Sexualstörungen

Ein Team um Agnes Higgins von der Schule für Krankenpflege und Hebammen am Trinity College Dublin benannte verschiedene Botenstoffe, deren Tätigkeit durch neue Antidepressiva, speziell SRI und SNRI, beeinträchtigt werden. Die Folge seien Sexualstörungen bei Männern und Frauen in unbekanntem Ausmaß:

> »Zwar gibt es umfangreiche Nachweise dafür, dass Antidepressiva vor allem der SSRI-Gruppe sexuelle Funktionsstörungen bei Männern und Frauen verursachen; die Schätzung ihres genauen Vorkommens ist schwierig. Die berichteten sexuellen Probleme sind umfangreich und reichen von vermindertem sexuellem Verlangen, verminderter sexueller Erregung, vermindertem oder verzögertem Orgasmus bis hin zu Erektionsproblemen oder verzögertem Samenerguss. Darüber hinaus gibt es eine Reihe von Hinweisen und Fallberichten über sexuelle Nebenwirkungen wie Priapismus*, schmerzhafte Ejakulation, Empfindungslosigkeit am Penis, verminderte nächtliche Erektionen und spontane Ejakulation bei Männern sowie verlorene Empfindungen in der Scheide und an den Brustwarzen, anhaltende genitale Erregung und Milchbildung und -absonderung aus den Brustdrüsen außerhalb der Stillzeit bei Frauen.« (Higgins et al., 2010, S. 149)

Berichten in psychiatrischen Zeitschriften zufolge soll die Häufigkeit solcher Störungen bei 30-50 % (Prabhakar & Balon, 2010) oder noch höher (Balon, 2006) liegen. Zu Erkrankungen der Prostata äußern sich Hersteller und Verordner neuer Antidepressiva und *atypischer* Neuroleptika nur ausnahmsweise; dabei können die häufig auftretenden Blasenentleerungsstörungen deutliche Anzeichen für eine gut- oder bösartige Vergrößerung der Prostata sein.

Auch unter *atypischen* Neuroleptika treten vielfältige Sexualstörungen auf. Die ratiopharm GmbH (2013, S. 3) informiert zu ihrem Amisulprid, die Prolaktin-Erhöhung führe zu spontanem Austreten von Muttermilch aus den Brustdrüsen, zum Ausbleiben der Regelblutung oder zu Zyklusstörungen, zu ein- oder beidseitiger Vergrößerung der männlichen Brustdrüsen, zu Brustschmerz und -vergrößerung, zu Prolaktinomen (gutartigen Tumoren der Hirnanhangdrüse) sowie gestörter oder fehlender Erektion des Penis bei sexueller Erregung. Nach Absetzen des Neuroleptikums würde die erhöhte Prolaktin-Konzentration allerdings wieder zurückgehen.

Männer, die über die Ursache der Sexualstörungen nicht aufgeklärt sind und zum Beispiel nach dem Verlust ihrer Arbeit auch noch den Verlust ihrer Potenz fürchten, laufen Gefahr, sich das Leben zu nehmen, so der Psychiater Kai-Uwe Kühn (vgl. Ansari & Ansari, 2016, S. 96f.).

In ihrer Information zu Haloperidol erwähnt die neuraxpharm-Arzneimittel GmbH (2014b, S. 3) Experimente an organischen Gewebekulturen, die dafür sprechen, dass etwa ein Drittel menschlicher Mammatumore (Tumore der Brustdrüse) Prolaktin-abhängig seien. Die Janssen-Cilag AG informiert ähnlich:

> »Mammatumore können die Folge erhöhter Prolaktinkonzentrationen im Blut sein. Zahlreiche Antipsychotika rufen auch beim Menschen eine Hyperprolaktinämie *(erhöhte Prolaktin-Konzentration im Blut)* hervor.« (2015)

Tumore können bösartig werden, Tumore der Brustdrüsen können sich zu Brustkrebs entwickeln, in seltenen Fällen auch bei Männern. In welch hohem Ausmaß Patientinnen psychiatrischer Anwendungen von Brustkrebs bedroht sind, geht aus einer Studie von Uriel Halbreich und Kollegen der Gynäkologischen Abteilung der State University of New York in Buffalo hervor. Halbreich und Kollegen verglichen Mammographien (Röntgenaufnahmen von Brüsten) von 275 Frauen, die älter als 40 waren und zwischen 1988 und 1993 im Buffalo Psychiatric Center behandelt wurden, mit Mammographien von 928 Patientinnen des Erie County Medical Center, einem Allgemeinkrankenhaus. Die beunruhigenden Ergebnisse führten sie unter anderem auf die durch

Neuroleptika, Antidepressiva und Elektroschocks bedingte erhöhte Prolaktinausschüttung zurück:

> »Das Vorkommen von Brustkrebs, das durch Krankenberichte dokumentiert ist, war bei den psychiatrischen Patientinnen um mehr als das 3,5-fache höher als bei den Patientinnen des Allgemeinkrankenhauses und 9,5 mal höher, als man es von der Durchschnittsbevölkerung berichtet. *Schlüsse:* Falls bestätigt, könnte das befürchtete höhere Brustkrebsvorkommen unter den psychiatrischen Patientinnen den Medikamenten geschuldet sein...« (1996, S. 559)

In einer neueren Studie wertete man umfangreiche Datenbanken aus dem US-amerikanischen Bundesstaat New Jersey aus und identifizierte dabei 52.819 Frauen, die alle möglichen Substanzen mit Dopamin-hemmender Wirkung, darunter Neuroleptika, erhalten hatten. Diese Frauen wurden mit einer ähnlichen Zahl von Frauen verglichen, die solche Substanzen nicht erhalten hatten. Man fand heraus, dass Dopamin-blockierende Substanzen mit einem 16 %igen Anstieg des Brustkrebsrisikos verbunden waren (Wang et al., 2002). Fettleibigkeit, wie sie von vielen Antidepressiva und Neuroleptika hervorgerufen wird, ist ein weiterer Risikofaktor für Brustkrebs. 2003 machten Halbreich und seine Kollegin Linda Kahn auf das spezielle Brustkrebsrisiko bei Risperidon aufmerksam:

> »Man hat auch nachgewiesen, dass das neuartige Antipsychotikum Risperidon den Prolaktin-Spiegel erhöht. Patienten, die einer Behandlung mit diesem Medikament unterzogen werden, haben ein hohes Risiko, eine Hyperprolaktinämie zu entwickeln. Diese geht einher mit einer verminderten Knochenmineraldichte, Osteoporose *(Knochenschwund)*, Menstruationsstörungen und Unfruchtbarkeit, Galaktorrhoe *(spontanes Austreten von Muttermilch aus den Brustdrüsen)*, Brustkrebs, Herz-Kreislauf-Erkrankungen und sexueller Beeinträchtigung.« (344)

Die vom erhöhten Prolaktin-Spiegel ausgelösten Sexualstörungen aller Art können als Frühwarnsymptome von Geschwulstbildungen in den Brustdrüsen verstanden werden. Zeichen einer Verwandlung gutartiger Tumore in bösartigen Krebs können Knoten bzw. vergrößerte Lymphknoten in der Achselhöhle sein, neu aufgetretene Knoten oder Verhärtungen in der Brust, eine Änderung der Größe oder Form einer Brust, eine unterschiedliche Bewegung der Brüste beim Anheben der Arme, Einziehungen der Haut oder einer Brustwarze, Veränderungen der Farbe oder der Empfindlichkeit der Brusthaut, des Warzenvorhofes oder der Brustwarze, wasserklare, trübe oder blutige Absonderungen aus einer Brustwarze, neu auftretende, nicht abklingende Hautrötung oder -schuppung sowie einseitiges, brennendes Schmerzen oder Ziehen.

Herzschäden

Herzrhythmusstörungen und sonstige Herzkomplikationen sind bei allen neuen Antidepressiva und *atypischen* Neuroleptika als Risiken bekannt. Diese Substanzen können den Kaliumspiegel im Blut verringern, wodurch die neuromuskuläre Erregbarkeit gesenkt wird und Herzrhythmusstörungen ausgelöst werden. Diese können vom Sinusknoten ausgehen, wo die elektrischen Impulse für den Herzschlag gebildet werden, vom Atrioventrikular-Knoten (sekundäres Schrittmacherzentrum des Herzens) oder von den Herzkammern. Die Rhythmusstörungen sind mit krankhaft erhöhter oder erniedrigter Herztätigkeit verbunden und können erhebliche Konsequenzen nach sich ziehen. Hierzu zählen unter anderem eine von den Herzkammern ausgehende massive Beschleunigung der Herztätigkeit (ventrikuläre Tachykardie), eine von den Herzvorhöfen ausgehende Herzrhythmusstörung (supraventrikuläre Arrhythmie), Herzkammeraktionen außerhalb des normalen Sinusrhythmus (ventrikuläre Extrasystolen) und Kammerflimmern.

Ein **beschleunigter Herzrhythmus** kann als einfaches Herzjagen (Tachykardie) auftreten, als Sinus-Tachykardie mit einer Herzfrequenz von mehr als 100 Schlägen pro Minute oder als Vorhofflimmern. Hierbei kreisen elektrische Erregungswellen in den Herzvorhöfen mit einer Frequenz von bis zu 350 Schlägen pro Minute. Die Vorhöfe können dann nicht mehr an der Pumpleistung des Herzens teilnehmen mit der Folge, dass bis zu 20 % der Herzleistung entfallen. Die nicht ausreichende Kontraktion der Vorhöfe kann zum Stau oder Stillstand des Blutstroms und dieser wiederum zur Bildung von Blutpfropfen führen. Hält das Vorhofflimmern an, steigt das Thromboserisiko. Geht das Vorhofflimmern in eine ventrikuläre (von den Herzkammern ausgelöste) Tachykardie oder gar in Kammerflimmern über, einer Herzstörung mit stark erhöhter Kammerfrequenz (über 320 Schläge pro Minute), kann dies zu Schlaganfall, Herzinfarkt und plötzlichem Tod führen.

Frühwarnzeichen für diese Herzschäden sind Extrasystolen (vorzeitige Herzschläge) und sonstige Unregelmäßigkeiten des Herzschlags. Kammerflimmern und Herzinfarkte können sich mit neuen oder sich plötzlich verschlechternden Symptomen ankündigen wie beispielsweise Erschöpfungszuständen, Bewusstseinstrübung, Ohnmacht, Herzklopfen, Engegefühl und Schmerzen in der Brust sowie Luftnot bei Belastung und Verstärkung bei Kältereiz.

Möglich ist auch eine **verlangsamte Herztätigkeit** mit weniger als 60 Herzschlägen pro Minute, gelegentlich einhergehend mit Schwindelzuständen und Synkopen* und verbunden mit dem Risiko der QT-Verlängerung. Hierunter versteht man die Verlängerung der Zeitspanne im Elektrokardiogramm von Beginn der Q-(Depolarisation) bis zum Ende der T-Zacke (Repolarisation). Äußern kann sich diese Herzrhythmusstörung in Anfällen von Unwohlsein und Synkopen*.

Werden zu wenig elektrische Impulse im Sinusknoten gebildet, ist deren Weiterleitung gestört (beispielsweise bei einem Schenkelblock, einer Störung unterhalb des His-Bündels [in Richtung der Herzspitze gelegener Bestandteil des Herzens]). Begleitsymptome der verlangsamten Herztätigkeit, die man durch Ertasten des eigenen Pulses erkennen kann, sind Kopfschmerzen, Schwindel, Bewusstlosigkeit, Übelkeit und Erbrechen. In der Folge kann eine Torsade de pointes (»Spitzenumkehr-Kammertachykardie«) entstehen, das heißt eine Form des Herzkammerflatterns mit wellenartig verlaufenden und möglicherweise in lebensbedrohliches Kammerflimmern übergehenden Herzkammerausschlägen. Äußerlich kann man eine Torsade de pointes an schnellem und unregelmäßigem Herzschlag und Ohnmachtsanfällen erkennen.

Die Fachinformation des Amisulprid-Herstellers ratiopharm GmbH zeigt die Komplexität von Herzerkrankungen, die sein *atypisches* Neuroleptikum in unbekannter Häufigkeit bewirken kann:

> »**Verlängerung des QT-Intervalls** und ventrikuläre Arrhythmien wie z. B. Torsade de pointes und ventrikuläre Tachykardien, die zu Kammerflimmern oder Herzstillstand und plötzlichem Tod führen können.« (2013, S. 4)

Vorzeichen einer QT-Verlängerung oder auch eines AV-Blocks (Herzrhythmusstörung mit variabel ausgeprägter Blockierung des Atrioventrikular-Knotens bzw. weiter entfernt gelegener Strukturen des Erregungsleitungssystems des Herzens) können Ärzte erkennen, wenn sie die Notwendigkeit sehen, die vom Sinusknoten über die Vorhöfe und den AV-Knoten in die Kammern verlaufende Erregung des Herzens im EKG in ihrer zeitlichen Abfolge aufzuzeichnen, und sie diese zu lesen verstehen. Aber selbst identifizierte Störungen bei psychiatrischen Patienten müssen nicht dazu führen, dass die Antidepressiva oder Neuroleptika abgesetzt werden. Ärzte seien sich uneins, ab welchem Grad einer QT-Verlängerung abzusetzen sei. Etienne Delacrétaz von der Klinik und Poliklinik für Kardiologie des Berner Inselspitals schreibt:

> »Ist die Behandlung wichtig und besteht keine therapeutische Alternative,

> akzeptieren die meisten Spezialisten/-innen – sofern die Verträglichkeit gut ist und im 24-Stunden-EKG keine Arrhythmien vorliegen – noch einen QTc-Wert von 500 ms.« (2007, S. 818)

Mainstream-Psychiater halten ihre Psychopharmaka in der Regel für wichtig, gut verträglich und alternativlos.

Erkrankungen der Bauchspeicheldrüse

Neue Antidepressiva und *atypische* Neuroleptika können Störungen der Bauchspeicheldrüse bewirken. Insbesondere Clozapin und Olanzapin sind bekannt dafür, dass sie über Bauchspeicheldrüsen- und Hormonstörungen in erhöhtem Ausmaß zu Übergewicht, Fettleibigkeit und Hyperglykämie, das heißt einem Anstieg des Zuckers im Blut, führen können. Hyperglykämie ist mit Glukose- und Energiemangel in den Muskel- und Fettzellen verbunden und kann Funktionsstörungen im Gehirn und an anderen Organen hervorrufen, ebenso eine Insulinresistenz. Übergewicht geht mit erhöhtem Sterblichkeitsrisiko einher. Mit dem Übergewicht steigt auch das Risiko einer Erkrankung an Diabetes Typ 2, Bluthochdruck, Herz-Kreislauf- und Atemwegsstörungen, Brust-, Gebärmutter-, Darm-, Gallenblasen-, Bauchspeicheldrüsen-, Nierenzell- und Speiseröhrenkrebs.

Warnzeichen für krankhafte Reaktionen der Bauchspeicheldrüse sind zunehmender Hüftumfang und ansteigender Body-Maß-Index, ein Indexwert aus Körpergröße und Körpergewicht zur Erfassung eines Übergewichts. Dieses lässt sich auch mit einem Blick auf die Waage oder mit der Messung des Bauchumfangs erkennen. Monika Kellerer, ärztliche Direktorin der Klinik für Diabetologie, Endokrinologie, Gefäßmedizin und Intensivmedizin am Marienhospital Stuttgart, erklärt, wie aus Insulinresistenz ein chronischer Diabetes speziell vom Typ 2 entstehen kann. (Im Gegensatz zu Diabetes Typ 1, der durch Fehlen des Hormons Insulin im Körper charakterisiert ist, kann beim Diabetes Typ 2 die Bauchspeicheldrüse zwar noch Insulin herstellen, aber das Hormon wirkt im Körper nicht richtig oder es reicht nicht aus, um den Bedarf zu decken.) Die Zuckerkrankheit kann auf Dauer chronisch werden, wenn die Blutzuckerstörungen bestehen bleiben, beispielsweise durch fortgesetzte Verordnung der Substanzen, die die Störung auslösen. Die Diabetologin warnt ganz allgemein:

> »Die beiden Hauptursachen für die Entstehung des Typ 2 Diabetes sind nach heutiger Kenntnis die Insulinresistenz, die einen gesteigerten Insulin-

bedarf hervorruft, sowie die ungenügende Fähigkeit der Bauchspeicheldrüse, diesen Insulinbedarf zu decken.

Unter Insulinresistenz versteht man eine verminderte Empfindlichkeit des Gewebes (hauptsächlich Muskel-, Leber- und Fettgewebe) gegenüber dem Hormon Insulin. Diese reduzierte Sensibilität der Körperzellen auf Insulin beeinträchtigt seine Wirkung. Die Bauchspeicheldrüse produziert deshalb immer mehr Insulin, bis sie sich erschöpft und zuletzt den Dienst versagt.« (Kellerer, 2001)

Zuckerkrankheit zählt zu den unerwünschten Wirkungen vieler neuer Antidepressiva und *atypischer* Neuroleptika. Vorzeichen sind Müdigkeit, Zuckerausscheidung im Harn, vermehrte Harnmenge, Mundtrockenheit, vermehrter Durst bei Appetitmangel, Potenz- und Regelstörungen, verminderter Widerstand gegen Infektionskrankheiten, Fettleber, Leberzirrhose* und Sehstörungen.

Leberschäden

Fettstoffwechselstörungen sind allgemein auftretende unerwünschte Wirkungen bei neuen Antidepressiva und *atypischen* Neuroleptika. Hersteller weisen auf speziell erhöhte Blutfettwerte hin wie Transaminase (einschließlich Alanin- und Aspartat-Aminotransferase), Alkalische Phosphatase, Gamma-Glutamyl-Transferase und Cholesterin. Zeigt ein Blutbild erhöhte Transaminase-Werte, weist dies zumeist auf eine Störung oder Schädigung der Leber hin. Erhöhte Cholesterinwerte fördern nicht nur eine Insulinresistenz, sondern weisen auch auf Gallenwegserkrankungen und Leberschädigungen hin und fördern Arterienverkalkung und Erkrankungen der Herzkranzgefäße. Solche Veränderungen verlaufen oft über lange Zeit symptomfrei, führen mit der Zeit aber zu Ablagerungen von Fett, Thromben, Bindegewebe und Kalk in den Blutgefäßen und zur Verhärtung des Bindegewebes der Gefäßwände.

Wenn die Ablagerungen zunehmen, zusammenfließen, zu hochgradigen Einengungen der Gefäße führen und als Gerinnsel an Engstellen der Blutbahn hängen bleiben, bilden sich Gefäßverschlüsse (Thrombosen), die den Blutstrom ganz oder teilweise blockieren. Löst sich ein lokaler Blutpfropf (Thrombus), kann er an andere Orte des Blutkreislaufs gelangen und den Verschluss eines gesamten Gefäßastes bewirken (Thrombembolien). Diese Gefäßverschlüsse blockieren die für die einzelnen Organe lebensnotwendige Blut- und Sauerstoffzufuhr und können Infarkte auslösen.

Erhöhte Leberenzym- und Cholesterinwerte gelten als schwerwiegende Risikofaktoren und Warnzeichen für Arterienverkalkung und damit für Herz-

Kreislauf-Erkrankungen und Schlaganfälle. Blutgerinnsel in den Venen und dort vor allem in den Beinen können sich mit Schwellungen, Schmerzen und Rötungen der Beine bemerkbar machen.

Erhöhte Leberenzymwerte sind Frühwarnzeichen und weisen auch auf die Gefahr einer Leberschädigung hin. Werden lebertoxische Stoffe weiter eingenommen, kann sich eine Leberfibrose bilden, das heißt der Umbau von Leberzellen in Bindegewebe. Daraus wiederum kann eine Leberzirrhose (Schrumpfleber) werden: eine chronische Erkrankung der Leber, einhergehend mit irreparabler Zerstörung des Lebergewebes und schließlich mit Leberversagen.

Blutdruck- und Gefäßstörungen

Bluthochdruck, wie er von neuen Antidepressiva und *atypischen* Neuroleptika ausgelöst werden kann, ist ein wesentlicher Risikofaktor für Thrombembolien (Verschluss eines gesamten Gefäßastes), Schlaganfälle, Herz-Kreislauf-Erkrankungen wie Herzinfarkt oder Herzinsuffizienz sowie für Nieren- und Gefäßerkrankungen. Neben Übergewicht, Bewegungsmangel, Stress, Rauchen, hohem Salzkonsum und familiärer Neigung zu erhöhtem Blutdruck begünstigen neue Antidepressiva und *atypische* Neuroleptika einen erhöhten Blutdruck. Bluthochdruck gilt Medizinern als »stille Gefahr«, da er häufig unauffällig entsteht. Frühwarnzeichen für Bluthochdruck sind Müdigkeit, Nervosität, Schwindelgefühl, Schlafstörungen, Kopfschmerzen (vor allem morgens), Ohrensausen, Sehstörungen, Nasenbluten, Kurzatmigkeit, rote Gesichtsfarbe und häufige Übelkeit.

Fast alle Antidepressiva und Neuroleptika können Gefäßveränderungen bewirken. Eine mögliche Konsequenz bei Männern ist **Priapismus**, eine schmerzhafte, ohne Frühwarnsymptome auftretende Dauererektion des Penis. Zustande kommt er durch einen verminderten Abfluss von venösem Blut aus den Schwellkörpern oder durch vermehrten Zufluss von arteriellem Blut in die Schwellkörper. Hersteller von Psychopharmaka, in dem Fall von Paliperidon, sehen im Falle eines Priapismus im Gegensatz zu Urologen keinen sofortigen Handlungszwang. Sie raten verschreibenden Ärzten:

> »Patienten sollten darüber informiert werden, dringend ärztlichen Rat einzuholen, wenn sich der Priapismus nicht innerhalb von 4 Stunden zurückgebildet hat.« (Janssen-Cilag International NV, 2016, S. 3)

Im Gegensatz zu der empfohlenen Abwartehaltung raten Urologen, zur Vermeidung bleibender Funktionsstörungen Priapismus als Notfall einzustufen und sofort mit der Behandlung zu beginnen. Ärzte können dann Blut absaugen, einen Eisbeutel anlegen oder das durchblutungsfördernde und Schwellungen abbauende Medikament Heparin spritzen oder das blutdrucksteigernde Medikament Suprarenin. Wartet man zu lange, könne sich eine Thrombose bilden und Gewebe absterben. Hält der Priapismus weiterhin an, müssen operativ Shunts (künstliche Verbindungen zwischen zwei normalerweise getrennten Blutgefäßen) angelegt werden, ein mit einer hohen Rate an bleibender Impotenz einhergehender Eingriff.

Übergewicht, Insulinresistenz, Fettstoffwechselstörungen und Bluthochdruck sind allesamt mögliche unerwünschte Wirkungen von Antidepressiva und Neuroleptika, insbesondere *atypischer* Neuroleptika. Diese Kombination von Symptomen, auch »tödliches Quartett«, Reavan-Syndrom, Syndrom X oder metabolisches Syndrom genannt, gilt als besonders gefährlich, einen Herzinfarkt oder Schlaganfall auszulösen.

Zahnschäden

Zahnerkrankungen nennen erfahrungsgemäß nur wenig Hersteller als Risiken ihrer Produkte, und wenn ja, haben sie wenig Vorstellungen von der Häufigkeit ihres Vorkommens. Begünstigt wird dieser Umstand dadurch, dass fast 98 % der Allgemeinbevölkerung an Karies erkrankt ist, eine schädliche Wirkung von Antidepressiva oder Neuroleptika somit nicht auffällt. Laut Dieter Herrmann (1985) vom Fachbereich Zahn-, Mund- und Kieferheilkunde an der Freien Universität Berlin kommt es durch die schlechte Mundhygiene, die durch die ruhigstellende Wirkung vieler Antidepressiva und Neuroleptika gefördert wird, häufig zu Karies (Zahnfäule) und Parodontolopathien (Entzündungen des Zahnfleisches und Zahnhalteapparates mit Zahnlockerung und Zahnverlust) aller Art.

Eine von mehreren Ursachen ist der Psychopharmaka-bedingte verringerte Speichelfluss, der zu Mundtrockenheit führt, den natürlichen Speichelspülungseffekt vermindert und Mineralien aus der Zahnhartsubstanz herauslöst. Bei diesem Prozess wird der Zahnschmelz kreidig und brüchig, das Zahnbein gummiartig weich. Karies kann sich schnell ausbreiten, der Zahnhalteapparat kann sich entzünden (Parodontitis), Zähne lösen sich. Begünstigt wird dieser Prozess von andauernden Mahlbewegungen der Kiefer und vom nächtlichen Pressen und Mahlen mit den Zähnen mit der Folge von Abkratz- und Abschabschäden. Frühwarnzeichen von Zahnschäden sind erhöhte Kalt- und Heißempfindlichkeit, wiederkehrende oder ständige Zahnschmerzen, »Ziehen« beim Genuss bestimmter Nahrungsmittel, Mundgeruch und Lockerung von Füllungen.

Nierenschäden

Nieren filtern die nicht verwendbaren Stoffe aus dem Organismus und scheiden sie zusammen mit überflüssigem Wasser als Harn aus. Zudem regulieren sie den Elektrolyt- und Wasserhaushalt des Körpers, sind an der Produktion von Vitaminen und Hormonen beteiligt und beeinflussen unter anderem den Knochenstoffwechsel und die Regulierung des Blutdrucks. Auch neue Antidepressiva und *atypische* Neuroleptika haben eine Vielzahl von Nierenschäden zur Folge, die gefährliche Ausmaße annehmen können.

Schwierigkeiten beim Wasserlassen, eine bei neuen Antidepressiva und *atypischen* Neuroleptika häufig auftretende Störung, kann bei voller Ausbildung der Unfähigkeit zur Blasenentleerung zum Harnverhalt, darüber zum Nierenstau und ohne sofortige Behandlung zur chronischen Schädigung der Nieren und deren komplettem Versagen führen. Frühwarnzeichen eines Nierenstaus sind anhaltende Blasenentleerungsstörungen. Ein Nierenversagen kann auch Folge einer Rhabdomyolyse sein, das heißt, einer Degeneration von Muskelzellen in relativ große, klobige Proteine, die in den Nierenkanälchen stecken bleiben.

Übermäßige oder schmerzhafte Urinausscheidung, Blasenschwäche, häufiger Harndrang, mehrmaliges Wasserlassen in kleinen Mengen – ebenfalls mögliche Folgen neuer Antidepressiva und *atypischer* Neuroleptika – können Symptome sich entwickelnder **Nierenerkrankungen** bis hin zum Nierenversagen oder einer Zuckerkrankheit sein. Warnzeichen für diese chronischen Störungen kann ein anhaltender Harndrang über mehrere Tage oder Wochen in einer starken Intensität oder die Ausscheidung von mindestens 2 Litern Urin innerhalb eines Tages sein, ebenso extreme Müdigkeit, Schmerzen während des Wasserlassens oder Beschwerden im Unterleib auf Höhe der Nieren.

Auch **Rhabdomyolysen** können bei neuen Antidepressiva und *atypischen* Neuroleptika auftreten. Wichtiges Anzeichen einer Rhabdomyolyse ist eine rotbraune Verfärbung des Urins, bedingt durch eine erhöhte Ausscheidung des roten Muskelfarbstoffs. Im Vorfeld können als Folge der Muskelschädigung unter anderem Schmerzen, Krämpfe und Verspannungen der Muskulatur auftreten.

Eine **interstitielle Nephritis**, das heißt eine entzündliche Erkrankung der Nierenkanälchen und des angrenzenden Zwischenraums, wie sie durch *atypische* Neuroleptika ausgelöst werden kann, führt im schlimmsten Fall ebenfalls zum Nierenversagen. Diese Krankheit entwickelt sich schleichend. Ist die Filterfunktion der Niere eingeschränkt, kann sich die Harnmenge verringern, bei chronischer Nierenschädigung aber auch ansteigen. Erst wenn mehr als 50

Prozent des Nierengewebes zerstört ist, wird der Funktionsverlust der Nieren mit den üblichen Untersuchungsmethoden erkennbar. Schmerzen im Nierenbereich gelten als Warnzeichen, ebenso verfärbter, getrübter und geschäumter Urin, Müdigkeit, Abgeschlagenheit, Kopf- und Gliederschmerzen, Bluthochdruck, Flüssigkeitsansammlungen im Gewebe wie angeschwollene Hände, Füße, Augenlider oder andere Gesichtspartien.

Eine weiteres Risiko unter neuen Antidepressiva und *atypischen* Neuroleptika ist das **Syndrom der inadäquaten ADH-Sekretion** (SIADH). Hierunter versteht man die abnorm hohe Ausschüttung des Antidiuretischen Hormons (ADH), die zu einer zu geringen Flüssigkeitsausscheidung über die Niere führt und demzufolge zu Übelkeit, Erbrechen, Kopfschmerzen, Persönlichkeitsveränderungen (erhöhte Reizbarkeit oder Lethargie), Verwirrtheit bis hin zum Delir und Bewusstseinsstörungen bis hin zum Koma. Als Frühwarnzeichen eines SIADH gelten Gewichtszunahme, Kopfschmerzen Übelkeit, Erbrechen und Hautschwellungen.

Hyponatriämie ist eine weitere mögliche »Neben«-Wirkung neuer Antidepressiva und *atypischer* Neuroleptika. Darunter versteht man eine verminderte Konzentration von Natriumionen im Blut. Im Körper, und vor allem außerhalb der Zellen, kommt Natrium als positiv geladenes Teilchen vor und trägt zum Aufbau der elektrischen Spannung an den Zellmembranen bei. Daher ist Natrium für die Weiterleitung von Nervenimpulsen, für den Herzrhythmus und die Tätigkeit der Muskeln wichtig. Schwankt die Natrium-Konzentration auch nur gering, wird die Übertragung von Nervenimpulsen gestört, und insbesondere bei zu niedrigen Werten können vielfältige Störungen auftreten. Auch für die Wasserverteilung im Körper spielt Natrium eine wichtige Rolle, für manche Mediziner spiegelt die Hyponatriämie deshalb in erster Linie eine Störung im Wasser- und Elektrolythaushalt wider. Gemeint ist das physiologische System der Aufnahme und Abgabe von Wasser und die damit verbundene Regulierung der Konzentration von Elektrolyten, das heißt positiv und negativ geladener Teilchen. Dadurch wird im Körper die Flüssigkeitsverteilung bestimmt, eine unverzichtbare Grundlage aller Lebensvorgänge, wichtig auch für die Befeuchtung der Gelenke und der Augen, für die Verdauung und Ausscheidung von Abbauprodukten und organschädigenden Substanzen, ebenso für das notwendige Gleichgewicht von Mineralien. In ihrer Fachinformation zu Sertralin beschreibt die Sandoz Pharmaceuticals AG die Konsequenzen, die eine Hyponatriämie nach sich ziehen können:

»Hyponatriämie kann als Folge einer Behandlung mit SSRIs (einschließ-

> lich Sertralin) oder SNRIs auftreten. (...) Bei Patienten mit einer symptomatischen Hyponatriämie sollten ein Absetzen von Sertralin in Betracht gezogen und angemessene medizinische Maßnahmen ergriffen werden. Symptome einer Hyponatriämie sind Kopfschmerzen, Konzentrationsschwierigkeiten, Gedächtnisstörungen, Verwirrtheit und Schwächegefühl, welches zu Stürzen führen kann. In schwereren und / oder akuten Fällen können auch Halluzinationen, Synkopen*, Krampfanfälle, Koma, Atemstillstand und Tod auftreten.« (2015c)

Die genannten Begleitsymptome können auch als Warnzeichen einer sich zuspitzenden Hyponatriämie verstanden werden. Bei älteren Patienten kann bereits eine milde Hyponatriämie fatale Folgen haben. Mediziner nennen noch weitere Symptome, die rückblickend am Beginn einer sich entwickelnden Hyponatriämie standen, beispielsweise Lethargie, depressive Verstimmung und vermehrtes Auftreten von Knochenbrüchen bedingt durch Gangstörungen und Aufmerksamkeitsdefizite.

Muskelschäden

Dyskinesien (Muskelstörungen wie Hyperkinesie*, Dystonien* und Bewegungsstereotype und andere gestörte Bewegungsabläufe) können schon nach kurzer Verabreichungszeit als Zeichen schädlicher neurologischer Wirkungen auftreten – besonders häufig bei Neuroleptika, auch bei *atypischen*, bei Antidepressiva ebenso. Neben der weiteren Verordnung der auslösenden Substanzen trotz erkennbarer muskulärer Unverträglichkeitszeichen gilt die dauerhafte parallele Unterdrückung der Symptome mittels Antiparkinsonmittel als weiterer Risikofaktor. Die Symptome sind so vorübergehend nicht mehr sichtbar, sie können sich nicht mehr entäußern, jedoch verfestigt sich der zugrundeliegende Schaden im zentralen Nervensystem und kann chronisch werden. Dinesh Mehta vom Missouri Institute of Psychiatry und Kollegen publizierten 1978 die Ergebnisse einer Studie an Geriatriepatienten, von denen im Laufe ihres Lebens nahezu alle Neuroleptika erhalten hatten und die teils an tardiver Dyskinesie erkrankt waren, teils noch nicht. In ihrem Bericht wiesen sie darauf hin,

> »... dass die Patienten mit tardiven Dyskinesien signifikant früher als die Kontrollpatienten starben. (...) Man hat in Zusammenhang mit tardiver Dyskinesie von Zelldegeneration in der Substantia nigra *(Schwarzer Kern)* berichtet, in Zusammenhang mit idiopathischem *(ohne erkennbare Ursache entstandenem)* Parkinsonismus ebenso, und Parkinsonismus geht einher mit einem eindeutigen Steigen der Sterblichkeitsrate.« (S. 372)

Da insbesondere Neuroleptika die Muskelschäden nicht nur verursachen, sondern auch ihre Entäußerung unterdrücken können, zumindest auf einige Zeit, können sie auch erst im Lauf der Zeit oder nach dem Absetzen auftreten. Ist der Schaden chronisch, sprechen Psychiater von einer tardiven, das heißt »späten« Dyskinesie. Hersteller informieren, dass Dyskinesien schon vier Wochen nach der Erstverabreichung chronisch werden können. Kausale medizinische Behandlungsmöglichkeiten sind nicht bekannt. Die Schädigung ist immer quälend und oft entstellend. Sie führte in der Vergangenheit gelegentlich zu erfolgreichen Schadenersatzklagen. **Tardive Dyskinesien** können auch unter neuen Antidepressiva und *atypischen* Neuroleptika entstehen.

Muskelzittern und andere Muskelstörungen sind mögliche Vorboten einer tardiven Dyskinesie. Manche Psychiater nutzen den Zungenruhighaltetest zur Früherkennung, da das feine Zittern der Zunge als Zeichen einer entstehenden tardiven Dyskinesie gilt. George Simpson von der psychiatrischen Klinik in Orangeburg im Bundesstaat New York empfahl 1977 einen anderen Schutz vor tardiver Dyskinesie:

> »Die beste Behandlung momentan ist das schrittweise Absetzen der Neuroleptika und ihr Ersatz durch Tranquilizer, um die Angst zu lindern. Das Potenzial der Neuroleptika, tardive Dyskinesien zu verursachen, ist eine ernstzunehmende Komplikation bei einer beträchtlichen Zahl von Patienten und sollte bei allen Patienten einen Absetzversuch nahelegen.« (S. 6)

Treten Muskelstörungen, insbesondere Krämpfe im Zungen-Schlund-Bereich auf (Laryngospasmen), kann dies zur **Aspiration** (Ansaugung von Blut oder Erbrochenem in die Luftröhre oder in die Bronchien) führen. Der Detroiter Gerichtsmediziner Werner Spitz berichtete:

> »In psychiatrischen Institutionen ist Aspiration von Speisen infolge Unterdrückung des Schluckreflexes durch ruhigstellende Arzneimittel eine allgemeine Erscheinung.« (S. 338)

Spitz' Kollege Frederick Zugibe (1980), Herz- und Gerichtsmediziner im Rockland County im Bundesstaat New York, erklärte die physiologische Ursache dieser Störung: Normalerweise hebe sich der Gaumen und verschließe die Luftröhre reflexartig, wenn beim Schluckvorgang ein Speisestück den hinteren Zungenteil berühre; dieser Schluckreflex könne durch Neuroleptika außer Kraft gesetzt werden. In einem Interview mit der *New York Times* gab er an, der Tod vieler psychiatrischer Patienten stehe im Zusammenhang mit »major tranquilizers«, wie in den USA Neuroleptika auch genannt werden:

> »Dr. Zugibe berichtete: Neuroleptika hatten bei Patienten, die möglicher-

weise Probleme beim Sprechen hatten, nichtsdestotrotz aber Ärzten durch Stöhnen ihr körperliches Leiden hätten mitteilen können, die Körperreaktionen erstickt. Er sagte, dass die meisten der von seinem Amt untersuchten Todesfälle erfolgten, als die Patienten in ihre Lungen erbrachen, weil Tranquilizer gewisse Nerven, die erforderlich wären, um das Geschehene zu verhindern, betäubt hatten.« (Gupte, 1978, S. 1)

Laut Zugibe besteht in Hitzeperioden ein erhöhtes Risiko für Asphyxien. Symptome, die mit Aspiration und Asphyxien einhergehen und als Warnzeichen angesehen werden können, sind allgemeines Schwächegefühl, abnorme Kribbelempfindungen, Beklemmungsgefühle, Schluckstörungen, Gefühl der verstopften Nase, Atemnot, erhöhte Speichelabsonderung, Appetitstörungen mit Übelkeit bis Erbrechen, kolikartige Schmerzen und krampfartige Durchfälle, Muskelschmerzen, Schwindel und schließlich das Auftreten eines Parkinsonismus* mit Muskelzittern und -steifheit, Propulsion (Neigung beim Gehen, immer schneller vorwärtszuschießen), Salbengesicht und mimische Starre.

Wiederkehr des Elektroschocks

Der Elektroschock ist eine psychiatrische Behandlungsmaßnahme und besteht aus der Auslösung eines epileptischen Anfalls. Seine körperlichen und psychischen Folgen gelten Mainstream-Psychiatern als heilsam. Elektroschocks sollen nur als ultima ratio, das heißt als letztes Mittel bei lebensgefährlichen Zuständen eingesetzt werden, gleichzeitig aber und im Gegensatz hierzu möglichst früh und dauerhaft und zudem bei vielfältigen Problemen und den unterschiedlichsten Krankheiten. Mainstream-Psychiater stellen Elektroschocks als risikoarme Maßnahme mit sogar regenerativer Wirkung auf die Hirnzellen dar; gleichzeitig berichten sie von chronischen und lebensgefährlichen Schäden. Folgerichtig plädieren sie dafür, die Patienten eher nicht über Risiken und Alternativen aufzuklären. Vorausverfügungen sollten ignoriert werden, und es sei ethisch und juristisch geboten, insbesondere Menschen mit der Diagnose »Schizophrenie« auch gegen ihren Willen und ohne richterlichen Beschluss Elektroschocks zu verabreichen.

Aufgrund der bekannt gewordenen Gräueltaten von Psychiatern während des Faschismus verhielten sich nach dem Zweiten Weltkrieg deutsche Anästhesisten skeptisch, wenn sie Beihilfe leisten sollten bei der Verabreichung von Elektroschocks. In Deutschland war man im internationalen Vergleich lange Zeit recht zurückhaltend. Mancherorts hemmte die Haltung der Bevölkerung und der Widerstand von Mitarbeitern die weitere Ausbreitung des Elektroschocks (Müller et al., 1998).

Die Methode hatte der Psychiater Ugo Cerletti ursprünglich 1936 im faschistischen Italien nach Versuchen an Hunden und Beobachtungen in einem Schlachthaus in Rom entwickelt. Dort hatte man Schweine mit Strom betäubt, um ihnen ohne Gegenwehr die Kehle durchschneiden zu können. Cerletti beeindruckte dabei am meisten, dass der Strom bei den Tieren epileptische Anfälle auslöste.

Ab 1938 setzte man diese Behandlungsmethode in der Psychiatrie auch außerhalb von Italien systematisch für alle möglichen Diagnosen ein. Im Verhältnis zu den psychiatrischen Massenmorden (»Euthanasie«) und Massensterilisationen gelten Elektroschocks rückblickend manchen Psychiatern gar als progressiv, da sie die Ideologie der Nicht-Behandelbarkeit der »Schizophrenie« ins Wanken gebracht hätte.

Vermutlich zurückgehend auf die Haltung der sogenannten demokratischen Psychiatrie, wie sie unter anderem von Franco Basaglia (1924-1980) entwickelt worden war, gibt es in Italien heute noch viel Widerstand gegen Elektroschocks. Lorenzo Toresini, Chefarzt der Psychiatrischen Abteilung des Krankenhauses Meran, stellte bei der Anhörung vor dem Parlamentarischen Ausschuss des Nationalen Gesundheitsdiensts 2012 klar,

> »... die Anwendung des Elektroschocks, wie EKT in Italien immer noch weitverbreitet unter Fachleuten genannt wird, entspringt dem nationalsozialistischen Geiste der Repression...« (zitiert nach: Conca, 2013, S. 44)

Im deutschen Sprachraum drängten Mainstream-Psychiater jahrzehntelang, vermehrt Elektroschocks zu verabreichen. 1988 äußerte beispielsweise Fritz Reimer, langjähriger Vorsitzender der deutschen Bundesdirektorenkonferenz (Zusammenschluss der Leiter psychiatrischer Kliniken und Krankenhaus-Abteilungen):

> »Ich hoffe, dass bald alle wieder schocken. In Schweden, der Schweiz, England oder Holland hat die Psychiatrie einen wesentlich höheren Standard, das heißt, es wird dort sehr viel mehr geschockt als bei uns.« (zitiert nach: Förster, 1988, S. 22)

2012 erfüllte sich Reimers Hoffnung. Psychiaterverbände in Deutschland, Südtirol (Italien), Österreich und der Schweiz riefen dazu auf, flächendeckend Elektroschock-Apparate anzuschaffen und konsequent, vorbeugend und kontinuierlich Elektroschocks zu verabreichen, denn nur so könne

»... die Therapiemethode optimal genutzt werden, um die Chronifizierung von Krankheitsepisoden zu verhindern.« (DGPPN, 2012)

Zeitgleich wurde vom deutschen Bundesministerium für Gesundheit ein Entgeltsystem für psychiatrische und psychosomatische Einrichtungen initiiert, mit dem Krankenhäuser mit Elektroschocks und deren krankenhausindividueller Abrechnung als Zusatzleistung lukrative Mehreinnahmen erwirtschaften können. Derzeit (Juli 2017) sind dies ca. 450 € pro Elektroschock. Da der organisatorische und personelle Aufwand für die Verabreichung von Elektroschocks hoch ist, lohnt sich diese Maßnahme nur für Einrichtungen, die zentriert – gleichsam am Fließband – Elektroschocks verabreichen.

Seit den 1980er Jahren sind Elektroschock-Verabreichungen weltweit stetig angestiegen. Geändert hat sich auch die Begrifflichkeit. Heutzutage benutzt man harmloser klingende Worte wie »Elektrokrampftherapie (EKT)«, »elektrische Durchflutungstherapie«, »Elektrokonvulsionstherapie« oder »Elektrostimulation«. Von »Elektroschocks« zu sprechen ist auch problematisch, geht es doch nicht darum, dass man den Betroffenen mit elektrischen Stromstößen Schocks zufügt, sondern bei ihnen mit elektrischen Stromstößen epileptische Anfälle auslöst. Nicht geändert hat sich, dass die Behandlungsmethode von Psychiatriebetroffenen in aller Welt weiterhin »Elektroschock« genannt wird und dass ihr in Europa »typischerweise« (Henkel & Grözinger, 2013, S. 17) mehr weibliche Patienten unterzogen werden. Auch in Ländern anderer Kontinente, beispielsweise in Pakistan, Hongkong oder Saudi-Arabien, findet sich eine Majorität von Frauen unter den Behandelten.

In Deutschland verabreicht man Elektroschocks bevorzugt Frauen sowie Patienten über 50 Jahren. Mit Abstand am häufigsten und mit der höchsten Zuwachsrate wird diese Maßnahme angewandt in Universitätskliniken (Nickl-Jockschat, 2013, S. 28), den Stätten psychiatrischer Ausbildung. 2008 wurden in Deutschland ca. 30.000 Elektroschocks (36,7 Schocks pro 100.000 Einwohner) verabreicht, in der Schweiz 2.100 (26,9 / 100.000), in Österreich 1.600 (20,5 / 100.000). Im Vergleich mit einigen europäischen Ländern, von denen Zahlen vorliegen, befinden sich die deutschsprachigen Länder im unteren Drittel. In Dänemark beispielsweise ist die Rate zehnmal höher als in Deutschland. Während sich in den Niederlanden zwischen 1999 und 2008 die Zahl der verabreichten Elektroschocks vervierfachte, stieg sie in Deutschland zwischen 1995 und 2008 ›nur‹ um das 2,5-fache an (Henkel & Grözinger, 2013, S. 17). Entsprechend heftig sind die Anstrengungen der deutschsprachigen Mainstream-Psychiater, den internationalen Rückstand aufzuholen.

Psychiater schätzen am Elektroschock die sofortige Wirkung per Knopfdruck. Francesca Regen und Otto Benkert loben im »Kompendium der Psychiatrischen Psychopharmakotherapie«:

> »Vorteile der EKT liegen in einem raschen Therapieerfolg und hohen Response- und Remissionsraten *(Ansprechraten und Raten der Symptom-Abschwächung)*.« (2017, S. 41)

Wie Behandlungsresistenzen gelindert werden können, erläuterten Otto Arnold und Kollegen der psychiatrischen Universitätsklinik Wien schon vor über einem halben Jahrhundert:

> »Wie oft waren wir Zeuge, dass ein widerstrebender, ängstlicher Patient zur Elektroschockbehandlung geschleppt werden musste. Heute gelingt es uns, den Patienten mit rasch wirkenden Neuroleptika zu beruhigen.« (Arnold et al., 1960, S. 241)

Je rascher Elektroschocks bei Depressionen verabreicht werden, desto besser, so Bettina Grager und Jan Di Pauli vom Landeskrankenhaus Rankweil in Österreich:

> »Die Wahrscheinlichkeit einer Besserung unter EKT sinkt mit der Dauer der Vorbehandlung. Ihr Einsatz sollte daher rechtzeitig erfolgen.« (2013, S. 75)

➔ Zusammenfassend lässt sich sagen, dass Psychiater international sowie in den deutschsprachigen Ländern zunehmend Elektroschocks verabreichen, vorzugsweise Frauen und älteren Menschen. Sie engagieren sich für deren schnellere, frühere und konsequentere Verabreichung.

Wirkungsweise moderner Elektroschocks

Wie bereits erwähnt, werden mit Elektroschocks epileptische Anfälle herbeigeführt. Gemeinsam mit Kollegen betonte Michael Grözinger, Sprecher der DGPPN in Sachen Elektroschock und Mitherausgeber des Standardwerks »Elektrokonvulsionstherapie kompakt«, die absolute Notwendigkeit, einen großen epileptischen Anfall als wirkungsaktives Mittel (Agens) auszulösen:

> »Die grundlegende Hypothese Ladislas Medunas zum Wirkmechanismus, der zufolge der generalisierte Krampfanfall das therapeutische Agens der EKT darstellt, besitzt auch heute noch Gültigkeit. Alle Versuche, diesen Kernbestandteil der Methode zu modifizieren, waren mit einer Einbuße an therapeutischer Wirkung verbunden.« (Grözinger et al., 2012, S. 919)

Psychiater sind sich einig,

> »... dass ein generalisierter Krampfanfall – wenn auch durch die Relaxierung modifiziert – die Conditio sine qua non *(unerlässliche Bedingung)* für die therapeutische Wirkung darstellt.« (Folkerts, 1995, S. 244)

> »Grundlage der Elektrokonvulsionstherapie (EKT) ist ein für wenige Sekunden am Kopf des Patienten angelegter elektrischer Wechselstrom, der idealerweise so beschaffen ist, dass er einen generalisierten, epileptischen Krampfanfall auslöst (…). Die Induktion eines epileptischen Anfalls ist also notwendig für eine antidepressive, aber auch die antikonvulsive, antimanische, antikatatone und antipsychotische Wirkung.« (Sartorius, 2013, S. 98)

Die Behandlung sei rasch und schmerzlos, so der Anästhesist Benjamin Gillmann von der Universitätsklinik Aachen gemeinsam mit zwei Psychiatern:

> »Die EKT ist eine wenige Minuten dauernde medizinische Intervention, die von Anästhesisten und Psychiatern ein hohes Maß an Kooperation erfordert. Sie wird meist bei somatisch nicht akut kranken Patienten durchgeführt, ist nicht mit Schmerzen verbunden, induziert eine postiktale Amnesie *(löst nach dem epileptischen Anfall einen Gedächtnisverlust aus)* und muss innerhalb mehrerer Wochen vielfach wiederholt werden.« (2013, S. 138)

Da ein epileptischer Anfall mit einer Vielzahl physiologischer Begleitwirkungen einhergeht, scheint die Annahme verlockend, in den Begleitwirkungen den eigentlichen »therapeutischen« Wirkungsfaktor des Elektroschocks sehen zu wollen. Hildegard Janouschek und Thomas Nickl-Jockschat (2013) von der Neurologischen bzw. Psychiatrischen Universitätsklinik Aachen spekulieren, dass sein Wirkmechanismus in einer Normalisierung der Nervenimpuls-Übertragung und der verstärkten Ausschüttung potenziell antidepressiv wirksamer Hormone liegen könnte, dass er eine Vielzahl an Hormonen und insbesondere antidepressiv wirkende Schilddrüsen- und Stresshormone ausschütten könnte, dass er im Serotonin- und Noradrenalin-System Botenstoffe und Rezeptoren positiv beeinflussen könnte, dass er in bestimmten Hirnbereichen Dopamin-Rezeptoren verändern und die Verfügbarkeit von Dopamin vermehren könnte, dass er kurzzeitig die Blut-Hirn-Schranke öffnen und dadurch zirkulierende größere Moleküle mit antidepressiver Eigenwirkung ins Gehirn gelangen könnten usw. usf.

Wie Antidepressiva und Neuroleptika wird auch der Elektroschock stetig weiterentwickelt. Durch technische Erneuerungen und qualitätssichernde Maßnahmen sei er stets ein modernes und unentbehrliches Therapieverfahren geblieben (Berthold-Losleben & Grözinger, 2013, S. 56). Eine wesentliche

Neuerung war die modifizierte Form des Elektroschocks, die Anfang der 1950er Jahre entwickelt wurde. Mit einer Kurznarkose lindert man die Wahrnehmung von Schmerzen und sonstiges Leid beim unmittelbaren Vollzug der Behandlung, muskelerschlaffende Substanzen senken das Ausmaß der zuvor häufig aufgetretenen Knochen- und Muskelverletzungen. Zur weiteren Modernisierung des Verfahrens gehört, dass man gelegentlich die Position der Elektroden wechselt oder die Mimik bei deren Anlegen: Sollten 1983 noch alle Maßnahmen in Gegenwart der wachen Patienten

> »... zügig – nicht hektisch – und weitgehend schweigend (Vorstellung als Narkosearzt/ärztin nicht vergessen) vorgenommen werden, um die psychischen Belastungen des Patienten vor Narkoseeinleitung auf ein Minimum zu reduzieren« (Eberlein, S. 1),

sollen Elektroschocks verabreichende Psychiater heutzutage Mitleid zeigen:

> »Die Angst ist dem Patienten nicht auszureden, sondern zu teilen (gemeinsames Gefühl der Ohnmacht!).« (Heinz, 2017, S. 881)

Der eigentliche Elektroschock beginnt hierzulande mit der Einleitung einer Narkose. Dem zu schockenden Menschen wird über eine dicht anliegende Maske über mehrere Minuten reiner Sauerstoff zum Atmen zugeführt. Dann erhält er ein Narkosemittel zur Ausschaltung der Schmerzempfindung. Ist nach ca. 30 bis 60 Sekunden eine hinreichende Narkosetiefe erreicht, verabreicht man ihm ein Muskelrelaxans (in der Regel Succinylcholin), damit die Muskulatur erschlafft. Nach weiteren 60 bis 120 Sekunden führt man einen Zahnschutz und eventuell eine Larynxmaske zur Beatmung sowie Auflage und Abdichtung des Kehlkopfes ein (Sartorius et al., 2013). Dabei handelt es sich um eine weiche Plastikröhre, die während der Kurznarkose die Zunge stützen und den Luftweg freihalten soll.

Die Elektroden platziert man einseitig rechts (unilateral – RUL) oder an beiden Schläfenseiten (bitemporal – BIL). Mit veränderten Platzierungen haben Psychiater eine Vielzahl von Innovationen zur Hand. Neuere Positionen sind beidseitig vorne an der Stirn (bifrontal – BF) und vorne links und an der rechten Schläfenseite (links anterior rechts temporal – LART). Dabei wird die erste Elektrode mittig über der linken Augenbraue angesetzt und die zweite rechts 1,5 bis 2,5 cm oberhalb der Mitte der Linie zwischen der Stelle, unter der der Gehörgang verläuft, und dem äußeren Augenwinkel (Sartorius, 2013, S. 105). Das hohe Maß an psychiatrischer Kreativität, epileptische Anfälle mit unterschiedlich platzierten Elektroden auszulösen, belegt Abbildung 4, entnommen aus »Elektrokonvulsionstherapie kompakt«.

Dann wird per Schalter das Gehirn »angeregt« – so der Wortlaut des DGPPN-Ratgebers –, das heißt der epileptische Anfall ausgelöst:

> »Im Rahmen einer Kurznarkose wird das Gehirn über Elektroden an der Kopfhaut für wenige Sekunden mit sehr kurzen elektrischen Impulsen angeregt. Ein Teil der Nervenzellen koordiniert dadurch vorübergehend ihre Aktivität, sie schwingen im gleichen Takt. Ähnlich wie bei einem generalisierten Anfall kehren sie nach ungefähr einer Minute selbstständig wieder in ihren ursprünglichen Funktionszustand zurück.« (Grözinger et al., 2016, S. 8f.)

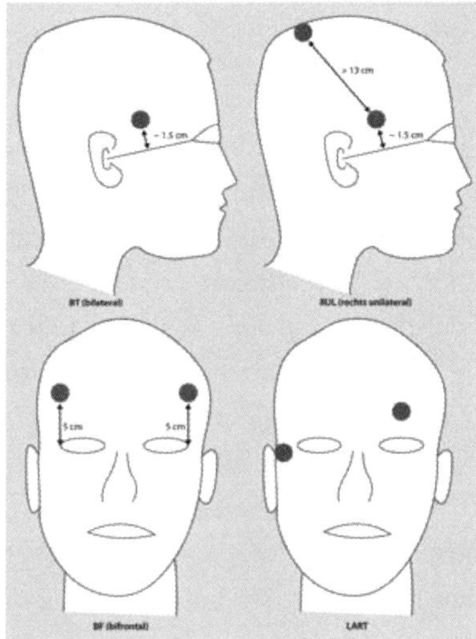

Abb. 4
Möglichkeiten der Elektroden-Platzierung (aus: Sartorius et al., 2013, S. 113)

Als Varianten mit der etwas geringeren Rate an kognitiven* Folgeschäden gelten der Einsatz von kurzen (0,5 ms) bzw. ultrakurzen (0,3 ms) Rechteckimpulsen, eine einseitige Elektroden-Platzierung, die Verabreichung von Elektroschocks an lediglich zwei Tagen pro Woche und die schrittweise Anpassung der Stromdosis (Kayser et al., 2013, S. 90). Mit Rechteckimpuls ist ein sich periodisch wiederholender Stromstoß mit steiler Amplitude gemeint. Der Stromstoß

> »... soll nur so stark sein, dass er gerade ausreicht, um einen epileptischen Anfall hervorzurufen.« (Greve et al., 2013, S. 72)

Psychiater können sich entscheiden, ob sie mit höherer Stromstärke einseitig oder etwas niedrigerer Stromstärke beidseitig schocken, wie Borwin Bandelow von der Psychiatrischen Universitätsklinik Göttingen und Kollegen erklären:

> »Die ›Dosierung‹ muss als eine Kombination aus elektrischer Stromstärke, Ort der Elektrodenplatzierung, Krampfanfalldauer und der Anzahl der Krampfanfälle verstanden werden. Es ist nicht genau bekannt, welche Konvulsionsdauer für einen Therapieerfolg notwendig ist (wahrscheinlich 15 Sekunden und länger); manche Experten empfehlen eine Dauer von mindestens 25 Sekunden. (...) Nach Kurznarkose unter Muskelrelaxation (Succinylcholin / Sucamethonium) Anlegen der Elektroden des Konvulsators; meist unilateral über der nicht sprachdominanten Hirnhälfte (geringere mnestische *[Gedächtnis-]* Störungen). Weniger günstig ist ein bitempo-

rales Anlegen der Elektroden. Andererseits soll die bilaterale Anwendung im Vergleich zur unilateralen den Therapieerfolg verbessern. Bei unilateraler Anwendung sollte die Stromstärke bzw. -spannung deutlich größer gewählt werden als die ›Schwellenstimulierung‹ (Stromstärke oder -spannung, die gerade eben notwendig ist, um einen Krampf auszulösen).« (2012, S. 99)

Alexander Sartorius vom Zentralinstitut für Seelische Gesundheit in Mannheim und Kollegen (2013, S. 115) empfehlen in ihrem Artikel »Praktische Durchführung der EKT« ähnlich lange epileptische Anfälle. Erreiche die Dauer des motorischen Anfalls 20 Sekunden und der im EEG gemessene Anfall 25 Sekunden, gelte er als ausreichend lang; bei über 75-Jährigen Patienten genügten 15 bzw. 20 Sekunden.

Neben den oben genannten Begleitwirkungen, in denen Psychiater den eigentlichen »therapeutischen« Wirkungsfaktor des Elektroschocks sehen wollen, benennen sie auch die Gegenreaktion des Gehirns auf die Stromstöße als Hauptwirkung. Der epileptische Anfall sei zwar nebensächlich, aber zwingend notwendig: ohne epileptischer Anfall keine »therapeutische« Gegenreaktion. Daher müsse der Strom technisch so bereitgestellt sein, dass ein Anfall zuverlässig ausgelöst wird. Problematisch sei eine zu geringe Stromdosis, so Sartorius; eine höhere Stromdosis würde zu mehr kognitiven* Einbußen führen, sei aber wirksamer:

»Viele Studien haben auch hier zeigen können, dass immer kürzere Pulse, bis hin zu 0,25 ms Pulsbreite (ms steht für Millisekunden), jeweils zu weniger kognitiven Einbußen führten, allerdings zunehmend auch auf Kosten der Effektivität. (...) Klar belegt ist, dass eine höhere abgegebene Ladungsmenge mit einer Zunahme kognitiver Störungen einhergeht. In ähnlicher Weise scheinen sich breitere Pulse, bilaterale Stimulationen und höhere Stromstärken auszuwirken (...). Die Effektivität der Behandlung steigt jedoch ebenfalls mit der Verwendung höherer Ladungsmengen, breiterer Pulse (bis 1,5 ms) und bilateraler Behandlung.« (Sartorius, 2013, S. 100 / 106)

Bei einem als unwirksam geltenden Elektroschock können Psychiater zwecks Optimierung ihrer Bemühungen umgehend einen zweiten und stärkeren verabreichen oder von ein- zu zweiseitiger Elektroden-Platzierung übergehen:

»Im Sinne der Effizienzoptimierung kann, je nach klinischem Verlauf und Zeitpunkt der EKT-Serie, eine unmittelbare Restimulation mit Intensitätsanpassung erwogen werden...« (Sartorius et al., 2013, S. 116)

»Bei Nichtansprechen nach 4-6 unilateralen Behandlungen wird der Über-

> gang zur bilateralen Stimulierung empfohlen. Bei der bilateralen Stimulation soll die 1,5-fache Stromstärke oder -spanne der Schwellendosis verwendet werden. Bei Nichtansprechen dieser Stimulationsform kann die 2,5-fache Dosis bilateral angewendet werden (›high-energy‹).« (Bandelow et al., 2012, S. 99)

In der Regel besteht eine akute Behandlungsserie aus 6-15 Elektroschocks. Menschen mit der Diagnose »Schizophrenie« werden besonders starke und viele Elektroschocks verabreicht. Zunächst einmal sollen 20 Schocks verabreicht werden, um zu sehen, ob die Patienten auf die Schocks »ansprechen«:

> »Bei schizophrenen Störungen wird überwiegend bitemporal und bevorzugt mit einer etwa 2- bis 4-fachen Krampfschwellendosis stimuliert. Die notwendigen Stimulationssitzungen werden mit 6-20 (2-3 Sitzungen pro Woche) angegeben...« (Müller & Benkert, 2017, S. 370)

> »Bei einer therapieresistenten paranoiden Schizophrenie muss von einer höheren Anzahl an Behandlungen ausgegangen werden. Von einem Nichtansprechen kann erst nach 20 EKT-Sitzungen gesprochen werden.« (Grager & Di Pauli, 2013, S. 76)

> »Bei Indikationen aus dem schizophrenen Formenkreis können auch deutlich mehr, bis zu 30 Behandlungen erforderlich sein.« (Sartorius et al., 2013, S. 122)

Die Behandlung wird so lange wiederholt, bis aus psychiatrischer Sicht eine Besserung eintritt (Grözinger et al., 2016, S. 11).

➔ Trotz all seiner Umbenennungen und Modifikationen, trotz unterschiedlicher Platzierung der Elektroden und trotz immer neuer technischer Finessen des verwendeten Stroms bestehen Elektroschocks nach wie vor aus der Auslösung epileptischer Anfälle. Diese sollen ernsthafte psychische Probleme lindern oder lösen. Sind Psychiater mit der Wirkung von Elektroschocks nicht zufrieden, können sie die Stromstärke oder die Zahl der Elektroschocks erhöhen, von ein- zu zweiseitiger Platzierung der Elektroden übergehen und so lange weitere Elektroschocks verabreichen, bis sie mit dem Ergebnis zufrieden sind. Zwecks Optimierung der Wirkung sind sie von vornherein entschlossen, Elektroschocks in größerer Anzahl zu verabreichen.

Indikationen

Aufgrund seiner maximalen Einwirkung auf den Organismus stellt der Elektroschock eine Universalmethode dar. Zu den Indikationen zählen Probleme und Krankheiten aus vielerlei Bereichen, seien es akute körperliche Erkrankungen, psychische Probleme oder Störungen, die als Folge fortgesetzter Verabreichung von Antidepressiva und Neuroleptika auftreten:

> »Die Elektrokonvulsionstherapie (EKT) wirkt bei klinisch heterogenen Syndromen: neben den gut beschriebenen antidepressiven, antimanischen, antipsychotischen, antikonvulsiven, antisuizidalen, stimmungsstabilisierenden und antikatatonen Eigenschaften wurden in der Literatur auch positive Effekte der EKT bei der Behandlung von motorischen Symptomen bei M. Parkinson *(Morbus Parkinson; Schüttellähmung)* beschrieben.« (Janouschek & Nickl-Jockschat, 2013, S. 183)

Elektroschocks werden unter psychiatrischen, neurologischen und internistischen Diagnosen verabreicht. Vorzugsweise wenden Psychiater diese Maßnahmen unter ihren eigenen **psychiatrischen Diagnosen** an, beispielsweise bei Depression, Schizophrenie, Wochenbettpsychose, Katatonie*, Manie, Zwangsstörungen, Anorexie* oder Suizidalität:

> »Die wichtigsten Indikationen stellen schwere gehemmte Episoden einer Major Depression (auch mit Suizidalität), depressive Episoden mit psychotischen Merkmalen und therapieresistente depressive Episoden dar.« (Regen & Benkert, 2017, S. 41)

Bei entsprechender Indikation verabreicht man auch Menschen mit Demenz Elektroschocks, ebenfalls Kindern im vorpubertären Alter und Menschen mit geistiger Behinderung, frühkindlicher Hirnschädigung oder Down-Syndrom; so lasse sich ein aggressiv-agitiertes Verhalten verbessern (Grager & Di Pauli, 2013, S. 78; Michael & Di Pauli, 2013, S. 134f.).

Das therapeutische Unvermögen stellt für Klaus Dörner, einen Meinungsführer der deutschen Sozialpsychiatrie, einen weiteren Anlass für Elektroschocks dar. Mit ihnen könne man Patienten in Angst und Schrecken versetzen, vorhandene psychotische Ängste würden in den Hintergrund gedrängt. Elektroschocks könnten verabreicht werden

> »... bei sehr qualvoll erlebten akuten schizophrenen oder depressiven Krisen, wenn ich als Therapeut unfähig zu einer ausreichend wirksamen therapeutischen Beziehung und pharmakotherapeutischen Hilfe bin. (...) Lebens- oder Körperangst kann psychotische Angst erübrigen.« (Dörner & Plog, 1992, S. 546)

Di Pauli hob den Wunsch von Patienten nach wirksamer Therapie hervor, wonach

> »... die EKT nicht nur als Methode bei Therapieresistenz empfohlen wird, sondern auch dann, wenn der Patient ›einen möglichst wahrscheinlichen

Therapieerfolg anstrebt‹. Die EKT ist also ausdrücklich nicht Ultima ratio.« (2013, S. 34)

Elektroschocks verabreicht werden auch unter **neurologischen Diagnosen**, unter anderem: Epilepsie und Depression nach Kohlenmonoxid-Vergiftung oder Thalamus-Syndrom (Sensibilitäts- und Sehstörung bei Verletzung des Thalamus) nach Hirninfarkt; drogeninduzierte Psychose; katatone Störung bei Lupus erythematodes (Schmetterlingsflechte); Delir bei körperlichen Erkrankungen, Alkohol- und Barbiturat-Entzug; Verhaltensstörung nach Schädel-Hirn-Trauma; psychotische und affektive Störung bei multipler Sklerose; Jakob-Creutzfeld-Erkrankung (mit Muskelstörungen und deliranten Symptomen einhergehende Erkrankung des ZNS); Wernicke-Enzephalopathie (Stammhirn-Erkrankung unter anderem bei chronischem Alkoholismus und der Vitaminmangel-Krankheit Beriberi); Schädelhirntrauma; Encephalomyelitis disseminata (entzündliche ZNS-Erkrankung); Veitstanz; multiple Sklerose; Hirntumor; Alzheimer-Demenz; Myasthenia gravis (fortschreitende Schwäche der quergestreiften Muskulatur); Muskeldystrophie (fortschreitende entzündliche Muskelerkrankung mit Schwund der rumpfnahen Muskulatur); Friedreich-Ataxie (mit fortschreitendem Muskelschwund einhergehende Erkrankung des ZNS); Dyskinesien*; Hypokinesien* mit »on-off«-Phänomen (plötzlichem Wechsel von guter Beweglichkeit zur Unbeweglichkeit); Hypophysenvorderlappen-Insuffizienz (Unterfunktion des hormonaktiven Teils der Hirnanhangdrüse) (Folkerts et al., 2003; Bandelow et al., 2012, S. 98; Grager & Di Pauli, 2013; Michael & Di Pauli, 2013; Nickl-Jockschat, 2013; Paulzen et al., 2017).

Elektroschocks würden zwar epileptische Anfälle auslösen, aber aufgrund der vom Organismus entwickelten (gemutmaßten) gegenregulatorischen Abwehrkräfte hätten Elektroschocks eine antikonvulsive und stabilisierende Wirkung bei Menschen mit Epilepsie, auch bei Kindern. Deshalb habe man in Einzelfällen gute Erfahrungen gemacht, von Beginn an mit beidseitiger Elektroden-Position und hoher Stimulus-Dosierung eventuell mehrere Schocks in kurzer Folge zu verabreichen. Elektroschocks könnten zudem bei einem nicht beherrschbaren Status epilepticus (anhaltendem epileptischen Anfall) als ultima ratio, das heißt als letztes und äußerstes Mittel genutzt werden (Michael & Di Pauli, 2013, S. 131).

Anlass für Elektroschocks können auch **internistische Diagnosen** geben wie zum Beispiel das maligne neuroleptische Syndrom*, Morbus Wilson (Symptomenkomplex mit unter anderem Leber und Gehirn betreffender Degeneration), Urämie (Harnvergiftung) oder Neurosyphilis. Bei lebensbedrohlicher perniziöser Katatonie* (auch »akute tödliche Katatonie«, »febrile Katatonie« oder »maligne Katatonie« genannt), einem mit Fieber, Verstummen und Bewegungsarmut bis hin zur Erstarrung einhergehenden Krankheitsbild, das zum Tod führen kann, seien Elektroschocks die Methode der Wahl (Grager & Di Pauli, 2013, S. 76).

Seit Mitte der 1980er-Jahre habe das Ausbleiben der Reaktion auf Antidepressiva und Neuroleptika zu einer langsamen, aber kontinuierlichen Wiederbelebung des Elektroschocks geführt (Reinke et al., 2013, S. 13). Als Anlässe, die Elektroschocks rechtfertigen, gelten unbefriedigende Wirkungen von Antidepressiva, Neuroleptika und Phasenprophylaktika (Regen & Benkert, 2017, S. 112; Paulzen et al., 2017, S. 216), »Versagen einer Behandlung mit atypischen Neuroleptika« (Bandelow et al., 2012, S. 98), insbesondere »Nichtansprechen« von Clozapin oder gar dessen Ablehnung (Müller & Benkert, 2017, S. 370) sowie Kontraindikationen zu Neuroleptika (Grager & Di Pauli, 2013, S. 76). Bei **Behandlungsresistenz** seien selbstverständlich und unvoreingenommen Elektroschocks zu verabreichen:

> »Ebenso wie eine EKT als bewährte Methode bei der Behandlung einer therapieresistenten (!) Depression selbstverständlich eingesetzt wird, ist ein solcher Einsatz bei einer therapieresistenten Manie genauso unvoreingenommen wünschenswert.« (Finzen et al., 2017, S. 92)

Behandlungsresistenz gilt als häufigste Indikation für Elektroschocks (Grager & Di Pauli, 2013, S. 74). Gemäß »S3-Leitlinie Unipolare Depression« kann sie relativ rasch festgestellt werden:

> »Wenn zwei lege artis *(nach den Regeln der ärztlichen Kunst)* durchgeführte Behandlungen mit Antidepressiva unterschiedlicher Wirkstoffklassen zu keiner Besserung geführt haben, ist eine Behandlung mit EKT indiziert.« (DGPPN et al., 2017, S. 43)

Die potenziell Depressions-chronifizierende Wirkung von Antidepressiva und Psychosen-chronifizierende Wirkung von Neuroleptika lässt Psychiatern Elektroschocks als Ausweg erscheinen, wenn ihre Standardmethoden ausgereizt und psychische Probleme chronisch geworden sind. Dann scheinen drastische Maßnahmen vonnöten. Als einer der ersten seiner Berufsgruppe erkannte dies Helmut Selbach. SA-Mitglied ab 1934, wurde er 1940 Oberarzt an der Psychiatrischen Universitätsklinik der Charité in Berlin unter Max de Crinis, einem Protagonisten des psychiatrischen T4-Massenmords, später wurde Selbach Leiter der Psychiatrischen Universitätsklinik Berlin-West. Noch heute (Juni 2017) ist Selbach bei der Berliner Gesellschaft für Psychiatrie und Neurologie als Ehrenmitglied gelistet. 1960 hatte er seine Methode der Wahl bei Toleranzbildung gegenüber Antidepressiva kundgetan:

> »Die Wirksamkeit des Tofranil (Wirkstoff Imipramin – P.L.) kann mit zunehmender Zahl der depressiven Phasen sinken. Bekanntlich wird die Auslenkung im Lauf des Lebens flacher, wobei aber das kranke System nicht selten zur Therapieresistenz erstarrt und die Fähigkeit zu spontaner oder therapeutisch provozierter Gegenregulation einbüßt oder stark vermindert ist. Hier können oft nur einer oder wenige Elektroschocks eine Auflockerung der gegenregulatorischen Insuffizienz *(Minderfunktion)* oft mit auffallend schneller Homeostasierung *(Selbstregulierung im dynamischen Gleichgewicht)* bewirken. Der Krampfanfall bewirkt in Sekundenschnelle mit extremer Amplitude also das gleiche, was ebenso unspezifisch das Tofranil mit gedehnter und flacher Amplitude über weit längere Zeit, aber schonender erreicht.« (S. 267)

Ein gleiches Verhältnis des Elektroschocks zu Psychopharmaka konstatierte Dörner:

> »Wir verwandeln den seelisch leidenden vorübergehend in einen hirnorganisch kranken Menschen, bei der EKT nur globaler, dafür kürzer als bei der Pharmako-Therapie.« (Dörner & Plog, 1992, S. 545)

Im Falle Neuroleptika-bedingter Erstarrungszustände hatte Selbach offenbart:

> »Und bei den letzteren können wir pharmakologisch gar nichts erreichen, da können wir nur noch mit der Elektroschock-Therapie dazwischenfahren, und damit ist unsere Weisheit am Ende.« (1963, S. 7)

Selbstverständlich verabreichen Psychiater Elektroschocks auch **augmentativ**, das heißt zur Wirkungsverstärkung ihrer Psychopharmaka. Die kombinierte Verabreichung von Elektroschocks und Neuroleptika sei der jeweiligen Monotherapie überlegen und führe zu einer höheren Reaktionsrate und zu einem schnelleren »Ansprechen der Symptomatik«; auch die Kombination von Elektroschocks plus Antidepressiva sei wirksam, ebenso würden sich Elektroschocks und Psychotherapie gegenseitig ergänzen (Grager & Di Pauli, 2013; Schulz-Du Bois & Conca, 2013). Eine systematische Analyse habe gezeigt, dass die Kombination von Elektroschocks insbesondere mit *atypischen* Neuroleptika wirksam sei (Müller & Benkert, 2017, S. 370f.).

Auch zur **Vorbeugung oder Behandlung** Neuroleptika-bedingter Störungen, beispielsweise chronischer Dystonien* und Dyskinesien*, möchten Psychiater ihre Elektroschocks einsetzen. 1995 machte Here Folkerts, mittlerweile Chefarzt der Psychiatrischen Klinik Wilhelmshaven, unter Verweis auf Kollegen in Indien (Mukherjee & Debsikdar, 1994) den Vorschlag, auch denjenigen Menschen Elektroschocks zu verabreichen, die an tardiver Dyskinesie* erkrankten oder erkranken könnten:

> »Es wurde über einzelne Patienten berichtet, bei denen zum Teil dramatische Besserungen nach EKT auftraten. Mukherjee und Debsikdar vermuten anhand ihrer retrospektiven *(am Behandlungsergebnis orientierten)* Untersuchung an 35 mit EKT behandelten schizophrenen Patienten sogar, dass die EKT einen protektiven *(schützenden)* Effekt gegenüber einer durch Neuroleptika induzierten *(hervorgerufenen)* extrapyramidalen Symptomatik *(Störungen von Muskelspannung und unbewussten Bewegungsabläufen)* habe und möglicherweise das Risiko für die Entwicklung einer tardiven Dyskinesie* vermindere.« (S. 245)

Dass dänische Psychiater schon 1960 Befunde über erhöhte Raten tardiver Dyskinesien* bei Patienten mit der Diagnose »Schizophrenie« veröffentlicht hatten, denen nach Neuroleptika auch noch Elektroschocks verabreicht worden waren (Uhrbrand & Faurbye, 1960; Faurbye et al., 1964), gab Folkerts offenbar wenig zu denken. In den Augen von Mainstream-Psychiatern eignen sich Elektroschocks zur Behandlung von Störungen, die durch Antidepressiva oder Neuroleptika hervorgerufen werden. B. N. Gangadhar und Chittaranjan Andrade vom National Institute of Mental Health and Neuro Sciences in Bengaluru (Indien) lobten:

> »EKT ist bei vielen iatrogenen *(vom Arzt verursachten)* Störungen wirksam. Ihre dopaminerge *(Freisetzung von Dopamin bewirkende)*, Erleichterung bringende Wirkung hilft beim Antipsychotika-verursachten Parkinsonismus...« (1992, S. 197)

Efrain A. Gomez vom Baylor College of Medicine in Houston, Texas, steuerte eine weitere Einsatzmöglichkeit des Elektroschocks bei. 1985 machte er auf Neuroleptika-bedingte Erkrankungen von Geschlechtsorganen wie Priapismus* oder Vaginismus (anhaltender und schmerzhafter Scheidenkrampf) aufmerksam; die Möglichkeit, in diesen Fällen Elektroschocks zu verabreichen, spreche für deren Einsatz:

> »In einer persönlichen Unterhaltung behauptete ein Psychiater aus Südamerika, dass Fälle von Priapismus* und Vaginismus auf Elektrokrampftherapie reagieren. Diese Behandlungsmöglichkeit, über die in der Literatur nicht berichtet wird, rechtfertigt ihre Überprüfung.« (S. 48)

➔ Vergleichbar Antidepressiva und Neuroleptika, gibt es offenbar keine Grenzen für Elektroschock-Indikationen. Zudem lassen sich Elektroschocks einsetzen gegen Schäden, die Psychiater mit ihren Psychopharmaka verursachen, insbesondere wenn deren längerfristige Verabreichung zur Behandlungsresistenz führt und die ursprünglichen psychischen Probleme chronifiziert.

Kontraindikationen

Manche Psychiater benennen absolute Kontraindikationen des Elektroschocks, das heißt Bedingungen, die seine Anwendung kategorisch ausschließen. Bandelow und Kollegen (2012, S. 103) nennen hierbei einen erhöhten intrakraniellen (innerhalb der Schädelhöhle auftretenden) Druck, zerebrale oder Aortenaneurysmen (krankhafte und örtlich begrenzte irreversible Verdünnung und Ausweitung einer Gefäßwand der Hauptschlagader oder im Gehirn), intrazerebrale Angiome (Gefäß-Fehlbildungen innerhalb des Gehirns) und den Zustand nach Hirnblutung. In »Elektrokonvulsionstherapie kompakt« ist dagegen zu lesen, dass »es nach vorliegender wissenschaftlicher Literatur keine absoluten Kontraindikationen zur EKT gibt« (Kayser et al., 2013, S. 86), sondern lediglich relative Kontraindikationen, also solche problematische Situationen, bei denen der Arzt vorher die Nutzen-Risiko-Relation der Maßnahme abwägen soll. In ihrer Ratgeberbroschüre für Patienten und Angehörige wirbt die DGPPN für die Verabreichung von Elektroschocks:

> »Absolute Hindernisse gegen eine EKT-Behandlung gibt es nicht. (...) Sie ist wissenschaftlich anerkannt, hochwirksam, sicher und im Verhältnis zur Schwere der behandelten Erkrankungen nebenwirkungsarm.« (Grözinger et al., 2016, S. 8f.)

Mainstream-Psychiatern gilt einzig die Nicht-Verabreichung von Elektroschocks als unkalkulierbares Risiko:

> »EKT ist grundsätzlich eine Behandlung mit niedrigem Risiko. (…) Dabei ist auch das schwer zu beziffernde Risiko einer unterlassenen EKT in die Überlegungen einzubeziehen.« (Michael & Di Pauli, 2013, S. 128)

Zu den relativen Kontraindikationen, die lediglich entsprechende Vorsichtsmaßnahmen erforderlich machten, zählen laut »Elektrokonvulsionstherapie kompakt« und »Kompendium der Psychiatrischen Psychopharmakotherapie«: massive Blutdruckspitzen und Herzjagen; Hirnödem (-schwellung) bei erhöhtem Hirndruck; zerebrales Malignom (bösartiger Hirntumor) ohne Hirndruckzeichen; gutartiger, kleiner und langsam wachsender Hirntumor ohne wesentliche Drucksteigerung; jüngst erlittener Herzinfarkt oder ischämischer oder hämorrhagischer zerebraler Insult (mit Mangeldurchblutung einhergehender oder Blutungen auslösender Schlaganfall); Gefäßmissbildung wie zerebrales oder Aortenaneurysma, Bein- und Beckenvenenthrombose mit erhöhtem Embolierisiko; rezenter ophthalmologischer (frischer augenärztlicher) Eingriff (Kayser et al., 2013, S. 86f.; Regen & Benkert, 2017, S. 41). Ausreichend in solchen Fällen sei eine besondere Nutzen-Risiko-Abwägung, eine spezifische Aufklärung, zudem Vorsicht, Sorgfalt, intensive Überwachung und ausreichende Blutdruckeinstellung. Dies gilt auch für alte Menschen und Schwangere, denen Psychiater Elektroschocks verabreichen möchten:

> »Keine Kontraindikationen für die EKT sind sehr hohes oder jugendliches Alter, Herzschrittmacher, Gravidität *(Schwangerschaft)*, Osteoporose *(Knochenschwund)*, Glaukom *(Grüner Star)* oder länger zurückliegende Herz- oder Hirninfarkte.« (Kayser et al., 2013, S. 87)

Bei älteren Menschen gelten Elektroschocks als besonders wirksam. Hinzu komme das Problem der begrenzten Lebenszeit, weshalb Eile angebracht sei:

> »Eine Besonderheit besteht darüber hinaus in der mit steigendem Alter geringer werdenden Lebenserwartung. Es können beispielsweise 6 Monate einer schweren, ineffizient behandelten Erkrankung einen beträchtlichen Teil der noch verbleibenden Lebenszeit ausmachen: Somit bleibt nicht ›alle Zeit der Welt‹ zur Behandlung. Es kann folglich sinnvoll sein, eine EKT früh einzusetzen und einer pharmakologischen Behandlung vorzuziehen.« (Michael & Di Pauli, 2013, S. 130)

Mögliche Gedächtnisverluste durch Elektroschocks gerade bei Menschen mit Demenz seien kein Grund, von der Verabreichung abzusehen, denn:

> »Es fehlen prospektive *(über einen längeren Zeitraum betriebene)* kontrollierte Studien, daher ist der Einwand, EKT könnte einen zusätzlichen schädigenden Einfluss auf die kognitive* Leistungsfähigkeit, insbesondere die Gedächtnisfunktion, haben, wissenschaftlich nicht belegt.« (ebd., S. 134)

Zudem könne bei Menschen mit Demenz, denen man wegen Depressionen Elektroschocks verabreicht, gar

> »... eine Verbesserung der kognitiven* Leistungsfähigkeit mit Rückgang der depressiven Symptome aus klinischer Erfahrung erwartet werden...« (ebd., S. 130)

➔ Psychiater sind sich nicht zu 100% einig, ob es absolute Kontraindikationen für Elektroschocks gibt. Da die Meinungsführer, allen voran die DGPPN, diese jedoch verneinen und ihre Kollegen nicht widersprechen, kann man davon ausgehen, dass Elektroschocks verabreicht werden, sobald sich ein Psychiater dafür entschieden hat.

Unerwünschte Wirkungen

Im Gegensatz zu neuen Antidepressiva und *atypischen* Neuroleptika liegen zu den unerwünschten Wirkungen moderner Elektroschocks kaum Häufigkeitsangaben der Meinungsführer vor. Nichtsdestotrotz erwähnen sie parallel zu den Aussagen, Elektroschocks seien eine risikoarme und sichere Behandlungsmethode, eine Vielzahl unerwünschter Wirkungen (Bandelow et al., 2012, S. 102f.; Berthold-Losleben & Grözinger, 2013; Gillmann et al., 2013; Grager & Di Pauli, 2013; Kayser et al., 2013; Michael & Di Pauli, 2013; Nickl-Jockschat, 2013; Sartorius et al., 2013; Schulz-Du Bois & Conca, 2013; Regen & Benkert, 2017). Für den psychischen und zentralnervösen Bereich nennen sie Unruhezustände und delirante Zustände nach Elektroschocks, beispielsweise ein

> »mittelschweres bis schweres organisches Psychosyndrom im Sinne eines mnestischen *(das Gedächtnis betreffenden)* Syndroms mit Merkfähigkeits-, Gedächtnis- und Konzentrationsstörungen« (Bandelow et al., 2012, S. 102).

Ein solches hirnorganisches Psychosyndrom geht mit Verwirrtheit, Desorientierung, Verlust der Entscheidungsfähigkeit und von Gedächtnispotenzialen einher:

> »Bei postiktalen *(nach dem epileptischen Anfall auftretenden)* Verwirrtheitszuständen oder Unruhe in der Reorientierungsphase können Patienten um sich schlagen, sich verletzen oder aufstehen und stürzen. Meist liegt die Dauer dieser Periode in einem Bereich bis 20 min, kann aber in seltenen Fällen bis zu Stunden anhalten.« (Gillmann et al., 2013, S. 150)

Eine Sonderstellung unter den unerwünschten Wirkungen von Elektroschocks nehmen offenbar kognitive* und Gedächtnisstörungen ein, wie Sarah Kayser von der Psychiatrischen Universitätsklinik Bonn samt Kollegen mitteilen:

> »Diese gehen z. T. mit einer erheblichen objektiven und subjektiven Beeinträchtigung der Betroffenen einher, leichte Formen treten bei bis zu 40 % aller Patienten auf. (...) Bei der kurzdauernden retrograden *(hinsichtlich zurückliegender Ereignisse auftretenden)* Amnesie* bestehen Gedächtnislücken, die sich auf einzelne Ereignisse, v. a. Faktenwissen, beziehen, die in einem Zeitrahmen von Wochen bis wenigen Monaten vor oder während der EKT stattgefunden haben (lakunäre Gedächtnisstörung *[»Blackout«]*); im Regelfall bilden sie sich spätestens innerhalb von 7 Monaten nach der Therapie wieder zurück. (...) Die retrograden Amnesien* sind meist schwerer ausgeprägt und halten länger an als die anterograden (auf die erste Zeit

> nach Verabreichung der Elektroschocks bezogenen – P.L.) Amnesien*. (...) Das höchste Risiko für das Auftreten von Gedächtnisstörungen ist durch die bitemporale Stimulation bedingt.« (2013, S. 87-89)

Die Gedächtnisverluste haben verschiedene Ausprägungen, können sich auch als Verschlechterung altersbedingter kognitiver* Defizite darstellen, sind gelegentlich vorübergehend, gelegentlich dauerhaft. Statt eines unversehrten Gedächtnisses bleibt oft nur das Gefühl übrig, etwas einmal gekannt zu haben:

> »Das rasche Vergessen, das erhaltene Metagedächtnis (›Gefühl des Kennens‹) wie auch weitere umschriebene kognitive* Symptome sind hingegen Folge der EKT.« (Schulz-Du Bois & Conca, 2013, S. 167)

Bei Menschen mit der Diagnose »unipolare Depression« würde nach Elektroschocks in einer Rate von 10 % die Symptomatik in Richtung eines hypomanischen oder manischen Zustandsbilds kippen, bei Menschen mit »bipolarer affektiver Krankheit« bei einem Drittel. Auch Delire, die nicht so schnell von selbst wieder nachlassen, könnten auftreten:

> »Delirien mit formalen und inhaltlichen Denkstörungen, qualitativ veränderter Bewusstseinslage mit und ohne Bewegungsstürme sind in 1-2 % der Behandlungsfälle zu beobachten und sind nicht zeitnah selbstlimitierend.« (Kayser et al., 2013, S. 88)

Als weitere neurologische Störungen nach Elektroschocks nennen Psychiater Aphasie (Sprachversagen), Agnosie (beeinträchtigte zentralnervöse Sinnesverarbeitung) und Apraxie: eine neurologische Bewegungsstörung, bei welcher Patienten darin beeinträchtigt sind, erlernte und zweckmäßige Bewegungen durchzuführen, beispielsweise was die Mimik, die Sprache, die Gestik oder den Gebrauch von Werkzeugen betrifft. Mit Kopfschmerzen nach Elektroschocks ist offenbar bei mindestens einem Drittel der Patienten zu rechnen. Ein gewöhnlicher epileptischer Anfall findet sich nicht in der Liste unerwünschter Wirkungen, schließlich stellt er die erwünschte Hauptwirkung dar. Als »Neben«-Wirkungen können allerdings anhaltende epileptische Anfälle von mindestens mehreren Minuten (Status epilepticus) auftreten, spontane Anfälle mit zeitlichem Abstand sowie spontane Anfälle einhergehend mit Atemstillstand, krankhaftem Atemmuster und Lungenödem (Flüssigkeitsansammlung in der Lunge).

Bradyarrhythmien (sehr langsamer Herzschlag mit einer Frequenz unter 50 Schlägen pro Minute mit gestörtem Rhythmus) und andere Herzrhythmusstörungen kämen in einer Häufigkeit bis zu 10 % vor, schreiben Psychiater, insbesondere wenn gleichzeitig die üblichen Begleitmedikamente verabreicht werden. Diese seien potenziell kardiotoxisch, das heißt möglicherweise schädlich für den Herzmuskel. Darüber hinaus nennen sie weitere Komplikationen, die das Herz und das Gefäßsystem betreffen, beispielsweise verlangsamte Herzschlagfolge bis zur Asystolie (Herzstillstand). Das Herz werde durch den epileptischen Anfall regelhaft massiv belastet und könne an die Grenzen seiner Leistungsfähigkeit kommen. (Nach Informationen darüber, woher die Psychiater ihre Sicherheit haben, genau zu wissen, wo die Grenze der Leistungsfähigkeit des Herzens liegt und wann sie überschritten wird, sucht man in ihren Publikationen vergeblich.) Unmittelbar zu Beginn des Anfalls werde das vegetative Nervensystem aktiviert:

> »In den folgenden Minuten steigen das Herzzeitvolumen (HZV) im Mittel um 81 % und die Herzfrequenz (HF) um 34 % an. Ein gesundes Herz wird diese Leistung erbringen, ein vorgeschädigtes Herz kann an seine Grenzen stoßen und die kardiale Reserve ausschöpfen.« (Gillmann et al., 2013, S. 138)

Hypo- und speziell hypertone Krisen, das heißt krankhaft erniedrigter oder erhöhter Blutdruck, sind allgemeine Erscheinungen unter Elektroschocks. Während der systolische (die Kontraktionsphase des Herzmuskels betreffende) Blutdruckwert eines gesunden Menschen in Ruhe und bei normaler psychischer Verfassung zwischen 120 und 130 mm Hg liegt, steigt er unter Elektroschocks auf lebensbedrohliche Werte. Vorgeschädigte Gefäßwände können leicht einreißen, es kann zu gefährlichen Blutungen im Gehirn kommen:

> »Bei fast allen Patienten tritt direkt nach dem Anfall eine hypertone Kreislaufreaktion auf. Zum Teil liegen dann Blutdruckwerte über 200 mm Hg systolisch vor. In Anbetracht dessen sind auffällig wenige Fälle zerebraler *(Gehirn-)* Blutungen publiziert.« (ebd., S. 152)

Gerechnet werden müsse auch mit einer anhaltenden Belastungsdyspnoe, das heißt einer Atemnot bei normaler körperlicher Belastung:

> »In Einzelfällen kann diese Form von Nebenwirkung auch über Wochen oder sogar Monate bestehen und dann zu einem deutlichen Leidensdruck bei den Patienten führen.« (Kayser et al., 2013, S. 86)

Aspirationspneumonien* würden selten auftreten, mit geringfügig höherem Risiko bei Rauchern. Möglich seien auch Komplikationen der Lungenfunktion wie Asthmaanfälle sowie Krämpfe der glatten Bronchialmuskulatur und des Kehlkopfes, einhergehend mit Hämoptysen (Aushusten von bluthaltigem Sekret). Als weitere vegetative und Organrisiken nennen Psychiater Schwindel, Übelkeit (bis zu 33 %), Einkoten, Einnässen und Riss in der Blasenwand.

Durch den vom Elektroschock ausgelösten epileptischen Anfall kann es auch zu Kiefergelenkschmerzen kommen, zu Muskelkater (20 %) und Muskelschmerzen sowie Verletzungen an der Zunge, den Lippen, den Zähnen und der Mundschleimhaut.

Die Schäden sind nach Meinung der Psychiater allerdings beherrschbar. Sollten epileptische Anfälle länger anhalten, seien zu niedrige »Stimulationsintensitäten« dafür verantwortlich (Sartorius et al., 2013, S. 119); beim nächsten Elektroschock müsse man deshalb die Stromstärke erhöhen. Bei Kopfschmerzen könne man vorsorglich oder hinterher Schmerzmittel verabreichen, Übelkeit und Erbrechen könne man ebenfalls mit Medikamenten lindern. Ein Anfall ohne Frequenzanstieg der Herztätigkeit habe wahrscheinlich eine geringere Güte, gegen Einnässen helfe eine vorherige Blasenentleerung, gegen Einkoten eine Schutzhose. Persönlichkeitsveränderungen oder andere psychische Schäden nach Elektroschocks dürften nicht der Behandlung, sondern müssten der ursprünglich diagnostizierten Krankheit angelastet und zusätzlich psychiatrisch behandelt werden:

> »Auch darf nicht übersehen werden, dass die erfolgreiche Behandlung einer akuten Depression eine Komorbidität *(Auftreten zusätzlicher Krankheitssymptome im Rahmen einer Grunderkrankung)* wie die Diagnose einer Persönlichkeitsstörung oder posttraumatischen Belastungsstörung ›demaskieren‹ kann, die in der Akutbehandlung nicht erkannt werden konnte. Diese Komorbidität ist dann im Gesamtbehandlungsplan zu integrieren.« (Di Pauli et al., 2013, S. 174f.)

Kognitive* Störungen kämen sowieso sehr selten vor und seien

> »...aufgrund multipler Faktoren wie z. B. der subjektiven Wahrnehmung oder dem krankheitsinhärenten *(-eigenen)* Verlauf oft schwer objektivierbar.« (Kayser et al., 2013, S. 88)

Schwangerschaftsrisiken und -schäden bei Elektroschocks

Nach Psychiatermeinung ist bei Schwangeren das Risiko eines Elektroschocks gegen die Risiken psychiatrischer Psychopharmaka sowie gegen ›das Risiko einer unbehandelten psychischen Erkrankung für Mutter und Ungeborenes‹ abzuwägen. Zur Vermeidung einer Unterversorgung des Mutterkuchens mit Blut infolge einer Einklemmung der unteren Hohlvene durch die Gebärmutter beim Elektroschock reiche es, vor dessen Verabreichung einen Keil unter die rechte Hüfte der Schwangeren zu schieben (Michael & Di Pauli, 2013, S. 129f.). Im »Kompendium der Psychiatrischen Pharmakotherapie« sind die Ergebnisse der »risikoarmen« Verabreichung von Elektroschocks an Schwangere nachzulesen:

> »In einer Übersichtsarbeit bei 169 schwangeren Frauen, die mit EKT behandelt wurden, zeigte sich eine sehr hohe Rate an unerwünschten Ereignissen (in 29 % der Fälle kam es zu einem Abfall fetaler Herzraten, zu uterinen *[Gebärmutter-]* Kontraktionen oder zu frühzeitigen Geburten zwischen der 29. und 37. SSW *[Schwangerschaftswoche]*). Die kindliche Mortalität *(Sterblichkeit)* lag bei 7,1 %.« (Paulzen & Benkert, 2017, S. 928)

Probleme mit dem Beenden von Elektroschock-Serien

Psychiater verabreichen gern EEKT (»Erhaltungs-Elektrokrampf-Therapien«). Vorsorglich fortgesetzte Elektroschocks in verminderter Frequenz böten den besten Schutz vor Absetzproblemen und vor Rückfällen:

> »Ebenso wenig wie ein Pharmakon, das zu Remission *(Abschwächung der Symptome)* geführt hat, sollte auch die EKT nach erfolgreicher Remission nicht abrupt abgesetzt werden.« (Di Pauli & Grözinger, 2013, S. 174)

Überzeugt vom Sinn dieser Praxis würden in den letzten Jahren zunehmend viele Behandler fortgesetzt Elektroschocks verabreichen, so Di Pauli und Grözinger. Für Menschen mit wiederkehrenden depressiven Episoden empfehlen sie dieses

> »Behandlungsschema für die EEKT
> 6- bis 12-mal im wöchentlichen Abstand
> 4-mal im Abstand von 2 Wochen
> 4-mal im Abstand von 3 Wochen
> Anschließend monatlich (Ausnahme Schizophrenie)
> (…) Bei einer bedarfsorientierten EEKT (z. B. Cafeteria Style) erfolgen Behandlungen nur dann, wenn sich der Zustand des Patienten subjektiv oder objektiv verschlechtert.« (ebd.)

Menschen mit der Diagnose »Schizophrenie« sollen nicht so lange auf den jeweils nächsten Elektroschock warten müssen:

> »Zur Weiterbehandlung der Schizophrenie wird empfohlen, einen Behandlungsabstand von 3 Wochen nicht zu überschreiten.« (ebd., S. 165)

➔ Entgegen ihren eher an die Öffentlichkeit gerichteten Aussagen vom sicheren und nebenwirkungsarmen Elektroschock benennen Psychiater intern eine Vielzahl an Schäden – angefangen vom organischen Psychosyndrom mit Gedächtnisstörungen über Verwirrtheitszustände, Kopfschmerzen, Manien, Delire, Herzrhythmus- und Kreislaufstörungen bis hin zu Früh- und Totgeburten.

Chronische und lebensgefährliche Schäden

Auf ein Elektroschock-Risiko, das Mainstream-Psychiater eher nicht ansprechen, machten der bereits erwähnte Halbreich und Kollegen (1996, S. 559) aufmerksam: Nicht nur Neuroleptika und Antidepressiva, sondern auch Elektroschocks führen zu einer erhöhten Prolaktin-Ausschüttung, und dieser ist offenbar das um ein Vielfaches höhere Vorkommen von Brustkrebs unter psychiatrischen Patientinnen geschuldet.

Nicht anders als bei Antidepressiva und Neuroleptika können Delire prinzipiell auch nach Elektroschocks auftreten, mit Hirnschäden einhergehen und tödlich verlaufen. Auch mit Deliren einhergehende Bewegungsstürme gelten als potenziell lebensbedrohlich (Scharfetter et al., 2006). Wie Mainstream-Psychiater weiterhin mitteilen, steigt der Blutdruck unter Elektroschocks gelegentlich auf lebensbedrohliche Werte; Hirnblutungen drohen, Herz und Kreislauf werden durch den epileptischen Anfall regelhaft massiv und bis an die Grenzen der Leistungsfähigkeit des Herzens (oder darüber hinaus) belastet, bis hin zum Atem- und Herzstillstand. Lebensbedrohlich sind auch die Aspirationspneumonien: Lungenentzündungen infolge Ansaugung von Fremdkörpern in die Lunge, beispielsweise von Mageninhalt, was – wie bei Neuroleptika – zum Ersticken führen kann.

Chronische Gedächtnisschäden

Gedächtnisstörungen nach Elektroschocks sind ein allgemeines Problem; manche bleiben dauerhaft bestehen. Greve und Kolleginnen räumen ein:

> »Die wichtigste unerwünschte Wirkung – neben den Risiken der Kurznarkose – sind Gedächtnislücken. Diese klingen zwar meist nach einigen Wochen ab, manche bleiben aber auch dauerhaft bestehen und können als extrem belastend erlebt werden.« (2017, S. 72)

Auch die American Psychiatric Association (APA) gestand ein, dass Elektroschocks zu chronischen Gedächtnisstörungen führen können:

> »Einige Patienten erholen sich von retrograder Amnesie *(Verlust des Gedächtnisses hinsichtlich zurückliegender Ereignisse)* nicht vollständig, und die Befunde haben gezeigt, dass EKT zu langanhaltendem oder dauerhaftem Gedächtnisverlust führen kann.« (2001, S. 71)

Die APA ist sich in ihrer Warnung einig mit Autoren, die ihre Aussagen weniger auf Publikationen von Psychiatern als auf Berichte von Betroffenen stützen. Gemäß deren Aussagen können retrograde Amnesien aus gravierenden

Erinnerungslücken bestehen, die sich auf mehrere Monate oder sogar Jahre vor den Elektroschocks beziehen und ein offensichtliches subjektives Leiden der Betroffenen zur Folge haben können, persönliche (autobiografische) Inhalte könnten nicht mehr erinnert werden (Rose et al. 2003; Sienaert et al. 2005; Robertson & Pryor, 2006).

Nachdem Harold Robertson und Robin Pryor die medizinische Literatur zu Elektroschocks durchforscht hatten, beschrieben sie in den *Advances in Psychiatric Treatment* auftretende Gedächtnisstörungen differenziert: dauerhafte Amnesie* sei eine verbreitete, ernste und häufig vorkommende Auswirkung des Elektroschocks und betreffe mindestens ein Drittel der Behandelten. Eine solche Amnesie habe vielfältige Dimensionen. Die Menge des Lebens, das ihr zum Opfer falle, könne nicht vorhergesagt werden, sie könne sich auf zehn bis 20 Jahre ausdehnen und beschränke sich nicht nur auf Informationen über einzelne leicht rekonstruierbare Ereignisse oder Tatsachen wie Termine und Telefonnummern, sondern umfasse alle mit der ausgelöschten Zeitperiode verbundenen Gedanken, Gefühle, Beziehungen, Bildung und Qualifikationen. Wenn eine Amnesie von Dauer sei, habe dies tiefe und selten positive Auswirkungen auf alle Aspekte des weiteren Lebens. Für viele Menschen würden die Auswirkungen der chronischen Beeinträchtigungen des Gedächtnisses und der kognitiven* Fähigkeiten jeglichen kurzfristigen Nutzen der Elektroschocks auf Dauer zunichte machen (2006, S. 234).

John Read von der Psychologischen Fakultät der Universität von Auckland (Neuseeland) und Richard Bentall von derselben Fakultät der Universität von Bangor (Wales) schrieben nach einer umfassenden Studie der medizinischen Literatur zu Elektroschocks, sie hätten keinerlei Belege gefunden, wonach Elektroschocks therapeutisch wirksam seien. Es gebe jedoch

> ».... gewichtige neue Befunde, die bestätigen, dass die Schädigung des Gehirns in Form von Gedächtnisstörungen verbreitet, langanhaltend und wesentlich ist und dass sie eher mit der EKT zu tun hat als mit der Depression. Nur wenige, die dem Risiko des Gedächtnisverlusts und einem leichten, wenn auch signifikanten Todesrisiko ausgesetzt sind, profitieren in irgendeiner auch nur kurzfristigen Form. Es gibt keinerlei Nachweis, dass die Behandlung über den Zeitraum ihrer Anwendung hinaus irgendeinen Nutzen hat oder dass sie Suiziden vorbeugt. Der äußert kurzfristige Nutzen, den eine kleine Minderheit erzielt, kann die substanziellen Risiken nicht rechtfertigen, denen die Gesamtheit der EKT-Empfänger ausgesetzt ist.« (2010, S. 344)

Status epilepticus

Im *Deutschen Ärzteblatt* machte 1996 die Ärztin Eva Heim aus Karlsruhe darauf aufmerksam, dass Elektroschock-Befürworter weder die erheblichen Hirnschäden erwähnen, die man in Tierversuchen schon bei vergleichsweise sehr geringer Dauer und Stärke nachgewiesen habe, noch die in den letzten Jahren eher gestiegene Krampfdauer und Stromstärke:

> »Doch selbst wenn dem nicht so sein sollte, bleibt die conditio sine qua non dieser Therapie der iatrogen *(ärztlich)* provozierte, in kurzen Abständen mehrfach wiederholte Grand-mal-Anfall, ein Ereignis, das neurologischerseits unter Einsatz massiver Medikation zu vermeiden versucht wird, vor allem wegen der im Verlauf der Krankheit erworbenen Hirnschädigung und der daraus folgenden epileptischen Demenz. (...) Die ›heilsame‹ Wirkungsweise der EKT sei bis heute nicht vollständig geklärt – ein Fall von retrograder Amnesie, günstigstenfalls! Denn bis in die 50er Jahre trugen amerikanische EKT-Anwender keine Bedenken, diese eindeutig zu benennen, vor Aufkommen der öffentlichen Kritik jedenfalls. In den USA heute noch als chirurgisches Verfahren definiert, wird die EKT vom amerikanischen Psychiater Golla 1943 als ›provisorische Leukotomie‹ beschrieben, als gewollte und gezielte Schädigung von Hirngewebe mit dem Ziel, dass der Patient seine jeweilige Krankheit (damals vorherrschende Indikation: Schizophrenie) ›vergessen‹ sollte.« (S. A193f.)

Dass mit zunehmender Zahl von Elektroschocks und epileptischen Anfällen Hirnschäden stärker und wahrscheinlicher werden, insbesondere bei Menschen mit Status epilepticus, das heißt einem länger als fünf Minuten anhaltenden Grand-mal-Anfall, wie er von Elektroschocks verursacht werden kann, sollte Medizinern bekannt sein. Ungeachtet des Problems einer plausiblen Umrechnung der bei Tierversuchen verwendeten Stromstärken und elektrischen Widerstände auf das menschliche Gehirn hatte 1971 die Neurologin Helma Sommer aus Bernburg an der Saale Experimente mit Elektroschocks an Katzen beschrieben. Sie hatte deren Gehirne, die im Aufbau mit denen von Menschen vergleichbar seien, nach der Verabreichung von 2, 3, 4 und 10 Elektroschocks, die in Abständen von 2-3 Tagen erfolgten, seziert und dann die ab dem dritten Elektroschock deutlich zutage getretenen Hirnzellveränderungen beschrieben. Nach zwei Elektroschocks sei ein geringfügiger Nervenzelluntergang erkennbar, nach dreien seien die Veränderungen auffällig, nach vieren stark ausgeprägt und nach zehn Elektroschocks fände man schwerste Veränderungen in allen Rindenschichten des Gehirns:

> »Nach 3 Elektrokrampfbehandlungen sind die Anzeichen der akuten Nervenzellreizung mit einer beginnenden Gliaaktivierung *(Wucherung der nervenzellstützenden Gliazellen, der Stützzellen im Gehirn)* unverkennbar. Auch das zelluläre Schichtungsgefüge der Rinde hat im fronto-basalen *(vorderen unteren)* Bereich bereits auffällige Veränderungen erfahren.
>
> Nach 4 Elektrokrampfbehandlungen sind diese Veränderungen schon sehr stark ausgeprägt. Zahlreiche Nervenzellnekrosen *(Absterben von Hirnzellen)* mit entsprechender Gliazellaktivierung finden sich vorzugsweise in der III. und V. Rindenschicht.
>
> Nach 10 Elektrokrampfbehandlungen findet man frontal sowie abnehmend parieto-temporal *(oben an der Schläfe)* schwerste Veränderungen in allen Rindenschichten. Die Gesamtveränderungen lassen sich infolge der angelegten Schnittserien (die Gehirne wurden frontal nach okzipital *[in Richtung Hinterkopf]* fortlaufend aufgearbeitet; pro Gehirn maximal 1500 Schnitte) durch das Gehirn ausschließlich im Stromdurchgangsgebiet verfolgen. Die nicht vom Stromdurchgang betroffenen Gebiete sind unverändert.
>
> Die einzelnen Rindenschichten in den betroffenen Regionen sind schwer gelichtet und enthalten in mehr oder weniger starker Ausprägung aktivierte plasmatische *(zum Plasma gehörende)* Gliazellen, vorzugsweise Oligodendroglia *(Zellen der weißen und grauen Substanz des Nervensystems)* und Mikroglia *(Zellfortsätze in der weißen und grauen Substanz)*. Die verschiedenen Stadien des akuten Nervenzelluntergangs sowie die Zellschatten und Zelltrümmer, von aktivierten Gliazellen umgeben, sind im Sinne der Neuronophagien *(Beseitigungen zugrunde gegangener Nervenzellen)* vorhanden.« (S. 57)

Dass Hirnschäden unter Elektroschocks und Folgesymptome für Psychiater kein großes Thema sein müssen, führte schon der Psychiater Walter Freeman aus, als er 1941 Elektroschocks in den USA einführte und die Bewertung des »Therapieerfolgs« richtungsweisend vorgab:

> »Je größer die Beeinträchtigung, desto wahrscheinlicher die Remission psychotischer Symptome. (...) Möglicherweise kann man nachweisen, dass der psychisch kranke Patient im aktuellen Einsatz mit weniger Gehirn klarer und konstruktiver denkt.«

Elektroschocks als Jungbrunnen

Außerhalb ihrer Fachveröffentlichungen verneinen Mainstream-Psychiater das Vorkommen von Hirnschäden nach Elektroschocks mit Vehemenz. Noch nie seien Hirnschäden bei modernen Varianten des Elektroschocks nachgewiesen worden. Insbesondere der unilaterale Elektroschock sei ungefährlich, so Reimer 1992 in der deutschen Fernsehsendung *Monitor*, da man

> »... diese Elektrode an einer Stelle ansetzt, wo nachweislich im Gehirn eine stumme Zone ist, also wo auch Funktionen des Gedächtnisses gar nicht beheimatet sind.«

In derselben Sendung kritisierte Marc Rufer die Behauptung, das Anlegen der Elektrode an der nicht sprachdominanten Hirnhälfte, der sogenannten stummen Zone, sei wegen einer geringeren Rate an Gedächtnisstörungen weniger folgenschwer:

> »Es ist unverantwortlich, von stummer Zone zu sprechen, die geschockt wird bei dieser unilateralen, einseitigen Anwendung. Es sind dort räumliche Wahrnehmungsfunktionen, visuelle Funktionen, emotionale Funktionen. Akustisches, musikalisches Verständnis und die ganzheitliche Wahrnehmung von Zusammenhängen finden dort statt. Es ist ein Gebiet des Gehirns, das sehr wichtig ist für das Mensch-Sein als Ganzes.«

Chronischer Gedächtnisverlust nach Elektroschocks gilt Psychiatern als möglicherweise psychisch bedingt, Status epilepticus mit einhergehenden Hirnschäden als nicht existent und eine Hirnzellen-schädigende Blutung als harmlos:

> »Eine Schädigung neuronaler Strukturen durch eine EKT kann sicher verneint werden. Im Gegenteil gibt es zunehmend Hinweise dafür, dass die Neubildung von Nervenzellen und von neuen Verbindungen zwischen diesen durch die Therapie angeregt wird.« (Berthold-Losleben & Grözinger, 2013, S. 54)

> »Statt Hirngewebe zu schädigen, stimuliert sie im Gegenteil die Entstehung von Nervenzellen und den Aufbau von neuen Verbindungen zwischen ihnen.« (Grözinger et al., 2013, S. VI)

Offenbar kommt der Elektroschock fast einem Jungbrunnen gleich, folgt man der Sichtweise der DGPPN:

> »Zahlreiche Studien mit unterschiedlichsten Methoden ergaben keine Hinweise für Schäden des Hirngewebes durch EKT. Im Gegenteil zeigen neue wissenschaftliche Ergebnisse, dass manche psychischen Erkrankungen das Schrumpfen von Hirngewebe verursachen und sich dieser Prozess durch EKT wieder umkehrt. Die Therapie führt durch eine Ausschüttung von Nervenwachstumshormonen zur Neubildung von Nervenzellen, deren Kontaktstellen und den sie verbindenden Bahnen.« (Grözinger et al., 2016, S. 10)

Allerdings seien

> »... Gedächtnisstörungen klinisch relevant, da diese Nebenwirkungen oft

das Hauptargument sind, weshalb Patienten auch bei gutem Behandlungserfolg eine erneute EKT ablehnen oder eine EKT-Erhaltungsserie abbrechen.« (Kayser et al., 2013, S. 88f.)

➔ Wir sehen, dass Psychiater in ihren Fachpublikationen chronische Hirnstörungen nach Elektroschocks erwähnen, die speziell als Folge anhaltender epileptischer Anfälle oder wiederholter Verabreichungen auftreten können. Dass die Neubildung von Nervenzellen lediglich eine Reaktion des Gehirns auf diese Schäden ist und letztlich die Bestätigung darstellt, dass Elektroschocks Hirnschäden verursachen, interessiert sie offenbar wenig. Erkennbar ist einzig die Sorge, dass die Betroffenen weitere Elektroschocks ablehnen.

Aufklärung über Risiken und Schäden?

Mainstream-Psychiater halten eine detaillierte Aufklärung über Risiken und Schäden von Elektroschocks eher für nicht erforderlich:

> »Medizinische Einzelheiten können manche Patienten emotional oder intellektuell überfordern...« (Berthold-Losleben & Grözinger, 2013, S. 48)

Deshalb könne die Aufklärung

> »... aus ›erheblichen therapeutischen Gründen‹ entbehrlich sein, soweit sie das Leben oder die Gesundheit des Patienten ernstlich gefährden würde.« (Olzen & Nickl-Jockschat, 2013, S. 202)

Dies komme vor allem bei einer übermäßigen und vom Patienten nicht zu bewältigenden psychischen Belastung in Betracht, wofür ausreichend sei, dass er den Erfolg der Behandlung insgesamt in Frage stellen könnte (ebd., S. 215). Das in Deutschland, Österreich und der Schweiz bestehende »therapeutische Privileg«, das Ausnahmen von einer uneingeschränkten Aufklärungsverpflichtung erlaube, trage

> »... dafür Sorge, dass der Patient die Informationen auch verkraften kann und nicht etwa durch die Aufklärung in einen für die Gesundheit schädlichen Angstzustand versetzt wird.« (ebd., S. 221)

➔ Psychiater wissen, dass eine realistische Aufklärung die Betroffenen in Angst und Schrecken versetzen kann, und begründen damit ihr Vorgehen, die Betroffenen über die Wirkungsweise und die Risiken des modernen Elektroschocks im Unklaren zu lassen. Wie wir sehen werden (siehe S. 156), bestärken sie sich gegenseitig darin, Elektroschocks auch gegen den Wortlaut von Vorausverfügungen und gegen den aktuell erklärten Willen der Betroffenen zu verabreichen.

Alternativen zu Antidepressiva, Neuroleptika und Elektroschocks

Manchmal fordern Pharmafirmen in ihren Fachinformationen zu Antidepressiva und Neuroleptika Ärzte zum sofortigen Reduzieren und Absetzen auf, wenn die Auswirkungen allzu gefährliche Formen annehmen. Oft genug raten sie jedoch bei unerwünschten Wirkungen lediglich zur vorsichtigen Verschreibung, zur Verordnung »nur bei zwingender Indikation«, zur sorgfältigen Überwachung, zur Dosisanpassung oder zur Berücksichtigung eventueller Schäden. Wenn lebensbedrohliche akute Arzneimittelreaktionen eigentlich ein sofortiges Absetzen nötig machen, kann der Rat darin bestehen, möglicherweise monatelange Eliminationshalbwertszeiten zu beachten. Gelegentlich erfolgt immerhin der Rat, die Dosis nicht noch weiter zu erhöhen, sollten die Patienten durch die unerwünschten Wirkungen erheblich gequält sein. Der Schweizer Paroxetin-Herstellerfirma Sandoz Pharmaceuticals AG rät angesichts einer möglichen Akathisie*:

> »Die Anwendung von Paroxetin kann mit der Entwicklung einer Akathisie verbunden sein, die durch innere Unruhe und durch psychomotorische Agitiertheit, wie die Unfähigkeit still zu sitzen oder zu stehen, üblicherweise verbunden mit einem subjektiven Gefühl der Gequältheit gekennzeichnet ist. Diese tritt vor allem in den ersten Wochen einer Behandlung auf. Bei Patienten, die diese Symptome entwickeln, könnte eine Erhöhung der Dosis nachteilig sein.« (2015d)

Oder man fordert Ärzte auf, sie mögen Patienten informieren, medizinischen Rat einzuholen, wenn sich bedenkliche Störungen verstärken.

Wenn Patienten das Vertrauen in ihre Ärzte und die verordneten Psychopharmaka verloren haben, setzen sie diese meist ab, was mit Schwierigkeiten verbunden sein kann, aber nicht sein muss. Viele suchen nach einer Alternative, um die psychischen Probleme in den Griff zu bekommen. Sie können den Weg individueller Krisenbewältigung beschreiten (siehe Lehmann, 2017c, und den Beitrag von Josef Zehentbauer in diesem Buch), sich nach einer Selbsthilfegruppe, einer unterstützenden Psychotherapie oder nach stationären und sonstigen Alternativen umschauen.

Humanistisch orientierte Alternativen

Entgegen der behaupteten Alternativlosigkeit zu Psychopharmaka und Elektroschocks gibt es längst wissenschaftlich überprüfte nichtpsychiatrische Alternativen (zum Beispiel Soteria, Krisenherberge, Offener Dialog) im Falle akuter psychischer Probleme. Diesen liegt zumeist ein ganzheitliches Menschenbild zugrunde, das den Menschen im Rahmen seines Beziehungsgeflechts sieht und ernste psychische Probleme nicht auf Stoffwechselprobleme reduziert; Erfahrungswissen reflektierter Psychiatriebetroffener wird einbezogen; wenn überhaupt, werden Psychopharmaka nur mit Einschränkungen eingesetzt; die Verabreichung von Elektroschocks ist undenkbar. Erfahrungsgemäß bewirken solche humanistische Alternativen, dass es zu weniger Klinikunterbringungen und Psychopharmaka-Verordnungen kommt oder diese vermieden werden; Menschenrechte werden eher beachtet (insbesondere das Recht auf körperliche Unversehrtheit); soziale Beziehungen und Arbeitsplätze bleiben eher erhalten; die Zahl von Rückfällen in die Psychiatrie ist geringer; die mittel- und langfristige persönliche Entwicklung der Patienten ist besser; sie sind zufriedener mit der Behandlung; und in aller Regel ist diese auch noch kostengünstiger (Aderhold et al., 2007; Dumont & Jones, 2007; Seikkula & Alakare, 2007). Für die ca. 100 Millionen Menschen in Deutschland, Österreich und der Schweiz gibt es ca. 100 solcher stationärer Therapieplätze.

Alternativen zu Neuroleptika

Mittlerweile werden in den ersten deutschsprachigen psychiatrischen Kliniken Alternativen zu Psychopharmaka angeboten. Eine Aufklärungsbroschüre, die von Psychiatern der Rhein-Mosel-Fachklinik Andernach, der Rheinhessen-Fachklinik Alzey und dem Pfalzklinikum Klingenmünster in Zusammenarbeit mit dem Landesverband Psychiatrie-Erfahrener Rheinland-Pfalz, Volkmar Aderhold und dem Autor dieses Beitrags entwickelt wurde, benennt diese derzeit verfügbaren klinischen Alternativen zu Neuroleptika:

- Empathische geduldige Begleitung durch das Personal, Schutz vor zu vielen Reizen
- Gespräche mit Mitpatienten sowie mit Genesungsbegleitern
- Psychotherapie (kognitive* Verhaltenstherapie, systemische Verfahren, tiefenpsychologische Verfahren)
- Psychosoziale Hilfen und Sozialberatung (zum Beispiel bei Problemen im Bereich Arbeit, Wohnen, Finanzen)

- Informationsveranstaltungen, zum Beispiel Psychoseseminare, Selbsthilfegruppen
- Naturheilkundliche oder homöopathische Mittel (zum Beispiel Baldrian), Aromatherapie, Akupunktur
- Sport, Physiotherapie und Entspannungsverfahren (Joggen, Gymnastik, Schwimmen, Tischtennis, Yoga, Meditation, autogenes Training, etc.)
- Ergotherapie und kreative Therapien (Tanz-, Musik- oder Kunsttherapie)
- spezielle Ernährungsmaßnahmen (zum Beispiel Nahrungsergänzungsmittel)
- Kommunikation mit wohlwollenden Vertrauenspersonen fördern, gegebenenfalls auch durch soziale Medien (zum Beispiel Skype oder E-Mails)

Die Information schließt mit den Worten:

> »Entscheiden Sie sich für die Klinik und die Behandlungsmaßnahme, die Ihren Interessen am ehesten entspricht. Psychopharmaka gelten in der Regel als nur eines von mehreren Behandlungsangeboten. Entsprechend der Gesetzeslage und den Behandlungsleitlinien sind es die Patientinnen und die Patienten, die entscheiden, welche Angebote sie annehmen.« (LVPE RLP, 2017, S. 13)

Alternativen zu Antidepressiva

Von wenigen Ausnahmen abgesehen, gelten die oben genannten Alternativen auch für Antidepressiva. Statt Schutz vor zu vielen Reizen steht die therapeutische Gemeinschaft im Vordergrund, anstelle von Baldrian bieten sich Johanniskraut und Passionsblume an, hinzu kommen Lichttherapie, Schlafentzug, Achtsamkeitstraining, sanfte Massagen, Spaziergänge in der Natur und Biofeedback-Therapien. Dies sind verhaltensmedizinische Methoden, um unbewusste Körperfunktionen bewusst und kontrollierbar zu machen und dadurch das körperliche und psychische Wohlbefinden zu fördern. Mit gutem Willen oder auf Druck von außen könnten theoretisch auch andere Kliniken solche nutzerorientierten Maßnahmen anbieten.

Alternativen zu Elektroschocks

Selbst die Befürworter von Elektroschocks nennen Alternativen. Es handele sich mitnichten um die Ultima Ratio, also das letzte Mittel bei Lebensgefahr, schreiben Berthold-Losleben und Grözinger:

> »Tatsächlich gibt es in der Praxis immer eine Alternative zur EKT, auch wenn sie vielleicht weniger wirksam ist. Im Fall einer ablehnenden Haltung können psychopharmakologische und psychotherapeutische Interven-

tionen intensiviert oder modifiziert werden. Patienten müssen über diese Alternativen aufgeklärt werden und können sich dann entscheiden. Die Darstellung der EKT als Ultima Ratio ist unwissenschaftlich, medizinisch unangemessen und faktisch unrichtig. Sie ist deshalb grundsätzlich abzulehnen.« (2013, S. 51)

Die febrile Katatonie* (auch akute lebensbedrohliche Katatonie – ALK genannt), lange Zeit die klassische Ultima-Ratio-Indikation von Elektroschocks, kann offenbar auch mit Medikamenten behandelt werden, schrieben Heinz Häfner und Siegfried Kasper vom Zentralinstitut für Seelische Gesundheit Mannheim 1982, nachdem sie in einer Recherche auf einzelne Fälle einer febrilen Katatonie gestoßen waren:

»Diese Beispiele sprechen für die Vermutung, dass die Versorgung der ALK, vom Psychiater weitgehend unbemerkt, in die Verantwortung der Inneren Medizin, teilweise auch der Neurologie und Anaesthesiologie übergegangen ist.« (S. 393)

Mit dem krampflösenden Medikament Dandrolen oder mit Benzodiazepinen wie Lorazepam und eventuell in Kombination mit der Zufuhr von Elektrolyten könne man Menschen mit febriler Katatonie risikoarm aus ihrem lebensbedrohlichen Verspannungszustand heraushelfen (Britt, 1984; Renfordt & Wardin, 1985; Spieß-Kiefer & Hippius, 1986; Möller, 2006, S. 242).

Psychosoziale Patientenverfügung

Dass Psychiater gesundheitliche Risiken ihrer Behandlungsmethoden anders einschätzen als die Behandelten, ist verständlich, schließlich sind die Risiken unterschiedlich verteilt. Oft genug können Psychiater ihre Maßnahmen nur unter Zwang durchsetzen. Da juristische Entscheidungen über Zwangsmaßnahmen nicht immer den Wünschen der Betroffenen entsprechen, sollten diese rechtzeitig eine Psychosoziale Patientenverfügung (PsychPaV) verfassen. Diese kann verhindern, dass sie während einer psychischen Krise oder beim Nachlassen der Kräfte im Alter starken Behandlungswünschen psychiatrisch Tätiger hilflos ausgeliefert sind (Lehmann, 2015a). In ihrer »ethischen Stellungnahme zu Selbstbestimmung und Zwang« von 2014 erwähnte die DGPPN in beachtenswerter Weise Vorausverfügungen als Mittel, im Sinne des UN-Übereinkommens über die Rechte von Menschen mit Behinderungen (zu denen per Definition auch Menschen mit psychiatrischen Diagnosen zählen) in allen Lebensbereichen, also auch in Krisensituationen, gleichberechtigt mit anderen rechts- und handlungsfähig zu bleiben, und erklärte:

> »Patientenverfügungen haben auch bei psychischen Erkrankungen rechtsverbindlichen Charakter, sofern die gesetzlichen Voraussetzungen erfüllt sind (u. a. schriftliche Form, gegebene Selbstbestimmungsfähigkeit zum Zeitpunkt der Abfassung). Ihre Rechtsverbindlichkeit schützt Patienten davor, dass ihre Behandlungswünsche übergangen werden, verdeutlicht aber auch die hohe Verantwortung, die Patienten für die eigene Gesundheit und den eigenen Behandlungsverlauf haben.« (2014)

Andere Staaten, beispielsweise die Schweiz und Österreich, haben ebenfalls die erwähnte UN-Konvention ratifiziert. Auch in diesen Ländern ist jegliche Notfallbehandlung grundsätzlich an den Wünschen der Patienten auszurichten – zumindest wenn man sich am geltenden Recht orientiert (Lehmann, 2015b).

An der Haltung von Mainstream-Psychiatern zum Elektroschock zeigt sich die Notwendigkeit nicht nur der Absicherung mit Vorausverfügungen, sondern auch ihrer regelmäßiger Aktualisierung und Bestätigung. Die Verlautbarungen der Mainstream-Psychiater lassen zudem den Verdacht aufkommen, dass ihr Wille, sich an bestehende Gesetze zu halten, beispielsweise das deutsche Patientenverfügungsgesetz, nur bedingt vorhanden ist. Sie sind sich nämlich einig, es für unethisch zu halten, von der gewaltsamen Verabreichung von Elektroschocks abzusehen (Besse et al., 2017), wenn sie diese für nötig halten:

> »So sollte einem Patienten mit nihilistischem Wahn eine EKT oder eine andere therapeutische Intervention nicht vorenthalten werden, weil er krankheitsbedingt nicht an deren Erfolg glauben kann.« (Berthold-Losleben & Grözinger, 2013, S. 56)

Bei Fremdgefährdung bleibe eine psychiatrische Patientenverfügung unbeachtlich, meinen sie. Die »höhere« Wirkung des Elektroschocks habe vor den »nur geringfügig größeren Nebenwirkungen« Vorrang, deshalb sollten bei Notfall-Indikationen, die auf Lebens- oder schwere Gesundheitsgefahr hinweisen, Elektroschocks rasch verabreicht werden, zudem immer bilateral und mit einer zunächst hohen Behandlungsfrequenz; die gerichtliche Einwilligung könne hinterher immer noch eingeholt werden. Bei zwar einwilligungsfähigen, aber »psychisch kranken« Personen sowie bei Minderjährigen sei sie sowieso nicht nötig (Sartorius et al., 2013; Olzen & Nickl-Jockschat, 2013), so die Autoren von »Elektrokonvulsionstherapie kompakt«. Das einzig beachtliche Gesundheitsrisiko sei die Nichtverabreichung von Elektroschocks:

> »Als ernstliche Gesundheitsschädigung wird angesehen, wenn durch die

verspätete Ausführung bzw. Nichtvornahme der EKT eine schwere Körperverletzung droht...« (Olzen & Nickl-Jockschat, 2013, S. 218)

Eine Patientenverfügung sei nicht stets in der Weise in den Behandlungsplan aufzunehmen, dass man ihr entspreche. Der Arzt habe sie lediglich zu berücksichtigen. Wenn jedoch begründete Zweifel vorlägen, dass die verfügten Regelungen noch dem mutmaßlichen Patientenwillen entsprechen, wenn die Patientenverfügung vor längerer Zeit errichtet wurde und wenn die medizinische Entwicklung Maßnahmen ermögliche, die in der Verfügung nicht vorhergesehen wurden: Dann sei dem Arzt empfohlen, auch bei an sich eindeutigen Patientenverfügungen evtl. verbleibende Zweifel auf einen gemutmaßten Willen des Patienten zu stützen und sich zur eigenen Absicherung »in dubio pro vita« (»im Zweifel für das Leben«), das heißt für die gewaltsame Verabreichung von Elektroschocks zu entscheiden (ebd., S. 224 / 226) – so der deutsche Medizinrechtler Dirk Olzen und der Psychiater Nickl-Jockschat in ihrer Auslegung des Menschenrechts auf körperliche Unversehrtheit, der UN-Konvention über die Rechte von Menschen mit Behinderungen und des deutschen, österreichischen und schweizerischen Bürgerlichen Gesetzbuchs zur Notfallbehandlung, die an den Wünschen der Betroffenen ausgerichtet sein muss.

Dass man mit Vorausverfügungen nicht umfassend Vorsorge für alle Eventualitäten treffen kann, versteht sich von selbst. Die mit zwangsweiser bzw. ohne Einwilligung erfolgte Verabreichung von Psychopharmaka und Elektroschocks eingehenden Risiken sind jedoch absehbar und vielleicht auch abwendbar – sofern man rechtzeitig Vorsorge trifft.

Glossar

Agoraphobie: Angst, das Haus zu verlassen, sich auf öffentlichen Plätzen aufzuhalten, in Menschenmengen, Kinos oder engen geschlossenen Räumen zu sein oder alleine mit Bahn, Bus oder Flugzeug zu reisen (»Platzangst«)

Agranulozytose: weitgehendes oder komplettes Fehlen weißer Blutkörperchen im Blut. Siehe auch S. 107-111

Akathisie: als quälend empfundene, neurologisch bedingte Ruhelosigkeit oder zwanghafter Bewegungsdrang

Akkommodationsstörungen des Auges: Störung der funktionellen, mittels Veränderung der Linsenkrümmung erfolgenden Nah- und Ferneinstellung

Alanin-Aminotransferase: zur Transaminase* gehörende Enzyme. Siehe auch S. 118-119

Alkalische Phosphatase: an vielen Stoffwechselgeschehen des Körpers beteiligte Enzyme

Amnesie: Verlust des Gedächtnisses. Siehe auch S. 141-144 und 146-148

Anaphylaktoide Reaktion: Oberbegriff für akute Unverträglichkeitsreaktionen mit den Symptomen einer schweren allergischen Reaktion. Siehe auch S. 107-111

Anaphylaktischer Schock: akut lebensbedrohliche Maximalreaktion einer Überempfindlichkeit des Immunsystems. Siehe auch S. 107-111

Angina pectoris: anfallsartiger, durch eine vorübergehende Durchblutungsstörung am Herzen verursachter Brustschmerz

Angioödem (Quincke-Ödem): akut auftretende, schmerzlose Schwellung der Haut, Zeichen einer schweren allergischen Reaktion. Siehe auch S. 107-111

Anorexie: Appetitlosigkeit bis hin zur lebensbedrohlichen Magersucht (Anorexia nervosa), die zu einem Nährstoffmangel mit begleitendem kompensatorischem Abbau von Körpergewebe führt

Aspartat-Aminotransferase: zur Transaminase* gehörende Enzyme. Siehe auch S. 118-119

Aspirationspneumonie: Lungenentzündung infolge Ansaugung von Fremdkörpern in die Lunge, beispielsweise von Mageninhalt

AV-Block: Herzrhythmusstörung mit einer variabel ausgeprägten Blockierung des Atrioventrikular-Knotens, des sekundären Schrittmacherzentrums des Herzens. Siehe auch S. 115-117

AV-Block 1. Grades: durch verzögerte Überleitungszeit zwischen Vorhof und Kammer des Herzens gekennzeichnete Form des AV-Blocks*

Depersonalisation: Entfremdungserlebnis mit als unwirklich wahrgenommener Veränderung von Identität, Selbst oder Körper

Dyskinesie: Störung des physiologischen Bewegungsablaufs einer Körperregion, eines Körperteils oder eines Organs

Dystonie: krankhaft gestörte Muskelspannung, einhergehend mit anhaltenden und unwillkürlichen Kontraktionen der Skelettmuskulatur und abnormen Haltungen und Fehlstellungen des Körpers oder einzelner Körperteile

Eliminationshalbwertszeit: Zeit ab der Einnahme einer Substanz bis zur Halbierung der im Organismus befindlichen Restmenge

Engwinkelglaukom: spezielle Form des Grünen Stars*. Siehe auch S. 111-112

Eosinophile Granulozyten: spezielle weiße, sich leicht mit dem roten Blutfarbstoff Eosin anfärbende Blutkörperchen

Gamma-Glutamyl-Transferase: Leberenzym

Granulozyten: spezielle weiße Blutkörperchen

Grüner Star (Glaukom): Gruppe unterschiedlicher Augenerkrankungen. Siehe auch S. 111-112

HDL-Cholesterin: Enzymsystem, bestehend etwa zur Hälfte aus Proteinen und zur Hälfte aus den Blutfetten Cholesterin, Phospholipid und Triglyzerid

Hyperglykämie: Anstieg des Zuckers im Blut, einhergehend mit Glukose- und Energiemangel in den Muskel- und Fettzellen. Siehe auch S. 117-118

Hyperkinesie: krankhaft gesteigerte Beweglichkeit der Skelettmuskulatur mit unwillkürlichen, unregelmäßigen und nicht vorhersehbaren Bewegungen der Gliedmaßen, des Gesichts, des Halses und des Rumpfes

Hyperthermie: Überwärmung des Organismus bei normaler bis erniedrigter Körpertemperatur. Siehe auch S. 107-111

Hypokinesie: Bewegungsarmut, verminderte Beweglichkeit oder Mangel an Spontanmotorik

Hyponatriämie: verminderte Konzentration von Natriumionen im Blut. Siehe auch S. 121-123

Insulinresistenz: fehlende oder stark herabgesetzte Reaktion der Zellen auf Insulin. Siehe auch S. 117-118

Kammerflimmern: Herzrhythmusstörung mit stark erhöhter Kammerfrequenz (über 320 Schläge pro Minute). Siehe auch S. 115-117

Katatonie (»Spannungsirresein«): Form der »Schizophrenie«, einhergehend mit Störungen der Motorik, die gelegentlich von extremer Erregung zu extremer Passivität wechseln

kognitiv: die Erkenntnis- und Informationsverarbeitung betreffend

Kreatin-Phosphokinase: für den Energiestoffwechsel der Muskelzellen notwendiges Enzym

Laryngospasmus: krampf- und reflexartige Kontraktion der Kehlkopfmuskulatur. Siehe auch S. 123-125

Leberzirrhose: Erkrankung der Leber, einhergehend mit irreparabler Zerstörung des Lebergewebes. Siehe auch S. 118-119

Lyell-Syndrom (toxisch epidermale Nekrolyse): durch blasige Ablösung der oberen Hautschicht gekennzeichnete Hauterkrankung. Siehe auch S. 107-111

Malignes neuroleptisches Syndrom: Symptomenkomplex aus Fieber, Muskelsteifheit und Bewusstseinstrübung. Siehe auch S. 107-111

MAO-Hemmer: spezielle herkömmliche Antidepressiva, die die Wirkung des Enzyms Monoaminooxydase behindern und somit den Abbau von Botenstoffen im synaptischen Spalt* nach verrichteter Tätigkeit hemmen

Mydriasis: Weitstellung der Pupille

Neutrophile Granulozyten (Neutrophile): auf Immunabwehr spezialisierte weiße Blutkörperchen

Ödem: Ansammlung wässriger Flüssigkeit im Körpergewebe

Parästhesie: nicht durch äußere Reize ausgelöste unangenehme, manchmal schmerzhafte Körperempfindung mit Kribbeln, Taubheit, Einschlafen der Glieder, Kälte- und Wärmewahrnehmungsstörungen

Parkinsonismus: durch andere Ursachen als die Parkinson-Krankheit ausgelöste Parkinson-Symptomatik, bestehend aus Bewegungslosigkeit der Skelettmuskulatur, Muskelsteifheit und Muskelzittern

Priapismus: schmerzhafte Dauererektion des Penis

Purpura: kleinfleckige Blutungen in den feinen Blutadern der Haut, Unterhaut oder den Schleimhäuten

QT-Verlängerung: Verlängerung der Zeitspanne im Elektrokardiogramm von Beginn der Q-(Depolarisation) bis zum Ende der T-Zacke (Repolarisation). Siehe auch S. 115-117

Rhabdomyolyse: Degeneration von Muskelzellen in relativ große, klobige Proteine. Siehe auch S. 121-123

Schenkelblock: spezielle Störung der Erregungsleitung des Herzens. Siehe auch S. 115-117

Serotonin-Syndrom: Symptomenkomplex aus psychischen und zentralnervösen Störungen, vegetativen Entgleisungen und Muskelstörungen. Siehe auch S. 107-111

SIADH (Syndrom der inadäquaten ADH-Sekretion): abnorm hohe Ausschüttung des antidiuretischen Hormons (ADH). Siehe auch S. 121-123

Sinus-Tachykardie: vom Sinusknoten, dem primären Herzzentrum, ausgehende erhöhte Herzfrequenz von mehr als 100 Schlägen pro Minute. Siehe auch S. 115-117

Somnolenz: Benommenheit mit abnormer Schläfrigkeit als leichtere Form der Bewusstseinstrübung unter erhaltener Ansprechbarkeit und Erweckbarkeit

Supraventrikuläre Arrhythmie: von den Herzvorhöfen ausgehende Herzrhythmusstörung. Siehe auch S. 115-117

Synaptischer Spalt: Kopplungsstelle von Nervenimpulsen

Syndrom der unruhigen Beine (Restless-Legs-Syndrom): in Ruhephasen auftretender Symptomenkomplex aus unwillkürlichen und ausgeprägten Muskelzuckungen sowie Missempfindungen und Schmerzen in den Beinen, in seltenen Fällen auch in Armen und Händen

Synkope: anfallsartig einsetzender, kurzdauernder Ohnmachtsanfall infolge Minderdurchblutung des Gehirns. Siehe auch S. 104-107

Tardive Dyskinesie: Symptomenkomplex aus chronischen Muskelstörungen (Hyperkinesie*, Dystonien* und Bewegungsstereotypen). Siehe auch S. 123-125

Thrombembolie: Verschleppung eines Blutpfropfes innerhalb der Blutbahn mit anschließender Verengung eines Gefäßteiles oder Verschluss eines gesamten Gefäßastes. Siehe auch S. 119-120

Tinnitus: Ohrensausen, Ohrenklingeln, Ohrgeräusch

Torsade de pointes (»Spitzenumkehr-Kammertachykardie«): Form des Herzkammerflatterns bei QT-Verlängerung* mit wellenartig verlaufenden Herzkammerausschlägen. Siehe auch S. 115-117

Transaminase (Aminotransferase): für den Aminosäure-Stoffwechsel wichtige Enzyme

Urtikaria (Nesselsucht, Nesselfieber): allergische Hautreaktion auf unverträgliche Fremdsubstanzen

Ventrikuläre Tachykardie: von den Herzkammern ausgehende massive Beschleunigung der Herztätigkeit. Siehe auch S. 115-117

Vorhofflimmern: Kreisen elektrischer Erregungswellen in den Herzvorhöfen mit einer Frequenz von bis zu 350 Schlägen pro Minute. Siehe auch S. 115-117

Zahnradphänomen: ruckartiges Nachgeben passiv bewegter Gliedmaßen

Zerebrovaskuläres Ereignis: Erkrankung der Blutgefäße des Gehirns. Siehe auch S. 104-107

Zyanose: bläuliche Verfärbung der Haut oder Schleimhäute als Folge von Minderdurchblutung

Anmerkung

Die in Zitaten kursiv gesetzten Erläuterungen in Klammern sowie die Übersetzungen aus dem Englischen stammen von Peter Lehmann.

Quellen

A. Menarini AG (August 2013): »Priligy®«, Zürich: Fachinformation, in: »Arzneimittel-Kompendium der Schweiz«, Bern: HCI Solutions AG; Internet-Ressource https://compendium.ch/mpro/mnr/24213/html/de (Zugriff am 22.1.2017)

AbZ-Pharma GmbH (November 2014): »Olanzapin AbZ Schmelztabletten«, Ulm: Fachinformation, in: »Rote Liste Online«, Frankfurt am Main: Rote Liste Service GmbH; Internet-Ressource http://online.rote-liste.de (Zugriff am 8.2.2017)

AbZ-Pharma GmbH (August 2016): »Aripiprazol AbZ 5 mg / 10 mg / 25 mg / 20 mg / 30 mg

Tabletten«, Ulm: Fachinformation; in: »Rote Liste Online«, Frankfurt am Main: Rote Liste Service GmbH; Internet-Ressource http://online.rote-liste.de (Zugriff am 8.2.2017)

Abi-Dargham, Anissa / Rodenhiser, Janine / Printz, David et al. (2000): »Increased baseline occupancy of D2 receptors by dopamine in schizophrenia«, in: Proceedings of the National Academy of Sciences of the United States of America, Band 97, S. 8104-8109

Aderhold, Volkmar (2013): »Neuroleptika zwischen Nutzen und Schaden. Ein Update zur Neuroleptika-Debatte«, in: Die Kerbe – Forum für Sozialpsychiatrie, 31. Jg., Nr. 2, S. 25-27

Aderhold, Volkmar / Weinmann, Stefan / Hägele, Claudia et al. (2015): »Frontale Hirnvolumenminderung durch Antipsychotika?«, in: Nervenarzt, 86. Jg., S. 302-323

Aderhold, Volkmar / Stastny, Peter / Lehmann, Peter (2007): »Soteria – Eine alternative psychosoziale Reformbewegung«, in: Peter Lehmann / Peter Stastny (Hg.): »Statt Psychiatrie 2«, Berlin / Eugene / Shrewsbury: Antipsychiatrieverlag, S. 150-165 (E-Book 2014)

Amsterdam, Jay D. / Shults, Juliane (2009): »Does tachyphylaxis occur after repeated antidepressant exposure in patients with bipolar II major depressive episode?«, in: Journal of Affective Disorders, Band 115, S. 234-240

Amsterdam, Jay D. / Williams, David / Michelson, David et al. (2009): »Tachyphylaxis after repeated antidepressant drug exposure in patients with recurrent major depressive disorder«, in: Neuropsychobiology, Band 59, S. 227-233

Andrews, Paul W. / Kornstein, Susan G. / Halberstadt, Lisa J. et al. (2011): »Blue again: perturbational effects of antidepressants suggest monoaminergic homeostasis in major depression«, in: Frontiers in Psychology, Band 2, Artikel 159; im Internet unter https://www.ncbi.nlm.nih.gov/pmc/articles/PMC3133866/ (Zugriff am 10.3.2012)

Andrews, Paul W. / Thomson, J. Anderson / Amstadter, Ananda et al. (2012): »Primum non nocere: an evolutionary analysis of whether antidepressants do more harm than good«, in: Frontiers in Evolutionary Psychology, Band 3, Artikel 117; Online-Publikation http://journal.frontiersin.org/article/10.3389/fpsyg.2012.00117/full (Zugriff am 8.2.2017)

Ansari, Peter / Ansari, Sabine (2016): »Unglück auf Rezept – Die Antidepressiva-Lüge und ihre Folgen«, Stuttgart: Klett-Cotta

Aoyama, Naoko / Théberge, Jean / Drost, Dick J. et al. (2011): »Grey matter and social functioning correlates of glutamatergic metabolite loss in schizophrenia«, in: British Journal of Psychiatry, Band 198, S. 448-456

APA – American Psychiatric Association (2001): »The practice of electroconvulsive therapy: recommendations for treatment, training, and privileging«, 2. Aufl., Washington: APA

APA – American Psychiatric Association (2015): »Diagnostisches und Statistisches Manual Psychischer Störungen DSM-5«, Göttingen / Bern / Wien etc.: Hogrefe Verlag

Arnold, Otto H. / Hift, Stefan / Hoff, Hans (1960): »Stellung der psychotropen Drogen im Gesamtbehandlungsplan der Psychiatrie«, in: Wiener Medizinische Wochenschrift, Band 110, S. 238-245

AstraZeneca GmbH (2007): »Die Behandlung schizophrener Psychosen – Leitfaden für Angehörige«, Informationsbroschüre, Wedel: Selbstverlag

Ayd, Frank J. (1975): »The depot fluphenazines«, in: American Journal of Psychiatry, Band 132, S. 491-500

Baldessarini, Ross J. / Ghaemi, S. Nassir / Viguera, Adele C. (2002): »Tolerance in antidepressant treatment«, in: Psychotherapy and Psychosomatics, Band 71, S. 177-179

Balon, Richard (2006): »SSRI-associated sexual dysfunction«, in: American Journal of Psychiatry, Band 163, S. 1504-1509

Belaise, Carlotta / Gatti, Alessia / Chouinard, Virginie-Anne et al. (2012): »Patient online report of selective serotonin reuptake inhibitor-induced persistent postwithdrawal anxiety and mood disorders«, in: Psychotherapy and Psychosomatics, Band 81, S. 386-388

Belaise, Carlotta / Gatti, Alessia / Chouinard, Virginie-Anne et al. (2014): »Persistent post-withdrawal disorders induced by paroxetine, a selective serotonin reuptake inhibitor, and treated with specific cognitive behavioral therapy«, in: Psychotherapy and Psychosomatics, Band 83, S. 247-248

Benkert, Otto / Hippius, Hanns (1980): »Psychiatrische Pharmakotherapie«, 3. Aufl., Berlin / Heidelberg / New York: Springer Verlag

Berthold-Losleben, Mark / Grözinger, Michael (2013): »Informationen für Patienten und Angehörige«, in: Michael Grözinger / Andreas Conca / Thomas Nickl-Jockschat et al. (Hg.): »Elektrokonvulsionstherapie kompakt«, Berlin / Heidelberg: Springer Verlag, S. 47-57

Besse, Matthias / Methfessel, Isabel / Wiltfang, Jens et al. (2017): »Elektrokonvulsionstherapie gegen den natürlichen Patientenwillen«, in: Nervenarzt, 88. Jg., S. 46-52

»BNF – British National Formulary« (2012), 63. Aufl., Basingstoke: Pharmaceutical Press

Bockting, Claudi L. / ten Doesschate, Mascha C. / Spijker, Jan et al. (2008): »Continuation and maintenance use of antidepressants in recurrent depression«, in: Psychotherapy and Pychosomatics, Band 77, S. 17-26

Bonelli, Raphael M. / Hofmann, Peter / Aschoff, Andreas et al. (2005): »The influence of psychotropic drugs on cerebral cell death: female neurovulnerability to antipsychotics«, in: International Clinical Psychopharmacology, Band 20, S. 145-149

Britt, Beverly A. (1984): »Dantrolene«, in: Canadian Anaesthethists' Society Journal, Band 31, S. 61-75

Cahn, Wiepke / Hulshoff Pol, Hilleke E. / Lems, Elleke B. et al. (2002): »Brain volume changes in first-episode schizophrenia«, in: Archives of General Psychiatry, Band 59, S. 1002-1010

Carlsson, Arvid / Fuxe, Kjell / Ungerstedt, Urban (1968): »The effect of imipramine on central 5-hydroxytryptamine neurons«, in: Journal of Pharmacy and Pharmacology, Band 20, S. 150-151

Cartwright, Claire / Gibson, Kerry / Read, John et al. (2016): »Long-term antidepressant use: patient perspectives of benefits and adverse effects«, in: Patient Preference and Adherence, Band 10, S. 1401-1407; Online-Publikation https://www.dovepress.com/long-term-antidepressant-use-patient-perspectives-of-benefits-and-adve-peer-reviewed-fulltext-article-PPA (Zugriff am 22.4.2017)

Casey, Daniel E. (1992): »What makes a neuroleptic atypical?«, in: Herbert Y. Meltzer (Hg.): »Novel antipsychotic drugs«, New York: Raven Press, S. 241-251

Chang, Chin-Kuo / Hayes, Richard D. / Perera, Gayan et al. (2011): »Life expectancy at birth for people with serious mental illness and other major disorders from a secondary mental health care case register in London«, in: PLoS One, Band 6, e19590; Online-Publikation https://www.ncbi.nlm.nih.gov/pmc/articles/PMC3097201/ (Zugriff am 16.4.2017)

Chouinard, Guy / Chouinard, Virginie-Anne (2008): »Atypical antipsychotics: CATIE study, drug-induced movement disorder and resulting iatrogenic psychiatric-like symptoms, supersensitivity rebound psychosis and withdrawal discontinuation syndromes«, in: Psychotherapy and Psychosomatics, Band 77, S. 69-77

Chouinard, Guy / Chouinard, Virginie-Anne (2015): »New classification of selective serotonin reuptake inhibitor withdrawal«; in Psychotherapy and Psychosomatics, Band 84, S. 63-71

Chouinard, Guy / Jones, Barry D. (1980): »Neuroleptic-induced supersensitivity psychosis: clinical and pharmacologic characteristics«, in: American Journal of Psychiatry, Band 137, S. 16-21

Chouinard, Guy / Jones, Barry D. (1982): »Neuroleptic-induced supersensitivity psychosis, the ›Hump Course‹, and tardive dyskinesia«, in: Journal of Clinical Psychopharmacology, Band 2, S. 143-144

Chouinard, Guy / Jones, Barry D. / Annable, Lawrence (1978): »Neuroleptic-induced supersensitivity psychosis«, in: American Journal of Psychiatry, Band 135, S. 1409-1410

Chouinard, Guy / Annable, Lawrence / Ross-Chouinard, Andrée (1986): »Supersensitivity psychosis and tardive dyskinesia«, in: Psychopharmacology Bulletin, Band 22, S. 891- 896

Chouinard, Guy / Annable, Lawrence / Ross-Chouinard, Andrée et al. (1988): »A 5-year prospective longitudinal study of tardive dyskinesia: factors predicting appearance of new cases«, in: Journal of Clinical Psychopharmacology, Band 8, Nr. 4, S. 21S-26S

Chouinard, Guy / Annable, Lawrence / Ross-Chouinard, Andrée et al. (1990): »A ten year follow-up of supersensitivity psychosis«, in: Biological Psychiatry, Band 27, Nr. 4, S. 110A

Colton, Craig W. / Manderscheid, Ronald W. (2006): »Congruencies in increased mortality rates, years of potential life lost, and causes of death among public mental health clients in eight states«, in: Preventing Chronic Disease, Band 3, Nr. 2, S. 1-14

Conca, Andreas (2013): »Die Situation der Elektrokonvulsionstherapie (EKT) in Italien«, in: Michael Grözinger / Andreas Conca / Thomas Nickl-Jockschat et al. (Hg.): »Elektrokonvulsionstherapie kompakt«, Berlin / Heidelberg, S. 38-46

Cooper, Glenn L. (1988): »The safety of fluoxetine – an update«, in: British Journal of Psychiatry, Band 153, Supplement 3, S. 77-86

Delacrétaz, Etienne (2007): »Medikamente und verlängertes QT-Intervall«, in: Schweizerisches Medizin-Forum – Swiss Medical Forum, 7. Jg., S. 814-819; im Internet unter http://medicalforum.ch/docs/smf/archiv/de/2007/2007-40/2007-40-056.pdf (Zugriff am 25.4.2017)

Delay, Jean / Deniker, Pierre (1961): »Méthodes chimiothérapeutiques en psychiatrie«, Paris: Masson et Cie.

Degkwitz, Rudolf (1967): »Leitfaden der Psychopharmakologie«, Stuttgart: Wissenschaftliche Verlagsgesellschaft

DGPPN – Deutsche Gesellschaft für Psychiatrie, Psychotherapie und Nervenheilkunde (Hg.) (2006): »Behandlungsleitlinie Schizophrenie«. Darmstadt: Steinkopff Verlag; Kurzversion im Internet unter http://www.dgppn.de/_Resources/Persistent/a6e04aa47e146de9e159fd2ca1e6987853a055d7/S3_Schizo_Kurzversion.pdf (Zugriff am 6.6.2017)

DGPPN – Deutsche Gesellschaft für Psychiatrie, Psychotherapie und Nervenheilkunde (11.6.2012): »Elektrokonvulsionstherapie – Rechtzeitiger und adäquater Einsatz empfohlen«, Internet-Ressource http://www.deprilibri.fx7.de/doku.php?id=elektrokonvulsionstherapie:rechtzeitiger_und_adaequater_einsatz_empfohlen (Zugriff am 30.7.2016)

DGPPN – Deutsche Gesellschaft für Psychiatrie und Psychotherapie, Psychosomatik und Nervenheilkunde (23.9.2014): »Achtung der Selbstbestimmung und Anwendung von Zwang bei der Behandlung von psychisch erkrankten Menschen – Eine ethische Stellungnahme der

DGPPN«, Internet-Ressource http://www.lvpe-rlp.de/sites/default/files/pdf/2014-09-22_DGPPN_Stellungnahme_TF_Ethik_final.pdf (Zugriff am 26.6.2017)

DGPPN – Deutsche Gesellschaft für Psychiatrie und Psychotherapie, Psychosomatik und Nervenheilkunde (13.2.2017): »DGPPN veröffentlicht Forderungen zur Bundestagswahl 2017«, Internet-Ressource https://www.dgppn.de/presse/pressemitteilungen/pressemitteilungen-2017/forderungen-zur-bundestagswahl.html (Zugriff am 17.7.2017)

DGPPN – Deutsche Gesellschaft für Psychiatrie und Psychotherapie, Psychosomatik und Nervenheilkunde / BÄK – Bundesärztekammer / KBV – Kassenärztliche Bundesvereinigung et al. (Hg.) (2017): »S3-Leitlinie/Nationale VersorgungsLeitlinie Unipolare Depression – Kurzfassung«, 2. Aufl., Internet-Ressource http://www.leitlinien.de/mdb/downloads/nvl/depression/depression-2aufl-vers1-kurz.pdf (Zugriff am 13.6.2017)

Di Pauli, Jan (2013): »Die Situation der Elektrokonvulsionstherapie (EKT) in Österreich«, in: Michael Grözinger / Andreas Conca / Thomas Nickl-Jockschat et al. (Hg.): »Elektrokonvulsionstherapie kompakt«, Berlin / Heidelberg: Springer Verlag, 33-34

Di Pauli, Jan / Grözinger, Michael / Michael, Nikolaus (2013): »Weiterbehandlung nach erfolgreicher EKT«, in: Michael Grözinger / Andreas Conca / Thomas Nickl-Jockschat et al. (Hg.): »Elektrokonvulsionstherapie kompakt«, Berlin / Heidelberg: Springer Verlag, S. 173-179

Dörner, Klaus / Plog, Ursula (1992): »Irren ist menschlich – Lehrbuch der Psychiatrie / Psychotherapie«, 7. Aufl., Bonn: Psychiatrie-Verlag

Dumont, Jeanne / Jones, Kristine (2007): »Die Krisenherberge. Ergebnisse einer betroffenendefinierten Alternative zur stationären Psychiatrie«, in: Peter Lehmann / Peter Stastny (Hg.): »Statt Psychiatrie 2«, Berlin / Eugene / Shrewsbury: Antipsychiatrieverlag 2007, S. 186-194 (E-Book 2014)

Eberlein, Hans-Joachim (18.11.1983): »Anweisung für die Narkose zur Elektro-Krampf-Therapie (EKT)«, unveröffentlichte Anleitung des Instituts für Anästhesiologie am Klinikum Charlottenburg der Freien Universität Berlin

Ebner, Gerhard (2003): »Aktuelles aus der Psychopharmakologie. Das Wichtigste vom ECNP-Kongress«, in: Psychiatrie (Schweiz), Online-Ausgabe, Nr. 1, S. 29-32; im Internet unter http://www.medpoint.ch/frame.asp?ru=document&ArtikelID=10116 (Zugriff am 13.4.2004)

Eli Lilly Ges.m.b.H. (Februar 2016): »Fluctine 20 mg – Kapseln«, Wien: Zusammenfassung der Merkmale des Arzneimittels, in: »medONLINE.at«, Wien: Medizin Medien Austria GmbH; Internet-Ressource http://medonline.at (Zugriff am 8.2.2017)

Ellenbroek, Bart A. / Peeters, Bernard W. / Honig, W. M. et al. (1987): »The paw test: a behavioural paradigm for differentiating between classical and atypical neuroleptic drugs«, in: Psychopharmacology, Band 93, S. 343-348

El-Mallakh, Rif S. / Gao, Yonglin / Briscoe, Brian T. et al. (2011): »Antidepressant induced tardive dysphoria«, in: Psychotherapy and Psychosomatics, Band 80, S. 57-59

Faurbye, Arild / Rasch, P.-J. / Bender Petersen, Preben et al. (1964): »Neurological symptoms in pharmacotherapy of psychoses«, in: Acta Psychiatrica Scandinavica, Band 40, S. 10-27

Fava, Giovanni Andrea (2003): »Can long-term treatment with antidepressant drugs worsen the course of depression?«, in: Journal of Clinical Psychiatry, Band 64, S. 123-133

Fava, Giovanni Andrea (2014): »Rational use of antidepressant drugs«, in: Psychotherapy and Psychosomatics, Band 83, S. 197-204

Fava, Maurizio / Davidson, Katharina G. (1996): »Definition and epidemiology of treatment-resistant depression«, in: Psychiatric Clinics of North America, Band 19, S. 179-200

Fava, Giovanni Andrea / Offidani, Emanuela (2011): »The mechanisms of tolerance in antidepressant action«, in: Progress in Neuro-psychopharmacology & Biological Psychiatry, Band 35, S. 1593-1602

Fava, Maurizio / Rappe, S. Miriam / Pava, Joel A. et al. (1995): »Relapse in patients on long-term fluoxetine treatment«, in: Journal of Clinical Psychiatry, Band 56, S. 52-55

Fava, Maurizio / Schmidt Mark E. / Zhang, Shuyu et al. (2002): »Treatment approaches to major depressive disorder relapse. Part II. Reinitiation of antidepressant treatment«, in: Psychotherapy and Psychosomatics, Band 71, S. 195-199

Fava, Giovanni Andrea / Bernardi, Manuela / Tomba, Elena et al. (2007): »Effects of gradual discontinuation of selective serotonin reuptake inhibitors in panic disorder with agoraphobia«, in: International Journal of Neuropsychopharmacology, Band 10, S. 835-838

Fava, Giovanni Andrea / Gatti, Alessia / Belaise, Carlotta et al. (2015): »Withdrawal symptoms after selective serotonin reuptake inhibitor discontinuation«, in: Psychotherapy and Psychosomatics, Band 84, S. 72-81

Förster, Andreas (1988): »Skandal: E-Schock wieder im Aufwind«, in: Münchner Illustrierte, Nr. 12, S. 21-22

Folkerts, Here (1995): »Elektrokrampftherapie bei neurologischen Krankheiten«, in: Nervenarzt, 66. Jg., S. 241-251

Folkerts, Here / Remschmidt, Helmut / Saß, Henning et al. (2003): »Stellungnahme zur Elektrokrampftherapie (EKT) als psychiatrische Behandlungsmaßnahme«, in: Deutsches Ärzteblatt, 100. Jg., S. A504-A506

Freeman, Walter (1941): »Brain-damaging therapeutics«, in: Diseases of the Nervous System, Band 2, S. 83

Fux, Mendel / Taub, Migdala / Zohar, Joseph (1993): »Emergence of depressive symptoms during treatment for panic disorder with specific 5-hydroxytryptophan reuptake inhibitors«, in: Acta Psychiatrica Scandinavica, Band 88, S. 235-237

Gangadhar, B. N. / Andrade, Chittaranjan (1992): »Iatrogenic dysfunction and electroconvulsive therapy«, in: Matcheri S. Keshavan / John S. Kennedy (Hg.): »Drug-induced dysfunction in psychiatry«, New York: Hemisphere Publishing Corp., S. 191-201

Gardarsdottir, Helga / van Geffen, Erica C. / Stolker, J. J. et al. (2009): »Does the length of the first antidepressant treatment episode influence risk and time to a second episode?«, in: Journal of Clinical Psychopharmacology, Band 29, S. 69-72

Gil-ad, Irit / Shtaif, Biana / Shiloh, Roni et al. (2001): »Evaluation of the neurotoxic activity of typical and atypical neuroleptics«, in: Cellular and Molecular Neurobiology, Band 21, S. 705-716

Gillmann, Benjamin / Sartorius, Alexander / Grözinger, Michael (2013): »Anästhesiologische Aspekte der EKT«, in: Michael Grözinger / Andreas Conca / Thomas Nickl-Jockschat et al. (Hg.): »Elektrokonvulsionstherapie kompakt«, Berlin / Heidelberg: Springer Verlag, S. 137-154

G.L. Pharma GmbH (Juni 2016): »Aripiprazol Gerot 30 mg-Tabletten«, Lannach: Zusammenfassung der Merkmale des Arzneimittels, in: »medONLINE.at«, Wien: Medizin Medien Austria GmbH; Internet-Ressource http://medonline.at (Zugriff am 8.2.2017)

Gøtzsche, Peter C. (2014): »Tödliche Medizin und organisierte Kriminalität«, München: Riva Verlag

Gøtzsche, Peter C. (2016): »Tödliche Psychopharmaka und organisiertes Leugnen«, München: Riva Verlag

Gomez, Efrain A. (1985): »Neuroleptic-induced priapism«, in: Texas Medicine, Band 81, Nr. 9, S. 47-48

Grace, Anthony A. (1991): »Phasic versus tonic dopamine release and the modulation of dopamine system responsivity«, in: Neuroscience, Band 41, S. 1-24

Grager, Bettina / Di Pauli, Jan (2013): »Indikationen und Wirksamkeit der EKT«, in: Michael Grözinger / Andreas Conca / Thomas Nickl-Jockschat et al. (Hg.): »Elektrokonvulsionstherapie kompakt«, Berlin / Heidelberg: Springer Verlag, S. 73-80

Greil, Waldemar / Schmidt, Stephan (1988): »Absetzsyndrome bei Antidepressiva, Neuroleptika und Lithium«, in: Münchener Medizinische Wochenschrift, 130. Jg., S. 704-707

Greve, Nils / Osterfeld, Margret / Diekmann, Barbara (2017): »Umgang mit Psychopharmaka«, 5. Aufl., Köln: Balance Verlag

Grözinger, Michael / Conca, Andreas / DiPauli, Jan et al. (für das länderübergreifende Referat »Klinisch angewandte Stimulationsverfahren in der Psychiatrie« der DGPPN in Zusammenarbeit mit der SIP, der ÖGPP und der SGPP) (2012): »Elektrokonvulsionstherapie – Psychiatrische Fachgesellschaften aus vier Ländern empfehlen einen rechtzeitigen und adäquaten Einsatz«, in: Nervenarzt, 83. Jg., S. 919-921

Grözinger, Michael / Conca, Andreas / Nickl-Jockschat, Thomas et al. (2013): Vorwort zu: dies. (Hg.): »Elektrokonvulsionstherapie kompakt«, Berlin / Heidelberg: Springer Verlag, S. V-VI

Grözinger, Michael / Först, Christiane / Conca, Andreas et al. unter Mitarbeit des DGPPN-Referats »Klinisch angewandte Stimulationsverfahren in der Psychiatrie« (2016): »Elektrokonvulsionstherapie (EKT) in 24 Fragen. Ein DGPPN-Ratgeber für Patienten und Angehörige«, Berlin: Deutsche Gesellschaft für Psychiatrie und Psychotherapie, Psychosomatik und Nervenheilkunde

Gunne, Lars M. / Häggström, Jan-Erik (1985): »Experimental tardive dyskinesia«, in: Journal of Clinical Psychiatry, Band 46, Nr. 4, Section 2, S. 48-50

Gupte, Pranay (17.7.1978): »Tranquilizers held an agent in deaths of mental patients«, in: New York Times, S. 1 u. D8

Gur, Raquel E. / Cowell, Patricia / Turetsky, Bruce I. et al. (1998): »A follow-up magnetic resonance imaging study of schizophrenia: relationship of neuroanatomical changes to clinical and neurobehavioral measures«, in: Archives of General Psychiatry, Band 55, S. 145-152

Häfner, Heinz / Kasper, Siegfried (1982): »Akute lebensbedrohliche Katatonie«, in: Nervenarzt, Band 53, S. 385-394

Halbreich, Uriel / Kahn, Linda S. (2003): »Hyperprolactinemia and schizophrenia«, in: Journal of Psychiatric Practice, Band 9, S. 344-353

Halbreich, Uriel / Shen, Jianhua / Panaro, Victor (1996): »Are chronic psychiatric patients at increased risk for developing breast cancer?«, in: American Journal of Psychiatry, Band 153, S. 559-560

Heim, Eva (1996): »Elektrokrampftherapie: ›Schocktherapie‹ oder ein differenziertes Behandlungsverfahren?«, in: Deutsches Ärzteblatt, 93. Jg., Nr. 4, S. A137-A138

Heinz, Andreas (2017): »Körpertherapeutische Techniken«, in: Klaus Dörner / Ursula Plog / Thomas Bock et al. (Hg.): »Irren ist menschlich – Lehrbuch für Psychiatrie und Psychotherapie«, 24. Aufl., Köln: Psychiatrie Verlag, S. 853-888

Helmchen, Hanfried / Hippius, Hanns (1964): »Psychische Nebenwirkungen der psychiatrischen

Pharmakotherapie«, in: Heinrich Kranz / Kurt Heinrich (Hg.): »Begleitwirkungen und Mißerfolge der psychiatrischen Pharmakotherapie«, Stuttgart: Thieme Verlag, S. 29-39

Henkel, Karsten / Grözinger, Michael (2013): »EKT im internationalen Vergleich«, in: Michael Grözinger / Andreas Conca / Thomas Nickl-Jockschat et al. (Hg.): »Elektrokonvulsionstherapie kompakt«, Berlin / Heidelberg: Springer Verlag, S. 15-24

Herrmann, Dieter (1985): Persönliche Mitteilung

Higgins, Agnes / Nash, Michael / Lynch, Aileen M. (2010): »Antidepressant-associated sexual dysfunction«, in: Drug, Healthcare and Patient Safety, Band 2, S. 141-150; Online-Publikation https://www.ncbi.nlm.nih.gov/pmc/articles/PMC3108697/pdf/ dhps-2-141.pdf (Zugriff am 10.5.2017)

Ho, Beng-Choon / Andreasen, Nancy C. / Dawson, Jeffrey D. et al. (2007): »Association between brain-derived neurotrophic factor Val66Met gene polymorphism and progressive brain volume changes in schizophrenia«, in: American Journal of Psychiatry, Band 164, S. 1890-1899

Ho, Beng-Choon / Andreasen, Nancy C. / Ziebell, Steven et al. (2011): »Long-term antipsychotic treatment and brain volumes«, in: Archives of General Psychiatry, Band 68, S. 128-137

Howes, Oliver D. / Kapur, Shitij (2009): »The dopamine hypothesis of schizophrenia: version III – the final common pathway«, in: Schizophrenia Bulletin, Band 35, S. 549-562

Institut für Veterinärpharmakologie und -toxikologie (ohne Jahresangabe): »Projekt CliniPharm/CliniTox«, Zürich, Internet-Ressource http://www.vetpharm.uzh.ch/perldocs/index_t.htm (Zugriff am 10.2.2017)

Irle, Gerhard (1974): »Depressionen – Menschen in seelischer Not«, Stuttgart: Kreuz Verlag

Janouschek, Hildegard / Nickl-Jockschat, Thomas (2013): »Wirkungsmechanismen der EKT«, in: Michael Grözinger / Andreas Conca / Thomas Nickl-Jockschat et al. (Hg.): »Elektrokonvulsionstherapie kompakt«, Berlin / Heidelberg: Springer Verlag, S. 181-199

Janssen Pharmaceuticals, Inc. (2012a): »The importance of total wellness«, in: Choices in Recovery, Band 9, Nr. 2, S. 12

Janssen Pharmaceuticals, Inc. (2012b): »Recovery plan worksheet: creating a strong recovery foundation«, in: Choices in Recovery, Band 9, Nr. 2, S. 13

Janssen-Cilag AG (Dezember 2015): »Haldol®«, Zug: Fachinformation, in: »Arzneimittel-Kompendium der Schweiz«, Bern: HCI Solutions AG; Internet-Ressource https://compendium.ch/mpro/mnr/3404/html/de?start=1#7350 (Zugriff am 8.3.2017)

Janssen-Cilag International NV (Juni 2016): »Trevicta® 175 mg / 263 mg / 350 mg / 525 mg Depot-Injektionssuspension«, Beerse: Fachinformation, in: »Rote Liste Online«, Frankfurt am Main: Rote Liste Service GmbH; Internet-Ressource http://online.rote-liste.de (Zugriff am 8.2.2017)

Jenner, Peter / Marsden, C. David (1983): »Neuroleptics and tardive dyskinesia«, in: S. J. Enna / Joseph T. Coyle (Hg.): »Neuroleptics«, New York: Raven Press, S. 223-253

Kähler, Hans-Joachim (1967): »Störwirkungen von Psychopharmaka und Analgetika«, Stuttgart: Wissenschaftliche Verlagsgesellschaft

Kayser, Sarah / Bewernick, Bettina H. / Conca, Andreas et al. (2013): »Sicherheits- und Nebenwirkungsprofil der EKT«, in: Michael Grözinger / Andreas Conca / Thomas Nickl-Jockschat et al. (Hg.): »Elektrokonvulsionstherapie kompakt«, Berlin / Heidelberg: Springer Verlag, S. 81-95

Kellerer, Monika (November 2001): »Insulinresistenz bei Typ 2 Diabetes«, Internet-Ressource http://www.diabetes-heute.uni-duesseldorf.de/fachthemen/insulinresistenz/index.html?TextID=969#10 (Zugriff am 24.4.2017)

»Klausurtagung ›Leitlinien neuroleptischer Therapie‹« (1990), Beilage zu: Nervenarzt, 61. Jg., Nr. 5

Kwentus, Joseph A. / Schulz, S. Charles / Hart, Robert P. (1984): »Tardive dystonia, catatonia, and electroconvulsive therapy«, in: Journal of Nervous and Mental Disease, Band 172, S. 171-173

Lange-Asschenfeldt, Christian / Benkert, Otto (2017): »Psychopharmaka im Alter und bei internistischen Erkrankungen«, in: Otto Benkert / Hanns Hippius (Hg.): »Kompendium der Psychiatrischen Pharmakotherapie«, 11. Aufl., Berlin / Heidelberg: Springer Verlag, S. 890-901

Langer, Gerhard (1983): Diskussionsbemerkung, in: Hanns Hippius / Helmfried E. Klein (Hg.): »Therapie mit Neuroleptika«, Erlangen: perimed Fachbuch-Verlagsgesellschaft, S. 113-114

Larsson, Janne (2009): »Psychiatric drugs & suicide in Sweden 2007: A report based on data from the National Board of Health and Welfare«, Internet-Ressource http://iloapp.jannel.se/blog/psychiatricdrugs?ShowFile&doc=1273233718.pdf (Zugriff am 5.3.2017)

Lehmann, Peter (2012): »About the intrinsic suicidal effects of neuroleptics«, in: International Journal of Psychotherapy, Band 16, Nr. 1, S. 30-49

Lehmann, Peter (18.12.2015a): »PsychPaV – Psychosoziale Patientenverfügung. Eine Vorausverfügung gemäß StGB § 223 und BGB § 1901a«; Internet Ressource http://www.antipsychiatrieverlag.de/info/pt/psychpav.htm (Zugriff am 9.2.2017)

Lehmann, Peter (2015b): »Psychiatrische Zwangsbehandlung, Menschenrechte und ›UN-Behindertenrechtskonvention‹«, in: Recht und Psychiatrie, 33. Jg., S. 20-33

Lehmann, Peter (2017a): »Schöne neue Psychiatrie«, Band 1: »Wie Chemie und Strom auf Geist und Psyche wirken«, E-Book, Berlin / Shrewsbury: Antipsychiatrieverlag

Lehmann, Peter (2017b): »Schöne neue Psychiatrie«, Band 2: »Wie Psychopharmaka den Körper verändern«, E-Book, Berlin / Shrewsbury: Antipsychiatrieverlag

Lehmann, Peter (2017c): »Selbstbestimmung und Verantwortung in der Krise«, in: Aktion psychisch Kranke / Peter Weiß / Andreas Heinz (Hg.): »Verantwortung übernehmen – verlässliche Hilfe bei psychischen Erkrankungen«, Köln: Psychiatrie Verlag, S. 101-126

Lehmann, Peter / Stastny, Peter (Hg.) (2007): »Statt Psychiatrie 2«, Berlin / Eugene / Shrewsbury: Antipsychiatrieverlag (E-Book 2014)

Les Laboratoires Servier (ohne Jahresangabe): »VALDOXAN 25 mg Filmtabletten«, Suresnes cedex: Zusammenfassung der Merkmale des Arzneimittels, in: »medONLINE.at«, Wien: Medizin Medien Austria GmbH; Internet-Ressource http://medonline.at (Zugriff am 9.2.2017)

Lieberman, Jeffrey A. / Stroup, Scott / McEvoy, Joseph P. et al. for the Clinical Antipsychotic Trials of Intervention Effectiveness (CATIE) (2005): »Investigators effectiveness of antipsychotic drugs in patients with chronic schizophrenia«, in: New England Journal of Medicine, Band 353, S. 1209-1223

Loh, Nico / Nickl-Jockschat, Thomas / Sheldrick, Abigail Jane et al. (2013): »Accessibility, standards and challenges of electroconvulsive therapy in Western industrialized countries«, in: World Journal of Biological Psychiatry, Band 14, S. 432-440

Lohse, Martin J. / Müller-Oerlinghausen, Bruno (2015): »Psychopharmaka«, in: Ulrich Schwabe / Dieter Paffrath (Hg.): »Arzneiverordnungs-Report 2016«, Berlin / Heidelberg: Springer Verlag, S. 663-690

Lundbeck A/S (November 2014): »Serdolect® 4/- 12/- 16/- 20 mg, Filmtabletten«, Kopenhagen-

Valby: Fachinformation, in: »Rote Liste Online«, Frankfurt am Main: Rote Liste Service GmbH; Internet-Ressource http://online.rote-liste.de (Zugriff am 10.2.2017)

Lundbeck A/V (Juni 2015): »Brintellix® 20mg/ml Tropfen zum Einnehmen, Lösung«, Valby: Fachinformation; in: »Rote Liste Online«, Frankfurt am Main: Rote Liste Service GmbH; Internet-Ressource http://online.rote-liste.de (Zugriff am 21.1.2017)

Lundbeck (Schweiz) AG (Juni 2016): »Serdolect®«, Opfikon: Fachinformation, in: »Arzneimittel-Kompendium der Schweiz«, Bern: HCI Solutions AG; Internet-Ressource https://compendium.ch/mpro/mnr/7396/html/de (Zugriff am 23.1.2017)

LVPE RLP – Landesverband Psychiatrie-Erfahrener Rheinland-Pfalz e.V. (Hg.) (2017): »Aufklärungsbögen Antipsychotika«, Trier: Selbstverlag; im Internet unter http://www.lvpe-rlp.de/sites/default/files/pdf/aufklaerungsbogen-nl.pdf (Zugriff am 26.6.2017)

Maina, Giuseppe / Albert, Umberto / Bogetto, Filippo (2001): »Relapses after discontinuation of drug associated with increased resistance to treatment in obsessive-compulsive disorder«, in: International Clinical Psychopharmacology, Band 16, S. 33-38

Manderscheid, Ronald W. (September 2006): »The quiet tragedy of premature death among mental health consumers«, in: National Council News, S. 1 & 10

Manderscheid, Ronald W. (2009): »Premature death among state mental health agency consumers«, in: International Journal of Public Health, Band 54, Suppl. 1, S. 7-8

Margolese, Howard C. / Chouinard, Guy / Beauclair, Linda et al. (2002): »Therapeutic tolerance and rebound psychosis during quetiapine maintenance monotherapy in patients with schizophrenia and schizoaffective disorder«, in: Journal of Clinical Psychopharmacology, Band 22, S. 347-352

McGrath, Patrick J. / Stewart, Jonathan W. / Quitkin, Frederic M. et al. (2006): »Predictors of relapse in a prospective study of fluoxetine treatment of major depression«, in: American Journal of Psychiatry, Band 163, S. 1542-1548

McMaster University (19.7.2011): »Patients who use anti-depressants can be more likely to suffer relapse, researcher finds«, in: ScienceDaily; im Internet unter http://www.sciencedaily.com/releases/2011/07/110719121354.htm (Zugriff am 24.1.2012)

Madea, Burkhard / Mußhoff, Frank (2009): »K.-o.-Mittel. Häufigkeit, Wirkungsweise, Beweismittelsicherung«, in: Deutsches Ärzteblatt international, 106. Jg., S. 341-347; Online-Publikation https://www.aerzteblatt.de/treffer?mode=s&wo=16&typ=16&aid=64656&s=Partydroge&s=ketamin (Zugriff am 23.5.2017)

Medius AG (Oktober 2015): »Latuda«, Muttenz: Fachinformation, in: »Arzneimittel-Kompendium der Schweiz«, Bern: HCI Solutions AG; Internet-Ressource https://compendium.ch/mpro/mnr/27052/html/de (Zugriff am 23.1.2017)

Mehta, Dinesh / Mallya, Ashok / Volavka, Jan (1978): »Mortality of patients with tardive dyskinesia«, in: American Journal of Psychiatry, Band 135, S. 371-372

Michael, Nikolaus / Di Pauli, Jan (2013): »Anwendung der EKT bei besonderen Patientengruppen«, in: Michael Grözinger / Andreas Conca / Thomas Nickl-Jockschat et al. (Hg.): »Elektrokonvulsionstherapie kompakt«, Berlin / Heidelberg: Springer Verlag, S. 127-136

Möller, Hans-Jürgen (2006): »Besonderheiten bei bestimmten Subtypen schizophrener Erkrankungen«, in: ders. (Hg.): »Therapie psychischer Erkrankungen«, 3. Aufl., Stuttgart / New York: Thieme Verlag, S. 241-249

Müller, Walter E. (2003): »Wirkungsmechanismen älterer und neuerer Neuroleptika«, in: Frank König / Wolfgang P. Kaschka (Hg.): »Interaktionen und Wirkmechanismen ausgewählter Psychopharmaka«, 2. Aufl., Stuttgart / New York: Thieme Verlag, S. 37-54

Müller, Ulf / Klimke, Ansgar / Jänner, Michaela et al. (1998): »Die Elektrokrampftherapie in psychiatrischen Kliniken der Bundesrepublik Deutschland 1995«, in: Nervenarzt, 69. Jg., S. 15-26

Müller, Matthias J. / Benkert, Otto (2017): »Antipsychotika«, in: Otto Benkert / Hanns Hippius (Hg.): »Kompendium der Psychiatrischen Pharmakotherapie«, 11. Aufl., Berlin / Heidelberg: Springer Verlag, S. 269-478

Mukherjee, Sukdeb / Debsikdar, Vijaykumar (1994): »Absence of neuroleptic-induced parkinsonism in psychotic patients receiving adjunctive electroconvulsive therapy«, in: Convulsive Therapy, Band 10, S. 53-58

Mylan Healthcare GmbH (August 2015): »Fevarin® 100 mg Filmtabletten«, Hannover: Fachinformation; in: »Rote Liste Online«, Frankfurt am Main: Rote Liste Service GmbH; Internet-Ressource http://online.rote-liste.de (Zugriff am 10.2.2017)

neuraxpharm Arzneimittel GmbH (April 2014a): »Imipramin-neuraxpharm®«, Langenfeld: Fachinformation, in: »Rote Liste Online«, Frankfurt am Main: Rote Liste Service GmbH; Internet-Ressource http://online.rote-liste.de (Zugriff am 27.2.2017)

neuraxpharm Arzneimittel GmbH (August 2014b): »Haloperidol neuraxpharm® 5 mg / - 12 mg / - 20 mg«, Langenfeld: Fachinformation, in: »Rote Liste Online«, Frankfurt am Main: Rote Liste Service GmbH; Internet-Ressource http://online.rote-liste.de (Zugriff am 8.2.2017)

neuraxpharm Arzneimittel GmbH (Oktober 2015): »Bupropion neuraxpharm®«, Langenfeld: Fachinformation, in: »Rote Liste Online«, Frankfurt am Main: Rote Liste Service GmbH; Internet-Ressource http://online.rote-liste.de (Zugriff am 10.2.2017)

Newman, Stephen C. / Bland, Roger C. (1991): »Mortality in a cohort of patients with schizophrenia:«, in: Canadian Journal of Psychiatry, Band 36, S. 239-245

Nickl-Jockschat, Thomas (2013): »Die Situation der Elektrokonvulsionstherapie (EKT) in Deutschland«, in: Michael Grözinger / Andreas Conca / Thomas Nickl-Jockschat et al. (Hg.): »Elektrokonvulsionstherapie kompakt«, Berlin / Heidelberg: Springer Verlag, S. 27-33

Nielsen, Margrethe / Hansen, Ebba Holme / Gøtzsche, Peter C. (2012): »What is the difference between dependence and withdrawal reactions? A comparison of benzodiazepines and selective serotonin re-uptake inhibitors«, in: Addiction, Band 107, S. 900-908

Oetzel, Stefan (2012): »Cytochrome P450 – Enzymfamilie mit zentraler Bedeutung, in: Pharmazeutische Zeitung online«, Ausgabe 7; Online-Publikation http://www.pharmazeutische-zeitung.de/?id=40909 (Zugriff am 2.8.2017)

Olzen, Dirk / Nickl-Jockschat, Thomas (2013): »Rechtliche Aspekte der EKT in Deutschland, Österreich und der Schweiz«, in: Michael Grözinger / Andreas Conca / Thomas Nickl-Jockschat et al. (Hg.): »Elektrokonvulsionstherapie kompakt«, Berlin / Heidelberg: Springer Verlag, S. 201-228

Parks, Joe (Oktober 2006): Foreword. In: Joe Parks / Dale Svendsen / Patricia Singer et al. (Hg.): »Morbidity and mortality in people with serious mental illness«, Alexandria: National Association of State Mental Health Program Directors (NASMHPD), Medical Directors Council, S. 4; Internet Ressource http://www.nasmhpd.org/sites/default/files/Mortality%20and%20Morbidity%20Final%20Report%208.18.08.pdf (Zugriff am 26.4.2017)

Parks, Joe / Svendsen, Dale / Singer, Patricia et al. (Hg.) (Oktober 2006): »Morbidity and mortality in people with serious mental illness«, Alexandria: National Association of State Mental Health Program Directors (NASMHPD), Medical Directors Council; Internet Ressource http://www.nasmhpd.org/sites/default/files/Mortality%20and%20Morbidity%20Final%20 Report%208.18.08.pdf (Zugriff am 26.4.2017)

Paulzen, Michael / Benkert, Otto (2017): »Psychopharmaka in Schwangerschaft und Stillzeit«, in: Otto Benkert / Hanns Hippius (Hg.): »Kompendium der Psychiatrischen Pharmakotherapie«, 11. Aufl., Berlin / Heidelberg: Springer Verlag, S. 902-930

Paulzen, Michael / Gründer, Gerhard / Benkert, Otto (2017): »Medikamente zur Behandlung bipolarer Störungen«, in: Otto Benkert / Hanns Hippius (Hg.): »Kompendium der Psychiatrischen Pharmakotherapie«, 11. Aufl., Berlin / Heidelberg: Springer Verlag, S. 201-228

Pfizer Pharma PFE (Juni 2016): »Edronax® 4 mg Tabletten«, Berlin: Fachinformation; in: »Rote Liste Online«, Frankfurt am Main: Rote Liste Service GmbH; Internet-Ressource http://online.rote-liste.de (Zugriff am 21.1.2017)

Prabhakar, Deepak / Balon, Richard (2010): »How do SSRIs cause sexual dysfunction?«, in: Current Psychiatry, Band 9, Nr. 12, S. 30-34

Priest, Robert G. / Roberts, Ann / Roberts, Megan et al. (1996): »Lay people's attitudes to treatment of depression«, in: British Medical Journal, Band 313, S. 858-859

Ramseier, Fritz / Böker, Heinz (2013): »Die Situation der Elektrokonvulsionstherapie (EKT) in der Schweiz«, in: Michael Grözinger / Andreas Conca / Thomas Nickl-Jockschat et al. (Hg.): »Elektrokonvulsionstherapie kompakt«, Berlin / Heidelberg: Springer Verlag, S. 34-38

ratiopharm GmbH (August 2013): »Amisulprid-ratiopharm®«, Ulm: Fachinformation, in: »Rote Liste Online«, Frankfurt am Main: Rote Liste Service GmbH; Internet-Ressource http://online.rote-liste.de (Zugriff am 6.2.2017)

ratiopharm GmbH (Januar 2014): »Fluoxetin-ratiopharm® 20mg Hartkapseln«, Ulm: Fachinformation; in: »Rote Liste Online«, Frankfurt am Main: Rote Liste Service GmbH; Internet-Ressource http://online.rote-liste.de (Zugriff am 21.1.2017)

ratiopharm GmbH (März 2015): »Mirtazapin-ratiopharm® 15 mg / 30 mg / 45 mg«, Ulm: Fachinformation, in: »Rote Liste Online«, Frankfurt am Main: Rote Liste Service GmbH; Internet-Ressource http://online.rote-liste.de (Zugriff am 6.2.2017)

ratiopharm GmbH (Februar 2016): »Sertralin-ratiopharm® 50mg / 100 mg Filmtabletten«, Ulm: Fachinformation; in: »Rote Liste Online«, Frankfurt am Main: Rote Liste Service GmbH; Internet-Ressource http://online.rote-liste.de (Zugriff am 21.1.2017)

Raven, Melissa (2012): »Depression and antidepressants in Australia and beyond«, Dissertation an der University of Wollongong (Australien), Internet-Ressource http://ro.uow.edu.au/cgi/viewcontent.cgi?article=4688&context=theses (Zugriff am 9.5.2017)

Read, John / Bentall, Richard (2010): »The effectiveness of electroconvulsive therapy: a literature review«, in: Epidemiologia e Psichiatria Sociale, Band 19, S. 333-347

Regen, Francesca / Benkert, Otto (2017): »Antidepressiva«, in: Otto Benkert / Hanns Hippius (Hg.): »Kompendium der Psychiatrischen Pharmakotherapie«, 11. Aufl., Berlin / Heidelberg: Springer Verlag, S. 1-200

Reimer, Fritz (3.8.1992): Interviewaussage, in: Jürgen Webers / Pietro Nuvoloni: »Elektroschocks«, Redaktion »Monitor«, Sendung im ARD – Erstes Deutsches Fernsehen

Reinke, Vanessa / Bertram, Linda / Grözinger, Michael (2013): »Geschichte der Elektrokonvulsionstherapie«, in: Michael Grözinger / Andreas Conca / Thomas Nickl-Jockschat et al. (Hg.): »Elektrokonvulsionstherapie kompakt«, Berlin / Heidelberg: Springer Verlag, S. 3-14

Renfordt, Ernst / Wardin, B. (1985): »Elektrokrampf- und Dantrolen-Behandlung einer Akuten Febrilen Katatonie«, in: Nervenarzt, Band 56, 153-156

Robertson, Harold / Pryor, Robin (2006): »Memory and cognitive effects of ECT«, in: Advances in Psychiatric Treatment, Band 12, S. 228-238

Rose, Diana / Wykes, Til / Leese, Morven et al. (2003): »Patients' perspectives on electroconvulsive therapy«, in: British Medical Journal, Band 326, S. 1363-1368

Rothschild, Anthony J. (2008): »The Rothschild scale for antidepressant tachyphylaxis«, in: Comprehensive Psychiatry, Band 49, S. 508-513

Rufer, Marc (3.8.1992): Interviewaussage, in: Jürgen Webers / Pietro Nuvoloni: »Elektroschocks«, Redaktion »Monitor«, Sendung im ARD – Erstes Deutsches Fernsehen

Rufer, Marc (1995): »Glückspillen: Ecstasy, Prozac und das Comeback der Psychopharmaka«, München: Knaur Verlag

Rupniak, Nadia M. J. / Jenner, Peter / Marsden, C. David (1983): »The effect of chronic neuroleptic administration on cerebral dopamine receptor function«, in: Life Sciences, Band 32, S. 2289-2311

Saha, Sukanta / Chant, David. / McGrath, John (2007): »A systematic review of mortality in schizophrenia«, in: Archives of General Psychiatry, Band 64, S. 1123-1131

Sandoz GmbH (Juli 2016): »Bupropion Sandoz 300 mg – Tablette mit veränderter Wirkstofffreisetzung«, Zusammenfassung der Merkmale des Arzneimittels«, in: »medONLINE.at«, Wien: Medizin Medien Austria GmbH; Internet-Ressource http://medonline.at (Zugriff am 6.2.2017)

Sandoz Pharmaceuticals AG (Juni 2014a): »Escitalopram Sandoz®«, Risch: Fachinformation, in: »Arzneimittel-Kompendium der Schweiz«, Bern: HCI Solutions AG; Internet-Ressource https://compendium.ch/mpro/mnr/24133/html/de (Zugriff am 23.1.2017)

Sandoz Pharmaceuticals AG (September 2014b): »Fluoxetin Sandoz® eco 20«, Risch: Fachinformation, in: »Arzneimittel-Kompendium der Schweiz«, Bern: HCI Solutions AG; Internet-Ressource https://compendium.ch/mpro/mnr/22124/html/de (Zugriff am 23.1.2017)

Sandoz Pharmaceuticals AG (Februar 2015a): »Citalopram Sandoz®«, Risch: Fachinformation, in: »Arzneimittel-Kompendium der Schweiz«, Bern: HCI Solutions AG; Internet-Ressource https://compendium.ch/mpro/mnr/9857/html/de (Zugriff am 23.1.2017)

Sandoz Pharmaceuticals AG (Juni 2015b): »Duloxetin Sandoz® 30 mg/60 mg«, Risch: Fachinformation, in: »Arzneimittel-Kompendium der Schweiz«, Bern: HCI Solutions AG; Internet-Ressource https://compendium.ch/mpro/mnr/27200/html/de (Zugriff am 21.2.2017)

Sandoz Pharmaceuticals AG (November 2015c): »Sertralin Sandoz® eco 50/100«, Risch: Fachinformation, in: »Arzneimittel-Kompendium der Schweiz«, Bern: HCI Solutions AG; Internet-Ressource https://compendium.ch/mpro/mnr/19687/html/de (Zugriff am 23.1.2017)

Sandoz Pharmaceuticals AG (April 2015d): »Paronex® 20/40«, Risch: Fachinformation, in: »Arzneimittel-Kompendium der Schweiz«, Bern: HCI Solutions AG; Internet-Ressource https://compendium.ch/mpro/mnr/15188/html/de (Zugriff am 3.3.2017)

Sandoz Pharmaceuticals AG (Januar 2016): »Mirtazapin Sandoz® 30/45, Filmtabletten/Mirtazapin Sandoz® 15/30, Schmelztabletten«, Risch: Fachinformation, in: »Arzneimittel-Kompendium der Schweiz«, Bern: HCI Solutions AG; Internet-Ressource https://compendium.ch/mpro/mnr/22814/html/de (Zugriff am 21.2.2017) sanofi-aventis GmbH (April 2016): »Solian 100 mg/ml Tropfen«, Wien: Zusammenfassung der Merkmale des Arzneimittels«, in: »medONLINE.at«, Wien: Medizin Medien Austria GmbH; Internet-Ressource http://medonline.at (Zugriff am 6.2.2017)

sanofi-aventis (schweiz) ag (August 2016): »Amisulpride Zentiva®«, Vernier: Fachinformation, in: »Arzneimittel-Kompendium der Schweiz«, Bern: HCI Solutions AG; Internet-Ressource https://compendium.ch/mpro/mnr/22549/html/de (Zugriff am 7.2.2017)

Sartorius, Alexander (2013): »Technische Grundlagen der EKT«, in: Michael Grözinger / Andreas Conca / Thomas Nickl-Jockschat et al. (Hg.): »Elektrokonvulsionstherapie kompakt«, Berlin / Heidelberg: Springer Verlag, S. 97-108

Sartorius, Alexander / Pycha, Roger / Grözinger, Michael et al. (2013): »Praktische Durchführung der EKT«, in: Michael Grözinger / Andreas Conca / Thomas Nickl-Jockschat et al. (Hg.): »Elektrokonvulsionstherapie kompakt«, Berlin / Heidelberg: Springer Verlag, S. 109-126

Scharfetter, Joachim / Frey, Richard / Strnad, Alexandra et al. (2006): »Katatone Störungen an einer psychiatrischen Intensivpflegestation«, in: Journal für Neurologie, Neurochirurgie und Psychiatrie, 7. Jg. Nr. 3, S. 34-41

Schmalenberg, Detlef (6.5.2010): »Ein Selbstmord und ein Medikament«, in: Frankfurter Rundschau, S. 20-21

Schmidt, Mark E. / Fava, Maurizio / Zhang, Shuyu et al. (2002): »Treatment approaches to major depressive disorder relapse. Part I: Dose increase«, in: Psychotherapy and Psychosomatics, Band 71, S. 190-194

Schooler, Nina R. / Goldberg, Solomon C. / Boothe, Helvi et al. (1967): »One year after discharge«, in: American Journal of Psychiatry, Band 123, S. 986-995

Schulz-Du Bois, Anna Christina / Conca, Andreas (2013): »EKT: Komedikation und begleitende Therapien«, in: Michael Grözinger / Andreas Conca / Thomas Nickl-Jockschat et al. (Hg.): »Elektrokonvulsionstherapie kompakt«, Berlin / Heidelberg: Springer Verlag, S. 155-171

Seikkula, Jaakko / Alakare, Birgitta (2007): »Offene Dialoge«, in: Peter Lehmann / Peter Stastny (Hg.): »Statt Psychiatrie 2«, Berlin / Eugene / Shrewsbury: Antipsychiatrieverlag, S. 234-249 (E-Book 2014)

Selbach, Helmut (1960): »Klinische und theoretische Aspekte der Pharmakotherapie des depressiven Syndroms. II. Regel-theoretische Ansätze«, in: Wiener Medizinische Wochenschrift, 110. Jg., S. 264-268

Selbach, Helmut (1963): Diskussionsbemerkung, in: Johann Daniel Achelis / Hoimar von Ditfurth (Hg.): »Starnberger Gespräche 2«, Stuttgart: Thieme Verlag, S. 73

Servier (Suisse) SA (Oktober 2015): »Valdoxan® 25 mg«, Satigny: Fachinformation, in: »Arzneimittel-Kompendium der Schweiz«, Bern: HCI Solutions AG; Internet-Ressource https://compendium.ch/mpro/mnr/22080/html/de (Zugriff am 21.1.2017)

Simpson, George M. (1977): »Neurotoxicity of major tranquilizers«, in: Leon Roizin / Hirotsugu Shiraki / Nenad Grcevic (Hg.): »Neurotoxicology«, New York: Raven Press, S. 1-7

Solomon, David A. / Leon, Andrew C. / Mueller, Timothy I. et al. (2005): »Tachyphylaxis in unipolar major depressive disorder«, in: Journal of Clinical Psychiatry, Band 66, S. 283-290

Sommer, Helma (1971): »Die aktive psychiatrische Therapie unter Berücksichtigung tierexperimenteller Untersuchungen«, Jena: Gustav Fischer Verlag

Sommer, Helma / Quandt, Jochen (1970): »Langzeitbehandlung mit Chlorpromazin im Tierexperiment«, in: Fortschritte der Neurologie – Psychiatrie und ihrer Grenzgebiete, Band 38, S. 466-491

Spieß-Kiefer, Claudia / Hippius, Hanns (1986): »Malignes Neuroleptisches Syndrom und Maligne Hyperthermie«, in: Fortschritte der Neurologie – Psychiatrie und ihrer Grenzgebiete, Band 54, S. 158-170

Spitz, Werner U. (1980): »Asphyxia«, in: Werner U. Spitz / Russell S. Fisher (Hg.): »Medicolegal investigation of death«, 2. Aufl., Springfield: Charles C. Thomas Publisher, S. 338-350

Spivak, Baruch / Weizman, Abraham / Wolovick, Louisa et al. (1990): »Neuroleptic malignant syndrome during abrupt reduction of neuroleptic treatment«, in: Acta Psychiatrica Scandinavica, Band 81, S. 168-169

Steiner, Warren / Laporta, Marc / Chouinard, Guy (1990): »Neuroleptic-induced supersensitivity psychosis in patients with bipolar affective disorder«, in: Acta Psychiatrica Scandinavica, Band 81, S. 437-440

Thompson, Paul M. / Bartzokis, George / Hayashi, Kiralee M. et al. (2009): »Time-lapse mapping of cortical changes in schizophrenia with different treatments«, in: Cerebral Cortex, Band 19, S. 1107-1123

Tornatore, Frank L. / Sramek, John J. / Okeya, Bette L. et al. (1991): »Unerwünschte Wirkungen von Psychopharmaka«, Stuttgart / New York: Thieme Verlag

Tranter, Richard / Healy, David (1998): »Neuroleptic discontinuation syndromes«, in: Journal of Psychopharmacology, Band 12, S. 401-406

Uhrbrand, Lisbet / Faurbye, Arild (1960): »Reversible and irreversible dyskinesia after treatment with perphenazine, chlorpromazine, reserpine and electroconvulsive therapy«, in: Psychopharmacologia, Band 1, S. 408-418

Ungerstedt, Urban / Ljungberg, Tomas (1977): »Behavioral patterns related to dopamine neurotransmission«, in: Advances in Biochemical Psychopharmacology, Band 16, S. 193-199

U.S. Food & Drug Administration (2.5.2007): »Revisions to product labeling«, Internet-Ressource https://www.fda.gov/downloads/Drugs/DrugSafety/InformationbyDrugClass/UCM173233.pdf (Zugriff am 9.5.2017)

Wang, Philip S. / Glynn, Robert J. / Ganz, David A. et al. (2002): »Clozapine use and risk of diabetes mellitus«, in: Journal of Clinical Psychopharmacology, Band 22, S. 236-243

Weinberger, Daniel R. / Bigelow, Llewellyn B. / Klein, Stephe T. et al. (1981): »Drug withdrawal in chronic schizophrenic patients: in search of neuroleptic-induced supersensitivity psychosis«, in: Journal of Clinical Psychopharmacology, Band 1, S. 120-123

White, Francis J. / Wang, Rex Y. (1983): »Differential effects of classical and atypical antipsychotic drugs on A9 and A10 dopamine neurons«, in: Science, Band 221, S. 1054-1057

Williams, Nolan / Simpson, Annie N. / Simpson, Kit et al. (2009): »Relapse rates with long-term antidepressant drug therapy«, in: Human Psychopharmacology, Band 24, S. 401-408

Witschy, James K. / Malone, Gary L. / Holden, L. Dwight (1984): »Psychosis after neuroleptic withdrawal in a manic-depressive patient«, in: American Journal of Psychiatry, Band 141, S. 105-106

Young, Alice M. / Goudie, Andrew J. (1995): »Adaptive processes regulating tolerance to behavioral effects of drugs«, in: Floyd E. Bloom / David J. Kupfer (Hg): »Psychopharmacology: the fourth generation of progress«, New York: Raven Press, S. 733-742

Zugibe, Frederick T. (1980): »Sudden death related to the use of psychotropic drugs«, in: »Legal Medicine«, Philadelphia: W. B. Saunders Co., S. 75-80

Placebo-Effekte

Marc Rufer

Wen ich auch frage, die Antwort ist immer dieselbe: »Klar weiß ich, was der Placebo-Effekt, was ein Placebo ist.« Manchmal wird noch ergänzt: »Placebo ist ein biologisch unwirksames Scheinmedikament.« Doch über die enorme Bedeutung des Placebo-Effekts macht sich kaum jemand ernsthaft Gedanken. Dabei wäre er es wert, sich damit auseinanderzusetzen: Der Placebo-Effekt ist nämlich schlicht eine Wucht. Er findet sich überall, auch da, wo er kaum vermutet wird. Insbesondere steckt er in allen Ritzen der Medizin – äußert sich genauso im psychischen wie auch im körperlichen Bereich. Niemand kann ihm entgehen. Auch wer sich intensiv damit auseinandersetzt, ist ihm unterworfen. Sobald ich etwas schlucke, sniffe, mir spritze, sobald ich weiß, glaube, vermute, hoffe oder auch befürchte, dass mit mir etwas Wirkungsvolles geschieht, setzt der Placebo-Effekt ein. Ich mag mich wehren, wie ich will, mir einreden, das sei doch nichts – unmöglich. Nachgewiesen zu werden braucht er nicht. Die biologisch ausgelöste Wirkung eines Medikaments hingegen muss bewiesen werden. Das ist gar nicht so einfach... Ein großer Teil aller heute verwendeten Heilmittel – 30 bis 50 Prozent – übersteigt die Wirkung eines Placebos nicht. Es wird von Pseudo-Placebos gesprochen; dennoch werden diese Medikamente weiterhin im Handel belassen.

Mythos und Ritus

Ohne den Glauben der PatientIn läuft gar nichts. Glauben? Es geht im Grunde um Religion. Die heutigen Menschen, die sich zunehmend von der Kirche abwenden, suchen und finden wesentlichen Halt in der Medizin. Treffend spricht der Psychoanalytiker Michael Balint (1988, S. 19) von der Droge Arzt (The doctor as a drug). Er kann jedoch genau so gut auch als Placebo bezeichnet werden. Mit Sicherheit ist er jedenfalls das am häufigsten verwendete Heilmittel. Doch seine Wirkung ist keineswegs immer gutartig. ÄrztInnen können auch als Nocebo wirken – es können sich Allergien entwickeln, unerwünschte Nebenwirkungen auch.

So ist auch meist nicht die chemische Zusammensetzung eines Medikaments ausschlaggebend für seine Wirkung, nein, es ist die Atmosphäre, in welcher es verschrieben und eingenommen wird. Die Ärzteschaft selbst kennt sich da nicht so gut aus. Das läuft meist intuitiv ab.

Menschen, die zu ÄrztInnen gehen, sind voller Hoffnung; doch sie sind auch ängstlich. Sie sind bereit für die Rituale, die ärztliche PriesterInnen zelebrieren. Völlig verändert kommen sie danach aus der Praxis heraus: Nun sind sie geweiht oder verdammt. Ein dramatisches Geschehen, kaum möglich, sich ihm zu entziehen. ÄrztInnen sind in der Lage, mit ihren Eingriffen den Tod abzuwenden. Sie wirken mit ihren fachlichen Mitteilungen hochgradig suggestiv, diese werden zu sich selbst erfüllenden Prophezeiungen. Falsche Diagnosen können sogar töten. Und insbesondere psychiatrische Diagnosen haben eine soziale und moralische Tragweite. Die Macht, eine Diagnose wie Schizophrenie zu stellen, ist groß. Sie signalisiert dem betreffenden Menschen, so wie er ist, nicht in Ordnung zu sein. Sie zu akzeptieren bedeutet eine Unterwerfung unter das ärztliche Diktat, ja den sozialen Tod. Von der psychiatrischen Diagnose wieder loszukommen setzt eine eingehende und anspruchsvolle Auseinandersetzung mit dem psychiatrischen Denken voraus.

Dass in der Psychiatrie Krankheiten mit Medikamenten behandelt und geheilt werden wie in der körperlichen Medizin, ist ein Mythos. Ein säkularer Mythos. Mythen zeichnen sich dadurch aus, dass sie mit Frage- und Denkverboten verbunden sind (Erdheim, 2004). Psychiatrische Diagnosen entsprechen in keiner Weise biologischen Gegebenheiten. Dies darf und soll nicht erkannt werden. Vielmehr sind sie willkürliche soziale Konstrukte und auch Konventionen, das heißt Abmachungen unter ExpertInnen. So wird beispielsweise die Schizophrenie von der englischen Psychologieprofessorin Mary Boyle als »scientific delusion«, also als wissenschaftliche Irreführung, Täuschung oder Wahn bezeichnet. Der Allgemeinheit werden psychiatrische Diagnosen als Glaubensinhalte, die magisch aufgeladen sind, dargeboten – wissenschaftlich verbrämt. Der medizinische Schleier, der das psychiatrische Gedankengebäude verhüllt, soll und darf nicht gelüftet werden. Die psychiatrische Diagnostik muss als Wahrheitsproduktion und Wahrheitspolitik bezeichnet werden (Foucault, 2001, S. 62). Mit dem Geständnis der Betroffenen – ja, ich bin psychisch krank, ja ich bin schizophren, ja ich bin depressiv – ist ihr Ziel erreicht.

Psychiatrische Diagnosen signalisieren Handlungsbedarf, Behandlungsbedarf – selbstverständlich mit Psychopharmaka. Von ÄrztInnen Medikamente zu erhalten, ist ein in unserer Gesellschaft tief verwurzelter Ritus, ein Sakrament des Heilens auch. Und genauso wie Mythen stehen Riten im Gegensatz zu selbstständigem Denken. Riten sind Handlungen, die automatisch ausgeführt werden. Sie machen die Welt einfacher, überschaubarer, sie dürfen nicht hinterfragt werden (vgl. Erdheim, 1997, S. 19/26). Die gesellschaftlichen und damit verbunden die psychischen Ursachen der beanstandeten Störungen sollen nicht erkannt werden. Nicht denken, nicht zu verstehen versuchen, darum geht es. Eine Pille oder eine Injektion soll den Schaden aus der Welt schaffen, die Balance der Neurotransmitter wiederherstellen. Die Botschaft lautet: Du sollst nicht wissen, glaube! Auf dass in unserer Gesellschaft alles beim Alten bleibt, der Status quo erhalten, die bestehenden Machtverhältnisse gestützt werden. Die Psychiatrie spielt damit eine wichtige Rolle bei der gesellschaftlichen Produktion von Unbewusstheit (Erdheim, 1992).

Placebo-Effekte allüberall

Wirksam ist alles, was die Erwartungshaltung des betreffenden Menschen bestärkt. Die Größe, die Farbe, Art (Kapsel oder Tablette), der Preis einer Pille und sogar das Geschlecht der Beteiligten spielen eine Rolle. So trat beispielsweise die angestrebte Schmerzhemmung bei Männern ausschließlich auf, wenn Frauen die Versuche leiteten. Eindrücklichere Verfahren wie Injektionen, Infusionen und Operationen haben deutlichere Wirkungen. Sogar die Verabreichung von Elektroschocks ist mit dem Auftreten von Placebo-Effekten verbunden. Doch all diese Maßnahmen sind auch gefürchtet. Angst ist ein Gefühl, das mögliche positive Reaktionen verhindert und negative Placebo-Effekte (Nocebo-Effekte) auslöst: unangenehme, ja gefährliche Beschwerden wie Benommenheit, Schwindel, Übelkeit, Schweißausbrüche, Sehstörungen, Schlaflosigkeit.

Selbstverständlich kann auch Placebo-Abhängigkeit entstehen – verbunden mit Entzugserscheinungen beim Absetzen. Placebos sind Alleskönner; alles können sie, was Medikamente bewirken – im psychischen wie im körperlichen Bereich.

Placebo-Effekte stellen sich nicht nur im engeren Umfeld der Medizin ein. Überall, wo sich Menschen mit Hoffnungen und Erwartungen einer Behandlung unterziehen, kommt es zu Placebo- oder Nocebo-Effekten. Das gilt für die traditionelle chinesische Medizin, die Akupunktur, die Homöopathie, Geist- und NaturheilerInnen, esoterische, magische und religiöse Behandlungsmethoden, Seelsorge, Handauflegen, Schamanismus und selbstverständlich ebenso für die Psychotherapie. Da sind sogenannte unspezifische Faktoren – eine emotional positive, vertrauensvolle Beziehung, die mit der Therapie verbundene Besserungserwartung, die Motivation der KlientInnen, Persönlichkeit und Stimmung der TherapeutInnen – mindestens so ausschlaggebend wie die angewendete Methode.

Das Ausmaß der positiven Antworten auf Placebos ist enorm variabel. Sie bewegen sich zwischen null und praktisch hundert Prozent (Kirsch, 2010, S. 107). Dies ist leicht verständlich, handelt es sich doch dabei um ausschließlich psychisch ausgelöste Phänomene. Positive Medikamentenwirkungen – sowohl in der Psychiatrie wie auch in der körperlichen Medizin – müssen deshalb in erster Linie nicht als biologisches, sondern als psychosoziales Geschehen verstanden werden.

Selbstheilungskräfte

Das Phänomen Placebo-Effekt weist auf Grundsätzliches hin: Ein körperlich schwer erkrankter Mensch wird aufgrund des Konsums eines biologisch inaktiven Scheinmedikaments gesund. »Nichts« hat also die Heilung bewirkt. Durch das Placebo werden Selbstheilungskräfte entfesselt. Diese Selbstheilungskräfte können sich auch ohne vorausgehenden Konsum eines Placebos entfalten, ja, sie sind in der Lage, bereits die Entstehung von Krankheiten im Keime zu ersticken. Ganz offensichtlich ist dies der weitaus häufigere Vorgang, sind wir doch alle – trotz der ungezählten Gefahren, denen wir täglich ausgesetzt sind – weitaus öfter gesund als krank.

Placebos im ärztlichen Alltag?

Sollen ÄrztInnen regelmäßig Placebos in therapeutischer Absicht einsetzen? Sie haben schließlich in der körperlichen Medizin und vor allem in der Psychiatrie eine Wirkung, die derjenigen der gebräuchlichen Medikamente bisweilen sogar überlegen ist. Zudem sind ihre Nebenwirkungen weniger gefährlich. Placebos werden jedoch nur in geringem Ausmaß – unter anderem bei Simulanten, Hypochondern, Nörglern und anderen schwierigen PatientInnen bei Schmerzen, Demenz, Schlaflosigkeit, depressiver Verstimmung, Verdauungsstörungen – therapeutisch angewendet. Diese Aufzählung zeigt, dass es sich dabei um Menschen handelt, die von den ÄrztInnen nicht wirklich ernst genommen werden. Nur wenn die PatientInnen der festen Überzeugung sind, dass sie eine biologisch wirksame Substanz zu sich nehmen, können sie von der Placebo-Therapie profitieren. Deshalb werden sie bewusst getäuscht. Damit ist das angestrebte Vertrauensverhältnis definitiv verunmöglicht. Doch gerade ein Vertrauensverhältnis ist unerlässlich für die Erarbeitung des Verständnisses der psychischen und gesellschaftlichen Problematik, die letztlich die Beschwerden auslöste.

Placebo-Behandlungen sollten nur in außergewöhnlichen Situationen und kurzfristig durchgeführt werden. ÄrztInnen, die selbst an ihre Interventionen glauben, wirken überzeugend, vermögen ihre KlientInnen mitzureißen. Dies ist bei bewusst eingesetzter Placebo-Therapie kaum der Fall, was die Resultate wesentlich beeinträchtigt.

Wirksamkeitsprüfungen

Damit ein neues Medikament offiziell für den Handel zugelassen wird, muss nachgewiesen werden, dass seine therapeutische Wirkung diejenige eines Placebos übertrifft. Mit der üblichen Verabreichung von Medikamenten in der ärztlichen Praxis oder im Krankenhaus haben die zu diesem Zweck durchgeführten Studien wenig gemein. Das Wohl der PatientInnen müsste bei jeglicher ärztlicher Handlung oberste Priorität haben. Ist diese ethische Grundbedingung bei Arzneimittelversuchen erfüllt? Natürlich nicht: Als krank diagnostizierte Menschen erhalten eine entweder biologisch unwirksame oder eine noch nicht gesicherte Behandlung. Sie sind gehalten, sich für den Fortschritt der medizinischen Wissenschaft und ihrer Therapien zur Verfügung zu stellen. Sicher – die über den Verlauf der Studie voll aufgeklärte Versuchsperson muss ihr Einverständnis erklären. Doch wie sollen diagnostizierte und hospitalisierte PsychiatriepatientInnen die Kraft und das Durchsetzungsvermögen aufbringen, die Teilnahme an einer Studie abzulehnen, sich dem Willen der ÄrztInnen zu widersetzen?

Fachleute bezeichnen randomisierte, doppelblinde, placebokontrollierte Studien als die beste Methode, den »Goldstandard«, um den angestrebten Wirkungsnachweis zu erbringen. Das klingt gut, wissenschaftlich. Dabei drückt der Begriff »randomisiert« eine Selbstverständlichkeit aus, nämlich dass die Zuordnung der Versuchspersonen zur Gruppe, die das aktive Medikament oder das Placebo erhält, zufällig erfolgt.

Die Wirkung von psychoaktiven Substanzen kann einzig auf Grund der Beurteilung von Gefühlszuständen und Verhalten der Versuchspersonen bestimmt werden – ein subjektiver und demzufolge leicht beeinflussbarer Vorgang. Deshalb verspricht die Verblindung der Studie – die beteiligten Professionellen dürfen nicht wissen, wer das Placebo und wer die aktive Wirksubstanz (Verum) zu sich nimmt – zuverlässigere Resultate. So soll vermieden werden, dass sich ihre Voreingenommenheit zu äußern vermag. Wer Studien mit Psychopharmaka durchführt, ist grundsätzlich an positiven Resultaten interessiert. Es geht um Erfolg, Karriere und Geld. Der Umgang mit Psychopharmaka ist zu einem Teil der Identität der forschenden PsychiaterInnen geworden. Positive Resultate können publiziert werden, sie sind förderlich für den Verlauf der Karriere. Sie müssen her – um jeden Preis.

Wichtig ist auch die Verblindung der Versuchspersonen. Wenn ihnen klar wird, dass sie ein Verum erhalten, tritt ein deutlicherer Placebo-Effekt auf, der zur eventuellen Wirkung des Verums hinzukommt, was eine verlässliche Beurteilung verunmöglicht. Und dennoch werden die Studien sehr leicht entblindet. Dies hängt wesentlich mit den unerwünschten Wirkungen der getesteten Psychopharmaka zusammen. Bei Antidepressiva gehören Unruhe, Nervosität, Angstzustände, Schlafstörungen, Kopfschmerzen, Verdauungsstörungen, Zittern, Benommenheit, verschwommenes Sehen, starkes Schwitzen, Mundtrockenheit dazu. Sowohl den Professionellen wie den Versuchspersonen selbst fällt es dadurch leicht festzustellen, wer das Verum eingenommen hat. Die Entblindungen führen zu einer massiv verbesserten Einschätzung der Wirkung der getesteten Substanz. Um dieses Problem möglichst klein zu halten, könnten sogenannte aktive Placebos eingesetzt werden – beispielsweise Atropin, das vergleichbare Nebenwirkungen wie Antidepressiva hat. Doch dies wird kaum je gemacht.

Auswahl der Versuchspersonen

Auch mit der Auswahl der Versuchspersonen werden Antidepressiva-Studien massiv manipuliert. Vor dem Beginn der eigentlichen Studie erhalten alle ein bis zwei Wochen lang ein Placebo. Dieser Vorversuch wird Placebo washout oder Placebo run-in genannt. Diejenigen, deren Zustand sich gebessert hat, werden von der eigentlichen Studie ausgeschlossen. Es handelt sich um Personen, die mit großer Wahrscheinlichkeit auch weiterhin auf ein Placebo positiv angesprochen hätten. Ausgeschlossen werden auch PatientInnen, deren Symptomatik erwarten lässt, dass das Verum bei ihnen kaum wirken wird. Dies alles dient dazu, dass die Placebo-Verum-Unterschiede möglichst groß ausfallen, um so von der zuständigen Behörde die Zulassung für das getestete Pharmakon problemlos zu erhalten.

Die Testung von Neuroleptika auf ihre Wirksamkeit muss geradezu als chaotisch bezeichnet werden. Die Versuchspersonen sind mit der Diagnose Schizophrenie beziehungsweise bipolare, affektive oder schizoaffektive Störung hospitalisiert, die meisten mit Neuroleptika vorbehandelt. Das kompliziert die Sache enorm. Es wird auch hier ein Placebo washout durchgeführt. Die ursprünglichen Symptome sollen wieder sichtbar werden. Wenn zuvor ein Depot-Neuroleptikum eingenommen wurde, muss die Washout-Phase mindestens vier Wochen dauern. Während des Washouts können Absetzpsychosen auftreten. Um sie zu verhindern, werden die Versuchspersonen bisweilen nicht mit einem Placebo, sondern mit einem Standard-Neuroleptikum in relativ geringer Dosierung vorbehandelt. In der Studie belassen werden nur Versuchspersonen, die nach der Vorphase Symptome aufweisen. Ausgeschlossen werden damit auch hier die guten »Placebo-Responder«. In der eigentlichen Studie dann erkennen die Professionellen aufgrund der mit der Einnahme der Neuroleptika verbundenen Dämpfung wie auch der motorischen Wirkungen sehr leicht, wer das Verum eingenommen hat. Unmöglich, auf diese Weise verlässliche Versuchsresultate zu erhalten. Um die Zulassung zu erhalten, werden Designs von Neuroleptika-Studien also auch so gestaltet, dass Placebo-Verum-Unterschiede möglichst groß ausfallen.

Eine grundsätzlicher Punkt darf nicht übersehen werden: Symptome, Beschwerden verändern und bessern sich auch unbehandelt im Laufe der Zeit. Der sogenannte Spontanverlauf vermag die Resultate deutlich zu verfälschen. Somit müsste immer eine Vergleichsgruppe, die gar nichts erhält, Teil der Studien sein. Doch auch dies wird kaum je gemacht.

So muss denn abschließend festgestellt werden: Je gewissenhafter die Studien durchgeführt werden, desto schlechter schneidet das geprüfte Medikament ab. Wie Seymour Fisher und Roger Greenberg (1993, S. 345) von der State University New York festhalten, beeinflusst die angewandte Methode die Resultate deutlicher als das getestete Pharmakon.

Vielfältige weitere Vorschläge wurden gemacht, um Wirksamkeitsprüfungen verlässlicher zu gestalten. Doch es ist fraglich, ob die beteiligten ÄrztInnen überhaupt gewillt sind, ihre Studien zu verbessern. Dabei wäre die Elimination der erwähnten Störungsmöglichkeiten von allergrößter Bedeutung. Sind doch die Ergebnisse solcher Studien ausschlaggebend dafür, ob später mit diesen Pharmaka Millionen von Menschen behandelt werden.

Lug und Trug

Seit geraumer Zeit ist der sogenannte Publikationsbias bekannt – die Tatsache, dass praktisch nur positiv verlaufene Wirksamkeitsstudien publiziert werden. Der Einfluss der Pharmaindustrie, die meist die Studien finanziert, zeigt sich hier deutlich. Sie sponsert auch Kongresse und die ärztliche Fortbildung, was die dort verbreiteten Ansichten und Themen selbstverständlich wesentlich bestimmt.

Drei deutsche Professoren der Kinder- und Jugendpsychiatrie, die im Übrigen der Psychopharmakotherapie gegenüber prinzipiell günstig eingestellt sind, schreiben Erstaunliches über Wirksamkeitsprüfungen von Psychopharmaka:

> »Tatsächlich beginnt das Problem damit, ob der untersuchte Patient wirklich existiert.« (Nissen, 2004, S. 123)

Die veröffentlichten Resultate sind folglich bisweilen schlicht erfunden – fiktive Versuchspersonen, fiktive Befunde. Diese nüchterne Feststellung im Lehrbuch macht jede Aussage von forschenden PsychiaterInnen grundsätzlich unglaubwürdig. Dass in der Wissenschaft ganz allgemein gelogen und betrogen wird, ist bekannt. Es gibt einiges an Literatur zu diesem Thema (Finetti & Himmelrath, 1999; Hampe, 2016, S. 44). Doch die Autoren dieser Publikationen sind Intellektuelle und nicht wie die drei Professoren Angehörige der kritisierten Fachrichtung.

Auch wenn sie seriös und gewissenhaft zustande kommen, sind wissenschaftliche Erkenntnisse nicht einfach wahr. Wissenschaftliches Wissen ist immer gesellschaftlich und historisch, das heißt durch wissenschaftsexterne Faktoren bestimmt. Ganze Fachbereiche, die Wissenschaftssoziologie, der Konstruktivismus, die Epistemologie (Erkenntnistheorie), das Werk bedeutender Autoren wie Ludwik Fleck und Michel Foucault befassen sich ausführlich mit der »Fabrikation« von wissenschaftlichen Tatsachen und Theorien. Die soziale Atmosphäre prägt die ForscherInnen, sie können nicht anders denken als so, wie es sich aus den Einflüssen ihrer Umwelt mit Notwendigkeit ergibt. Resultate und Theorien der Forschung wiederum beeinflussen fortwährend die gesellschaftliche Wirklichkeit. Der Mythos Psychiatrie mit seinen beiden Standbeinen Diagnostik und Psychopharmakotherapie und das mit ihm verbundene Frage- und Denkverbot ist noch immer Teil unserer gesellschaftlichen Realität. Auch die überzeugendsten Argumente, die ihn grundsätzlich in Frage stellen, werden zwar gelegentlich zur Kenntnis genommen und verstanden – um sich unmittelbar darauf zu verflüchtigen, als wären sie Luft.

Fazit

Die angeführten Störungsmöglichkeiten, die alle in Studien Vera besser als Placebos aussehen lassen, sind dermaßen groß, dass es sehr leicht sein müsste, die Wirksamkeit von Psychopharmaka nachzuweisen. Dies trifft jedoch keineswegs zu. Es gibt keinen ernstzunehmenden Hinweis dafür, dass irgendein Psychopharmakon eine bessere therapeutische Wirkung hat als Placebos. Besserungen müssen deshalb ausschließlich dem Placebo-Effekt zugeschrieben werden. Als Besserung kann auch die Dämpfung (Neuroleptika) und Unruhe (Antidepressiva) – als Antriebssteigerung verkannt – wahrgenommen werden.

Keine biologisch ausgelöste Besserung also durch Psychopharmaka, jedoch eine Reihe von schweren, bisweilen tödlichen, körperlichen Komplikationen.

Aufgrund der nicht gesicherten therapeutischen Wirkungen der Antidepressiva und Neuroleptika wurden vielbeachtete Theorien über die Ursachen von Depressionen und Schizophrenien aufgestellt. Neurobiologische Dysbalancen, die Ursache dieser Störungen, würden durch diese Pharmaka ausgeglichen: haarsträubende Spekulationen (Kirsch, 2010, S. 81-100). Und dennoch gehören diese unglaubwürdigen Theorien zu den wichtigsten Errungenschaften der biologischen Psychiatrie, die wahrlich, wie Fisher und Greenberg (1989, S. 323) festhalten, in Ungewissheit schwimmt.

1952 wurde das erste Neuroleptikum, 1958 das erste, breit verwendete Antidepressivum und 1960 das erste Benzodiazepin eingeführt. Begeistert feierten die PsychiaterInnen den Beginn eines neuen Zeitalters. Endlich fühlten sie sich als ÄrztInnen wie die anderen auch, endlich konnten sie gezielt, spezifisch und kausal die Ursachen von Krankheiten behandeln. Doch ihre Hoffnung erwies sich als reine Illusion. Nur wenn die therapeutische Allianz, die Arzt-Patient-Beziehung gut ist, wenn sie von Verständnis und gegenseitigem Vertrauen getragen ist, werden günstige Entwicklungen möglich. Allein wenn sie auf beziehungsfähige und feinfühlige Menschen treffen, vermag sich für die Betroffenen der Kontakt mit der Psychiatrie als hilfreich erweisen. Die PsychiaterInnen müssten zur Kenntnis nehmen, dass menschliche Qualitäten gefragt sind, nicht Diagnosen und Psychopharmaka, deren psychische Wirkungen – kognitive Störungen bis hin zu Demenz und Suizid – zu ihrer körperlichen Schädlichkeit hinzukommen. Die klinische Psychiatrie und ihr Umfeld sind indes schlecht geeignet, positive Placebo-Effekte hervorzurufen. Damit, dass sie sogar mit Gewalt vollzogene Behandlungen als echte und sinnvolle Hilfe bewertet, disqualifiziert sich die Psychiatrie gleich selbst. Der Zeitgeist jedoch verhindert, dass sich diese Erkenntnis zu verbreiten vermag.

Quellen

Balint, Michael (1988): »Der Arzt, sein Patient und die Krankheit«, Stuttgart: Klett-Cotta Verlag

Erdheim, Mario (1992): »Die gesellschaftliche Produktion von Unbewusstheit«, Frankfurt am Main: Suhrkamp Verlag

Erdheim, Mario (1997): »Sinngebung und Kulturwandel«, in: Roland Apsel (Hg.): »Ethnopsychoanalyse. Band 1: Glaube, Magie, Religion«, Frankfurt am Main: Brandes & Apsel Verlag, S. 9-31

Erdheim, Mario (23.11.2004): »Mythen und Frageverbote«, Referat an der Jahrestagung gfs-zürich Markt- und Sozialforschung

Finetti, Marco / Himmelrath, Armin (1999): »Der Sündenfall. Betrug und Fälschung in der deutschen Wissenschaft«, Stuttgart: Raabe Verlags-GmbH

Fisher, Seymour / Greenberg, Roger P. (1989): »A second opinion: rethinking the claims of biological treatment«, in: Seymour Fisher / Roger P. Greenberg. (Hg.): »The limits of biological treatments for psychological distress«, Hillsdale / Hove / London: Lawrence Erlbaum Associates, S. 309-336

Fisher, Seymour / Greenberg, Roger P. (1993): »How sound is the double-blind design for evaluating psychotropic drugs?«, in: Journal of Nervous and Mental Disease, Band 181, S. 345-350

Foucault, Michel (2001): »Das Leben der infamen Menschen«, Berlin: Merve Verlag

Hampe, Michael (4.5.2016): »Warum lügen und betrügen Wissenschaftler?«, in: Die Zeit, Nr. 20, S. 44

Kirsch, Irving (2010): »The emperor's new drugs«, New York: Basic Books

Nissen, Gerhardt / Fritze, Jürgen / Trott, Götz-Erik (2004): »Psychopharmaka im Kindes- und Jugendalter«, München: Urban & Fischer Verlag

Ärztliche Begleitung beim Umgang mit Psychopharmaka und der Suche nach Alternativen

Josef Zehentbauer

Nie zuvor standen den Menschen so viele Psychopharmaka – also Psychoarzneien auf Rezept – zur Verfügung wie heute: Mittel, die seelische Beschwerden beruhigen (zum Beispiel Tranquilizer vom Typ Diazepam, Oxazepam, Tavor), Mittel, die die Persönlichkeit dämpfen (zum Beispiel Neuroleptika vom Typ Abilify, Haldol, Zyprexa), Depressionen lindern (zum Beispiel Antidepressiva vom Typ Fluoxetin, Venlafaxin), heftige Stimmungsschwankungen zwischen Euphorie und Schwermut nivellieren sollen (zum Beispiel Lithium, Carbamazepin), Phytotherapeutika (pflanzliche Heilmittel, zum Beispiel Johanniskraut), Opiate (zum Beispiel Opiumtinktur oder synthetische Opiate) oder Cannabis-Präparate (auf Rezept).

Psychopharmaka sind keine Heilmittel, sondern bestenfalls Hilfsmittel bei seelischen Auffälligkeiten, psychischen Störungen und Krisen. Doch können Psychopharmaka auch – vor allem aus den Händen der meisten Psychiater – Anpassungsmittel sein: Anpassung an die herrschende Normalität. Wer diesem verordneten Sog in die graue Durchschnittlichkeit widersteht und Mut hat, psychische Besonderheit zu zeigen, der hat nicht Halluzinationen, sondern ungewöhnliche Wahrnehmungsfähigkeiten; der leidet nicht unter Paranoia, sondern lebt visionär sein eigenes Selbst; der versinkt nicht in tiefe Depressionen, sondern erlebt sich in tiefgründiger, beschaulicher Melancholie oder in existenzieller Grenzerfahrung… Und: *Nicht jedes Leiden ist Krankheit.*

Werden Psychopharmaka über lange Zeit genommen, können in der Mikrostruktur des Gehirns allmähliche Veränderungen entstehen. Ein besonders drastisches Beispiel hierfür sind Neuroleptika: Diese blockieren an den Hirnzellen die Rezeptoren (= Empfangsorte) für den Botenstoff Dopamin, der unter anderem zuständig ist für feinmotorische Bewegungen, Phantasie und gute Laune. Das Gehirn reagiert jedoch auf die neuroleptische Blockade der Rezeptoren, indem es mehr Dopamin-Moleküle produziert. Werden die Neuroleptika innerhalb von wenigen Tagen abgesetzt, so überfluten die zuviel erzeugten Dopamin-Moleküle die freigewordenen Rezeptoren, und es entsteht

Chaos im Gehirn (mehr zu diesem Thema siehe im Beitrag von Volkmar Aderhold in diesem Buch).

Synthetische Psychopharmaka, insbesondere Neuroleptika, bergen viele gesundheitliche Risiken (siehe den Beitrag von Peter Lehmann in diesem Buch). Wer diese Risiken nicht auf sich nehmen will, dem stehen andere Wege offen: alternative Medikamente, psychotherapeutische Interventionen, Selbst-Akzeptanz und (gewaltfreies) Ausagieren der Stimmung, menschenwürdige und psychopharmakakritische Ambulanzen, Selbsthilfegruppen und Hilfe von Familie und Freunden. Und oft interveniert ein Hausarzt (kein Psychiater) mit Kenntnis des familiären Hintergrunds, mit Empathie und verträglichen Arzneien. *Die meisten psychischen Krisen werden (ähnlich wie die meisten körperlichen Beschwerden) ohne fremde Hilfe – nämlich durch die Selbstheilungskräfte der Seele – überwunden.*

Selbstverantwortung übernehmen statt blind vertrauen

Wem Neuroleptika oder Antidepressiva rezeptiert werden oder wer bereits langzeitig oder womöglich hochdosiert diese Medikamente einnimmt, sollte sich umfassend über diese Medikation informieren (durch alternative Literatur, Internet, Selbsthilfegruppen) und dann *selbst* entscheiden, ob er diese weiter einnimmt, langsam reduziert (und den rezeptierenden Arzt um Begleitung bittet, sofern dieser Kenntnisse bezüglich Absetzen hat, oder alternative Medikamente anbietet). Dann wird die Behandlung von psychischen Leiden und akuten Konflikten nicht mehr primär in die Hände von Psychopharmaka-rezeptierenden Ärzten gelegt: Man erklärt die eigene Zuständigkeit für seine Persönlichkeit. Selbstverantwortung übernehmen heißt, sich kundig machen über die möglichen Vorteile und Risiken der rezeptierten Psychopharmaka, um den Dialog mit dem begleitenden Arzt auf möglichst gleicher Augenhöhe führen zu können.

Viele Psychiatriepatienten nehmen auf Anweisung der Psychiater regelmäßig Neuroleptika – trotz der enormen Nebenwirkungen – zur sogenannten Psychose-Prophylaxe –, doch dies ist kein sicherer Schutz, die Drehtür-Psychiatrie gibt es trotzdem. Und bezüglich Antidepressiva heißt es in der »Nationalen Versorgungsleitlinie Unipolare Depression« (herausgegeben unter anderem von der Bundesärztekammer):

> »Bei leichten Depressionen ist ein Unterschied zwischen Placebo und Antidepressiva statistisch nicht nachweisbar [… Nur bei den schwersten For-

men der Depression können] bis zu 30 % der behandelten Patienten über die Placebo-Rate hinaus von Antidepressiva profitieren. [... Überdies kann bei leichten und mittelgradigen Depressionen] ein erster Therapieversuch auch mit Johanniskraut unternommen werden.« (DGPPN et al., 2017, S. 27 / 29)

Wenn ein Patient bei einer Antidepressiva-Behandlung kaum Nebenwirkungen merkt (also Gewichtszunahme, innere Unruhe, Benommenheit etc.), jedoch positive Effekte spürt – also stabilere Stimmung, weniger Tiefs, weniger Ängste, mehr Freude und Antrieb, besseren Schlaf etc. –, dann kann ein Antidepressivum auch über Wochen und Monate genommen werden (bei entsprechender internistischer Kontrolle), bis irgendwann das Gefühl aufkommt, es könnte auch ohne Antidepressivum gehen. Ein Absetzen kann dann innerhalb weniger Wochen geschehen. Allerdings können dabei – bei herkömmlichen wie bei neuen Antidepressiva Entzugserscheinungen auftreten (siehe den Beitrag von Peter Lehmann in diesem Buch). Dadurch kann das Absetzen problematisch werden und dazu führen, die ursprüngliche Antidepressiva-Medikation wieder aufzunehmen. Eine kurzzeitige Ersatzmedikation mit Tranquilizern oder eine sehr langsame Reduktion über Monate können beim Absetzen hilfreich sein.

Ein grundsätzliches Umdenken ist hilfreich: Aufkommende Stimmungen sollten ausagiert werden, soweit sie nicht schädlich für sich und andere sind, und Toleranz sollte geübt werden für Mitmenschen, die sich ebenfalls ›ausagierend‹ zeigen. Der römische Psychiater Tommaso Losavio hat dies einmal sinngemäß so formuliert: »Die Ver-rückten sollten ein bisschen normaler werden und die Normalen ein bisschen ver-rückter.«

Alternative Medikamente

Unter den pflanzlichen Heilmitteln sind gut wirksame und verträgliche Beruhigungsmittel, zum Beispiel Baldrian, Passionsblume, Hopfen, Melisse und Codein. Als hochwirksame Antidepressiva sind neben dem bereits genannten Johanniskraut zu erwähnen: Opiumtinktur und Morphium, aber auch synthetische Opiate wie Tramal oder Valoron, und schließlich Cannabis, erhältlich auf Rezept als Arzneimittel unter dem Verkaufsnamen Dronabinol.

Als verträgliche Chemie gelten die angenehm wirkenden, hochwirksam beruhigenden Benzodiazepine, auch Anxiolytika (Angstlöser) genannt. Sie sind deshalb so gut verträglich, weil sie in ihrer Wirkung einigen beim Menschen natürlich vorkommenden Botenstoffen sehr ähnlich sind.

Als Mittel bei starker innerer Unruhe, psychotischen Erregungszuständen oder Angst- und Panikattacken sind Anxiolytika nach wie vor die Nr. 1. Es gibt psychiatrische Akutstationen, wo kaum Neuroleptika, sondern ganz überwiegend Diazepam und Tavor eingesetzt werden – zum Wohle der Patienten, die eine solche Behandlung als angenehm empfinden. Und als Patient hat man das Recht, in psychiatrischen Notfallsituationen mit Anxiolytika behandelt zu werden, speziell wenn die Depression oder Psychose mit Ängsten einhergeht.

Abhängigkeit von Anxiolytika lässt sich vermeiden, wenn man bestimmte Regeln beachtet: Anxiolytika-Einnahme nur vorübergehend, Dosis nicht selbstständig erhöhen, über das Abhängigkeitspotenzial informiert sein, bei Besserung des psychischen Befindens das Anxiolytikum absetzen. Bei relativ hoher Dauer-Medikation mit Anxiolytika (was vermieden werden sollte) können folgende unerwünschte Wirkungen auftreten: Müdigkeit, Gleichgültigkeit, Persönlichkeitsabflachung, verminderte Sexuallust, gedrückte Stimmung, verminderte Angst vor Suizid (dann sofort absetzen), Verminderung von Konzentration und Reaktionsvermögen. Nochmals sei betont: Insgesamt bestehen bei Anxiolytika – trotz des Abhängigkeitsrisikos – deutlich weniger unerwünschte Wirkungen als bei Neuroleptika.

Eine geradezu paranoide Angst vor Sucht zeigen viele Ärzte bei der Rezeptierung von Anxiolytika, Opiaten und Cannabinoiden, die ausgezeichnete Beruhigungsmittel und Antidepressiva sind. Gemessen an dem viel-millionenfachen Gebrauch ist die Anzahl derer, die beispielsweise von Anxiolytika abhängig werden, sehr gering! Und: Man wird nicht automatisch abhängig; bei achtsamer Indikationsstellung und bei angemessener Aufklärung lässt sich Abhängigkeit vermeiden, auch bei Cannabinoiden und Opiaten.

Im »Kompendium der Psychiatrischen Pharmakotherapie« schreiben Ion-George Anghelescu und Otto Benkert in Bezug auf das Abhängigkeitsrisiko bei Benzodiazepinen, der wichtigsten Gruppe der Anxiolytika:

> »Bei der überwiegenden Mehrzahl der Patienten kommt es zu keiner Dosissteigerung; es findet sich eher ein konstantes oder aber titrierendes [langsames, stufenweise steigendes angepasstes] Einnahmeverhalten innerhalb der therapeutischen Dosisbandbreite. In vielen Fällen sind somit die Kriterien einer Abhängigkeit *nicht* erfüllt.« (2017, S. 495 – Hervorhebung durch J.Z.)

Im höheren Lebensalter kann eine niedrige, regelmäßige Dosis mit Benzodiazepinen – zum Beispiel allabendlich Oxazepam (niedrig dosiert) als Schlafmittel – sinnvoll sein, sofern die Dosis gleich bleibt und andere Versuche der

Schlafförderung nichts nützen. Ständige Schlaflosigkeit kann äußerst quälend sein, diese Qual ist niemandem zuzumuten.

Das Rezeptierverhalten ist vor allem im psychiatrischen Bereich zweifelhaft. Da werden gegen Angstattacken und Schlafstörungen nicht die gut verträglichen und zu 100 % wirksamen Anxiolytika verschrieben, sondern risikoreiche Antidepressiva und Neuroleptika. Ärzte, die beispielsweise bei Angstattacken oder bei Schlafstörungen oder bei unruhigen Pflegeheim-Bewohnern Neuroleptika verordnen, handeln unverantwortlich! Immerhin hat sogar das Oberlandesgericht Hamm schon 1981 den Neuroleptika eine schädliches Wirkungspotenzial attestiert, als es in seinem Urteil 3 U 50/81 verkündete:

> »Dem Gericht ist bekannt die – das ist fast mehr als ›Nebenwirkung‹ – persönlichkeitszerstörende Wirkung von Psychopharmaka, wenn diese nachhaltig und über einen längeren Zeitraum hinweg eingenommen werden.«

Bezüglich der Verordnung von Neuroleptika (Antipsychotika) bei alten Menschen lesen wir im »Kompendium der Psychiatrischen Pharmakotherapie«:

> »Eine Untersuchung bei Pflegeheimbewohnern mit Demenzerkrankungen zeigte, dass in den meisten Fällen das Absetzen von Antipsychotika ohne negative Konsequenzen möglich war. (…) Darüber hinaus ergeben Hinweise, dass Antipsychotika nicht selten, v. a. bei Pflegeheimbewohnern, ohne strikte Indikationsstellung verabreicht werden.« (Müller & Benkert, 2017, S. 372f.)

Walter Zimmermann, ehemaliger Direktor des Krankenhauses für Naturheilweisen in München, informierte über seine Erfahrungen bei der Behandlung von schweren Depressionen mit Opiumtinktur, dass

> »… die psychischen Verstimmungen, auch schwere Depressionen, vorzüglich beeinflussbar waren. Erfolgsquoten bis zu 70 % waren voraussehbar, auch bei endogenen Depressionen. Die Befürchtung, dass mit der Opiumtinktur eine Sucht auftreten könnte, hat sich nicht bestätigt. Bei klimakterischen [wechseljahrbedingten] Depressionen genügten bereits sehr geringe Mengen der Opiumtinktur. Auch die Depression bei alten Menschen in der Folge arteriosklerotischer [die bindegewebige Verhärtung der Schlagadern betreffende] Hirnveränderungen war damit gut beeinflussbar.« (1983)

Ein radikales Umdenken ist dringend angebracht! Jeder Mensch hat das Recht, psychische oder körperliche Leiden, insbesondere wenn sie mit Schmerzen einhergehen, mit Hilfe von angemessenen und gut verträglichen Arzneien zu lindern. Etwas pathetisch formuliert könnte man sagen: Für all die Mühsal des

Lebens, gegen Schmerz, Verwirrtheit und Depression, lässt die Schöpfung für den Menschen die (seit Urzeiten bekannten) Heilpflanzen Mohn und Hanf wachsen. Und für deren Hauptwirkstoffe ist das menschliche Gehirn sogar mit spezifischen Rezeptoren ausgestattet (übrigens: offenbar auch mit Rezeptoren für Diazepam und Co.).

Wie der Schweizer Psychoanalytiker, Arzt und Ethnologe Paul Parin ausführte, herrscht hierzulande immer noch die christlich-puritanische Tradition vor, in der das Ertragen seelischer Schmerzen als gottgewollt und damit positiv bewertet wird. Daraus erklärt sich der irrationale Umgang vieler Ärzte mit Anxiolytika, Opiaten und Cannabinoiden, obwohl diese angstlösend, angenehm beruhigend, durchaus antipsychotisch (Schwarcz et al., 2009) und deutlich antidepressiv wirken. Bei der Rezeptierung von Cannabinoiden wie Dronabinol sollte man zurückhaltend sein bei Patienten mit früherer Psychose (wegen einer möglichen halluzinogenen Wirkung des in Cannabis enthaltenen Wirkstoffs THC) und natürlich grundsätzlich unter der vorgeschriebenen Maximaldosis bleiben.

Darüber hinaus gibt es viele – für jeden zugängliche – Techniken, um die körpereigenen, antidepressiv wirksamen Botenstoffe (wie Serotonin, Noradrenalin etc.) oder die körpereigenen Beruhigungsmittel (wie die bekannten Endorphine) oder das körpereigene Haschisch/Cannabis (die sogenannte Endocannabinoide) zu stimulieren. Aber dieses Forschungsfeld ist außerhalb der mächtigen Pharmaindustrie angesiedelt und wird kaum gefördert.

Einfache Möglichkeiten, körpereigene Botenstoffe spezifisch zu stimulieren und somit die eigene Psyche positiv zu beeinflussen, sind Entspannungsübungen, Yoga, Joggen, Aktives Imaginieren, Konzentrationsspiele, Meditation, Spielen mit Kindern, Sport, Hyperventilation, Hydrotherapie (zum Beispiel Kneipp-Therapie), Selbstmassage, Tanzen etc. (Zehentbauer, 2015).

Jeder Mensch hat ein Recht darauf, seine seelischen Leiden und Störungen, Ängste und Depressionen mit verträglichen und von ihm frei gewählten Arznei-Drogen zu lindern.

Homöopathie und Orthomolekulare Medizin

Zu erwähnen sind noch weitere therapeutische Wege jenseits von Antidepressiva und Neuroleptika. Leichte psychische Störungen können auch durch Homöopathie behandelt werden (Zehentbauer, 2010). Die Forschungsrichtung der klinischen Ökologie geht davon aus, dass psychische Beschwerden durch allergische Reaktionen entstehen und ernährungs- und umweltbedingt sein können. Der zweifache Nobelpreisträger Linus Pauling entwickelte das Konzept der Orthomolekularen Medizin. Ihr Therapieprinzip besteht in der Zufuhr von orthomolekularen Substanzen, das heißt Stoffen, die natürlicherweise im Menschen vorkommen (beispielsweise Vitamine und Spurenelemente wie Zink, Magnesium etc.). Durch die Behebung eines diagnostizierten Stoffmangels sollen psychische Beschwerden abgemildert oder behoben werden. Hierfür gibt es spezielle Institute, die eine entsprechend umfangreiche Diagnostik vornehmen und dann eine Nahrungsergänzung mit bestimmten Stoffen vorschlagen.

Zu erwähnen ist außerdem noch die intermittierende, das heißt an das Auftreten von Krisen gekoppelte Behandlung mit hochdosierten Neuro-Vitaminen (vor allem Vitamin B_1, B_2, B_6, B_{12}, Vitamin E) – all dies sollte jedoch mit einem Arzt (möglichst mit der Zusatzbezeichnung »Naturheilkunde«) abgesprochen werden, damit bei dieser hochdosierten, etwa zwei Wochen dauernden Vitaminbehandlung keine Schäden auftreten.

Nicht-medikamentöse Herangehensweisen – von Yoga über Biorhythmus bis Vegetarismus

Durchleben Menschen eine schwere psychische Krise, sind die Prinzipien der Selbstregulierung und Selbstheilung besonders wichtig. Wird eine Kugel, die in einer flachen Schale liegt, durch einen kleinen Stoß aus ihrer Ruhelage gebracht, so wird sie sich so lange hin- und herbewegen, bis sie erneut zur Ruhe gekommen ist, wobei das neue Gleichgewicht vom ursprünglichen Zustand abweichen kann. Vergleichbar funktioniert die Selbstregulierung bei Menschen. Förderlich ist in diesem Zusammenhang, wenn wir unseren Bio-Rhythmus wieder den rhythmischen Vorgängen in der Natur annähern: Tag und Nacht, Wechsel der Jahreszeiten, Zyklus des Mondes etc. Regelmäßiger und ausreichender Schlaf wirkt zweifellos psychisch stabilisierend. Hilfreich in diesem Zusammenhang sind auch Selbstentspannungs-Übungen (zum Beispiel autogenes Training), Meditation und Yoga. Es geht letztendlich darum, wieder die Einheit zwischen Seele und Körper spürbar werden zu lassen. Manche psychiatrische und vor allem psychosomatische Kliniken bieten während eines stationären Aufenthaltes solche Kurse an.

Im Verlauf einer psychischen Krise ist es wichtig, möglichst viele Aspekte einer psychischen Stabilisierung zu realisieren. Ein kleiner Baustein hierbei kann die vegetarische Lebensweise sein, das heißt den Verbrauch von Fleisch, Wurst und Fisch abzulehnen (also keine Tiere zu essen). Fleisch ist für eine vollwertige Ernährung beim Menschen nicht erforderlich. Überdies verzehrt man mit einem Steak oder einem Lammbraten gleichzeitig eine breite Palette an Hormonen und Antibiotika. Bei der sogenannten lacto-vegetarischen Ernährung sind außer der pflanzlichen Kost auch tierische Produkte gestattet, beispielsweise Milch, Käse und Eier). Erwiesenermaßen produziert ein Tier, bevor es getötet wird, aus Angst vielerlei Stresshormone (zum Beispiel Adrenalin) in höchsten Konzentrationen. Wer Fleisch verzehrt, isst die Todesangst des Tieres mit. Stresshormone lassen sich später in den Organen und der Muskulatur des Tieres nachweisen. Sie können erhebliche neurovegetative Störungen bewirken. Der Arzt Paracelsus kannte schon vor rund 500 Jahren den Zusammenhang zwischen Ernährung und Psyche:

> »Das viele Essen und besonders das Fleischessen unterdrücken die Vernunft, machen untüchtig zu scharfem Nachdenken und erzeugen träge Gemüter, die zu jeder Dummheit und Torheit fähig sind.«

Psychotherapie – Hilfe in schwierigen Zeiten

Während einer schweren psychischen Krise und danach kann psychotherapeutische Begleitung hilfreich sein. Dies muss nicht unbedingt wöchentlich eine Stunde sein, manchmal geben 30 Minuten alle zwei Wochen ausreichend Halt.

Wenn die eigene Psyche extrem aus dem Gleichgewicht gerät, können schwere psychische Störungen und vielerlei Krankheiten entstehen, die leidvoll sind und manchmal ausweglos erscheinen. Und dies geschieht häufig. Die meisten psychischen Konflikte und Krisen werden ohne fremde Hilfe, nämlich durch Selbstheilungskräfte der Seele überwunden, oftmals unterstützt von engagierten Freunden oder der eigenen Familie (Lehmann & Stastny, 2007). Manchmal jedoch bedarf es professioneller Hilfe, speziell einer psychotherapeutischen Intervention. Die psychosomatische Medizin und die damit verbundene Psychotherapie sind ein elementarer Teil der medizinischen Behandlung und der Gesundheitsvorsorge und versuchen – im Gegensatz zur Psychiatrie –, möglichst ohne Psychopharmaka auszukommen.

Wer ist psychisch gesund und wer ist psychisch krank? Es gibt keine klare Grenze zwischen dem sogenannten Normalverhalten und der psychischen Krankheit, zwischen Normal-Sein und Ver-rückt-Sein – außer jener Grenze, die man willkürlich zieht.

Wer irreale Visionen hat, wer die Stimme Gottes hört und sich auserwählt – mit magischen Fähigkeiten – spürt, der bewegt sich auf einer metaphysischen Ebene, gemeinsam mit Jesus Christus, Jeanne d'Arc, Hölderlin oder van Gogh. Übrigens: All die Genannten würden gegenwärtig auf einer geschlossenen psychiatrischen Station landen. Sowohl Jesus Christus wie auch Jeanne d'Arc würden mit Neuroleptika behandelt werden. Man kann auch sagen: Seitdem Neuroleptika eingesetzt werden, gibt es keine Heiligen mehr!

Vereinfacht lässt sich konstatieren: *Wer sich psychisch wohlfühlt und sich und anderen nicht schadet, darf sich als psychisch gesund bezeichnen* (wobei die sogenannte Paranoia und die sogenannte Manie Grenzsituationen sind). Wer psychisch – aus unterschiedlichen Ursachen – *leidet* oder an seelisch bedingten körperlichen Krankheiten *leidet*, wiederholt oder über lange Zeit, dem kann psychische Krankheit bescheinigt werden. Jedoch: Nicht jede psychische Auffälligkeit muss als Krankheit gesehen werden, *psychisch auffällig werden kann jeder*, zum unangepassten Außenseiter wird man schnell.

Aber es bleibt klar: *Wer psychisch leidet und Hilfe sucht, soll umfassende, differenzierte menschenachtende, ja – liebevolle – Hilfe erhalten* – zum Beispiel in Form von Psychotherapie.

Die psychosomatische Medizin und die Psychotherapie sind eine positive Art des Umgangs des Menschen mit den Mit-Menschen! Diese besondere Art der wertschätzenden Begegnung und Achtsamkeit wird dann zum Vorbild für unseren Alltag und für das soziale Umfeld, in dem wir leben.

Unter Psychotherapie versteht man die *Behandlung von psychischen und psychosomatischen Erkrankungen durch gezielte seelische Einflussnahme,* unter anderem mit Hilfe psychologischer Methoden: Empathie, heilsame Atmosphäre kreieren, Selbst-Erfahrung, Entspannungs- und Atemtechniken, Gestalttherapie, Kreativtherapie, Traumdeutung, Verhaltenstherapie, Bearbeitung von Traumata, Entdeckung der eigenen Lebensphilosophie/Religion, Verstärkung vorhandener Fähigkeiten etc.

Psychische Krisen sind ein Ausbrechen aus der herrschenden Normalität und oft auch Ausdruck unerträglicher Lebenssituationen: in der Familie, am Arbeitsplatz, in der Schule. Wenn die Psychotherapie (und mehr noch die Psychopharmakologie) einen Menschen in einer psychischen Krise lediglich »repariert«, damit er wieder in der herrschenden Normalität als Angestellter, Hausfrau, Alleinerziehende, Schüler etc. funktionieren kann, dann bleiben die ursprünglich krankmachenden Strukturen (zum Beispiel am Arbeitsplatz) unverändert. Gerade die Psychotherapie bietet die große Chance, über den individuellen Ansatz hinaus zu einer positiven Änderung der sozialen Umgebung beizutragen und dem Patienten zu helfen, sich aus schädlichen Zusammenhängen zu befreien.

Schwierig ist der Umgang mit Betroffenen, die relativ hochdosierte Neuroleptika und Tranquilizer als Dauermedikation haben und zum Absetzen nicht bereit sind, obwohl medikamentös induzierte Störungen bereits offen erkennbar sind (bei Neuroleptika zum Beispiel Dyskinesien [Störung des physiologischen Bewegungsablaufs], Akathisie [als quälend empfundene, neurologisch bedingte Ruhelosigkeit], Depressionen; bei hochdosierter Dauereinnahme von Tranquilizern [was nicht zu empfehlen ist] Schläfrigkeit, Gleichgültigkeit, Persönlichkeitsabflachung etc.). Manchmal ist auch ein falsches Vertrauen in neue, angeblich verträglichere Medikamente ein Hindernis zum Absetzen. Wenn der begleitende Arzt nicht aktiv wird, was für ihn das Einfachste wäre, sollte in solchen Situation das soziale Umfeld des Patienten aktiv werden (also Familie, Freunde, Mitglieder von Selbsthilfegruppen, die ja Persönlichkeitsveränderungen beim betroffenen Patienten erkennen können).

Die Teilnahme an Selbsthilfegruppen kann einen wertvollen Erfahrungsaustausch und das Gefühl schaffen, mit der Absetzproblematik nicht alleine zu sein. Voraussetzung hierfür ist allerdings, dass sich die Betroffenen von ihrer lebenslang anerzogenen Arztgläubigkeit befreien und bereit sind, sich mit der Wirkungsweise und den Auswirkungen von Psychopharmaka auseinanderzusetzen und Selbstverantwortung zu übernehmen.

Es ist nötig, den Lebenspartner, Freunde und gegebenenfalls Familienangehörige in das Vorhaben »Absetzen der Psychopharmaka« einzuweihen, auch wenn bei der Familie oft Widerstand und Ängste hochkommen, dass durch die Reduktion von Psychopharmaka die gefürchtete Psychose wieder ausbrechen könnte. Wenn die soziale Umgebung in das Vorhaben eingeweiht ist, kann diese auch wahrnehmen, wenn während der Absetz-Phase Auffälligkeiten entstehen, beispielsweise Schlaflosigkeit, deutliche Gemütsveränderungen, Paranoia, extreme soziale Isolation – dann sollte der mitbetreuende Arzt hinzugezogen werden.

Familie, Freunde, Selbsthilfe

Selbsthilfegruppen können hilfreich sein bei der Bewältigung psychischer Krisen. Natürlich gibt es auch viel Kritik an Selbsthilfegruppen: Manche Mitglieder gebärden sich wie kleine Psychiater und zeigen eine eher konservative

Haltung. Doch allein der Umstand, dass es sie gibt, ist positiv zu sehen und wirkt stimulierend auf andere Psychiatrie-Betroffene, weitere Selbsthilfegruppen zu gründen.

Die EX-IN-Organisationen schulen ehemalige Psychiatriepatienten für die Beteiligung an der Behandlung anderer Patienten. EX-IN steht für »Experienced Involvement« (= Beteiligung Erfahrener) und bietet eine Ausbildung auf der Basis eigenen Erfahrungswissens. So wird die Verarbeitung negativ erlebter »Irrenhaus«-Erfahrungen zu einem Teil ihrer Qualifizierung. Diese geschulten und für ihre Arbeit – wenn auch spärlich – honorierten Ex-Patienten helfen dann auch Patienten, beispielsweise im Dialog mit Ärzten. Es gibt EX-IN-Mitarbeiter, die im Dialog mit der Schulpsychiatrie selbstbewusst auftreten und die Neuroleptika-Monokultur empfindlich stören. Durch diese hoch-engagierten »Psycho-Experten aus Erfahrung« entsteht ein Korrektiv zu den Schul-Psychiatern. EX-IN-Mitarbeiter müssten noch deutlich mehr Befugnisse erhalten, um mit der herrschenden Psychiatrie auf Augenhöhe kooperieren zu können. Und sie sollten keinesfalls zu Handlangern der Schulpsychiatrie werden.

Vorsorgemaßnahmen treffen

Die begreifliche Angst vor Wiedereinweisung in eine psychiatrische Klinik lässt sich vermindern, wenn man sich vorsorglich für Notfälle eine wenigstens halbwegs akzeptable Klinik sucht, die außerhalb des rigiden Rahmens der Schulpsychiatrie arbeitet. Manche (aber keineswegs alle) psychosomatischen Kliniken sind überwiegend psychotherapeutisch orientiert und gegenüber Psychopharmaka eher zurückhaltend eingestellt. Adressen psychosomatischer Kliniken erhält man von der Krankenkasse, dem Hausarzt oder im Internet. Meist ist es sinnlos, einen Psychiater zu befragen, denn dieser reagiert üblicherweise dogmatisch-simpel: ›Psychotiker‹, ›Schwerst-Depressive‹, ›Schizophrene‹ und ›Bipolare‹ sollen in psychiatrische Kliniken, die ›leichten neurotischen Fälle‹ dürfen in die psychosomatischen Kliniken. Jedoch gibt es durchaus psychosomatische Kliniken, die auch Patienten mit psychotischer Vorerfahrung stationär aufnehmen oder eine tagesklinische Betreuung anbieten (tags Einzel- und Gruppentherapie, Yoga, Entspannung und Sport, Übernachtung zu Hause).

Psychosomatische Kliniken sind meist Privatkliniken, überwiegend in schöner landschaftlicher Umgebung; die gesetzlichen Krankenkassen oder die Rentenversicherung übernehmen meist die Kosten eines stationären Aufenthaltes. Ist jemand in einer akuten Krise, wird es schwer sein, eine stationäre Aufnahme in einer psychosomatischen Klinik zu finden. Hilfreich in diesem Zusammenhang können Soteria-Stationen sein, von denen es allerdings extrem wenige gibt und die sich entgegen der ursprünglichen Konzeption dann auch noch auf dem Gelände der klassischen Schulpsychiatrie befinden, jedoch bezüglich Psychopharmaka-Einsatz etwas zurückhaltender sind und mehr Psychotherapie und psychosoziale Unterstützung anbieten. Ein Aufenthalt in einer solchen Einrichtung kann helfen, die Psychodynamik und die biografischen Wurzeln von Krisen näher zu beleuchten, die Psychopharmaka-Medikation auf ein verträgliches Maß zu bringen und wieder Anschluss und Halt zu gewinnen im ursprünglichen sozialen Umfeld, sofern man in dieses zurückkehren will. Viele dieser Einrichtungen bieten auch psychotherapeutische Wohngemeinschaften an, die unterschiedlich intensiv betreut werden. Einen Überblick über solche Einrichtungen in Deutschland, Österreich und der Schweiz findet man im Internet (IAS, 2015; BPE, 2016).

Resümee

Manche Psychopharmaka (zum Beispiel Anxiolytika, einige pflanzliche Heilmittel) lindern auf angenehme Weise psychisches Leiden, andere Psychopharmaka (zum Beispiel Neuroleptika) sind jedoch vor allem dazu da, auffällige psychische Stimmungen wie Wahrnehmungsveränderungen, irreale Visionen und Ideen oder Manie wieder zu normalisieren, notfalls mit Gewalt. Als vorbildlich normal gilt, wer nicht auffällt, pflegeleicht funktioniert und seine Krisen lautlos überwindet. Wenn auffällige psychische Stimmungen ausagiert werden und den engen Rahmen der Normalität verlassen, können sie zu wichtigen individuellen Erkenntnissen führen und können auf kreative Weise den gesellschaftlichen Alltagstrott stören und zum Nachdenken zwingen. Dies verlangt Mut vom betroffenen Patienten und dem begleitenden Arzt und verlangt nach alternativen Wegen außerhalb der Schulmedizin.

Quellen

Anghelescu, Ion-George / Benkert, Otto (2017): »Anxiolytika«, in: Otto Benkert / Hanns Hippius (Hg.): »Kompendium der Psychiatrischen Pharmakotherapie«, 11. Aufl., Berlin / Heidelberg: Springer Verlag, S. 479-528

BPE – Bundesverband Psychiatrie-Erfahrener e.V. (2016): »Wohin in der Krise«, Internet-Ressource http://www.bpe-online.de/verband/akzeptabel/krise_stat.htm (Zugriff am 1.7.2017)

DGPPN – Deutsche Gesellschaft für Psychiatrie und Psychotherapie, Psychosomatik und Nervenheilkunde / BÄK – Bundesärztekammer / KBV – Kassenärztliche Bundesvereinigung et al. (Hg.) (2017): »S3-Leitlinie/Nationale VersorgungsLeitlinie Unipolare Depression – Kurzfassung«, 2. Aufl., Internet-Ressource http://www.leitlinien.de/mdb/downloads/nvl/depression/depression-2aufl-vers1-kurz.pdf (Zugriff am 23.6.2017)

IAS – Internationale Arbeitsgemeinschaft Soteria (2015): »Soteria-Netzwerk«, Internet-Ressource http://www.soteria-netzwerk.de (Zugriff am 1.7.2017)

Lehmann, Peter / Stastny, Peter (2007): »Was hilft mir, wenn ich verrückt werde?«, in: Peter Lehmann & Peter Stastny (Hg.): »Statt Psychiatrie 2«, Berlin / Eugene / Shrewsbury: Antipsychiatrieverlag, S. 42-75 (E-Book 2014)

Müller, Matthias J. / Benkert, Otto (2017): »Antipsychotika«, in: Otto Benkert / Hanns Hippius (Hg.): »Kompendium der Psychiatrischen Pharmakotherapie«, 11. Aufl., Berlin / Heidelberg: Springer Verlag, S. 269-478

Schwarcz, Glenn / Karajgi, Basawaraj / McCarthy, Richard (2009): »Synthetic delta-9-tetrahydrocannabinol (dronabinol) can improve the symptoms of schizophrenia«, in: Journal of Clinical Psychopharmacology, Band 29, S. 255-258

Zehentbauer, Josef (2010): »Chemie für die Seele«, 11. Aufl., Berlin / Eugene / Shrewsbury: Antipsychiatrieverlag

Zehentbauer, Josef (2015): »Körpereigene Drogen«, 8. Aufl., Ostfildern: Patmos Verlag

Zimmermann, Walter (1983): Beitrag in: »Consilium Cedip Naturheilweisen«, München: CEDIP Medizinisch-technische Verlags- und Handelsgesellschaft

Minimaldosierung und Monitoring bei Neuroleptika

Volkmar Aderhold

In diesem Beitrag geht es um die Frage, wie Neuroleptika in möglichst geringer Dosis eingesetzt werden können, wenn aus irgendwelchen Gründen auf diese Substanzen nicht verzichtet wird.

Dopamin und Psychosen

Psychotisches und vergleichbares Erleben kann die unterschiedlichsten Ursachen haben. Gemeinsam ist ihm meist, dass es mit einer erhöhten Ausschüttung von Dopamin im vorderen, sogenannten präsynaptischen Anteil der Dopamin-Rezeptoren in einer Region unterhalb des Großhirns einhergeht. Diese erhöhte Dopamin-Ausschüttung endet mit dem Abklingen einer psychotischen Episode auch ohne die Gabe von Neuroleptika. Ungefähr 70 % der sogenannten Schizophrenien verlaufen zum Beispiel in solchen Episoden und 20 % haben über die gesamte Lebenszeit nur eine einzige Episode. Der Mechanismus, der zu einer Beendigung dieser verstärkten Ausschüttung von Dopamin und damit zur spontanen Rückbildung psychotischer Symptome führt, ist bisher nicht bekannt.

An der Entwicklung der Überaktivität des Dopamin-Systems können vielfältige biologische und soziale Faktoren beteiligt sein. Unter den sozialen Faktoren wurden in wissenschaftlichen Studien bisher die folgenden nachgewiesen: frühe Verlusterfahrungen, sexuelle, physische und emotionale Traumatisierungen, Vernachlässigung, Aufwachsen in Städten, soziale Notlagen, soziale Ablehnung, erlittene Schikanen vor allem in der Bezugsgruppe bei Jugendlichen (sogenanntes Bullying) und Migration.

Neuroleptika blockieren die Dopamin-Übertragung und werden bei Menschen mit psychotischen Symptomen eingesetzt. Dabei ist das gemeinsame und beabsichtigte Wirkprinzip aller Neuroleptika eine Blockade des postsynaptischen Anteil der Dopamin-D_2-Rezeptoren.

Auf eine erhöhte Dopamin-Produktion und -Ausschüttung, die mit Psychosen einhergeht, haben Neuroleptika damit keinen Einfluss. Demnach besitzen sie auf der biologischen Ebene keine »ausheilende« Wirkung, sondern verursachen im Gehirn und Körper oft weitere ungünstige Veränderungen, die mit der Dauer ihrer Anwendung meist noch zunehmen. Neurobiologische Forscher haben ihre Wirkung so beschrieben:

> »Neuroleptika wirken nicht ursächlich auf Wahn und Halluzinationen, sondern symptomatisch wie die Lautstärkeregelung eines defekten Radios mit Hintergrundrauschen, bei dem durch Leiserstellen zwar das lästige Rauschen unterdrückt wird, ohne jedoch das zugrundeliegende Problem der Fehlfunktion zu beheben.« (Barkus et al., 2014)

Bei ca. 20 % der Betroffenen können Neuroleptika die Symptome jedoch gar nicht unterdrücken, man spricht dann von Non-Respondern. Trotzdem werden diese Betroffenen fast immer auf Dauer mit Neuroleptika behandelt.

In den meisten Fällen wäre es wünschenswert, die Betroffenen – sofern sie damit einverstanden sind – gemeinsam mit ihren wichtigen Bezugspersonen intensiv zu Hause durch ein multiprofessionelles Team, das ausgebildet und erfahren ist im ›Offenen Dialog‹, zu begleiten und zu unterstützen (Home Treatment). Auch Experten aus Erfahrung sollten Teammitglieder sein. Sollte dies nicht ausreichen, würde sich eine Psychosebegleitung in einer kleinen Soteria-Einrichtung rund um die Uhr anbieten (Aderhold et al., 2007). Ca. 40 % (Bola et al., 2009) – bei erfahrenen Teams vermutlich sogar noch mehr (Seikkula & Alakare, 2007; Seikkula et al., 2011) – der sogenannten Ersterkrankten könnten dann ganz ohne Neuroleptika auskommen, und das dann auch weitgehend auf Dauer, so die gemeinsame Aussage der Studien, die dazu bis heute durchgeführt wurden. Nur noch wenige Betroffene müssten dann in einem Krankenhaus behandelt werden.

Wenn die Bedingungen günstig sind, kann es auch gelingen, dass Menschen mit einer erstmaligen psychotischen Episode in Selbsthilfe, unterstützt von Angehörigen, Freundinnen und Freunden, oder durch Inanspruchnahme psychotherapeutischer Maßnahmen ihre psychischen Probleme selbst bewältigen (siehe den Beitrag von Josef Zehentbauer in diesem Buch) und so verhindern, in das psychiatrische System zu gelangen. Aufgrund des fortbestehenden Mangels an solchen humanistischen Behandlungsangeboten finden Betroffene mit psychotischen Symptomen oft keine bedeutsame Hilfe, bis auf eine pharmakologische Behandlung. Erst sehr viel später, wenn sich die Symptome verstärkt haben, suchen sie möglicherweise eine psychiatrische Klinik auf, oder sie werden dorthin gebracht. Von wesentlicher Bedeutung wäre auch hier, dass die Betroffenen zunächst von überfordernden Reizen abgeschirmt werden, wenn möglich persönlich begleitet werden, um dann später eine angemessen stimulierende soziale Umgebung zu erleben, und sich körperlich betätigen können.

Die größtmögliche innere Zustimmung zu einem Medikament und ein positives Erleben seiner Wirkung sind dann von wesentlicher Bedeutung. Beide verstärken die Wirksamkeit und verringern unerwünschte Wirkungen. Umgekehrt führen negative Erfahrungen im Zusammenhang mit der Einnahme eines Medikaments zu einer Verminderung seiner Wirksamkeit (Rief et al., 2016) und zu nachhaltiger Ablehnung (Van Putten et al., 1981). Die Realität einer Akutstation wird diesen Erfordernissen leider oft nicht gerecht. Bei keiner körperlichen Erkrankung würden solche krankheitsverstärkenden institutionellen Bedingungen länger hingenommen, oder sie wären längst zum Skandal geworden. (Dass die nachhaltige Ablehnung von Neuroleptika auch begründet sein kann und mitnichten Zeichen einer Krankheit sein muss, ist für mich selbstverständlich.)

Weil eine neuroleptische Behandlung bei relativ vielen Menschen in Psychosen gar nicht erforderlich ist und oft schädigende Folgewirkungen haben kann, sollte auch auf psychiatrischen Akutstationen zunächst eine Behandlung über zwei bis vier Wochen ohne Neuroleptika erfolgen. Nur Betroffene mit unzureichender Rückbildungstendenz sollten überhaupt mit Neuroleptika behandelt werden. Diese Zeit gibt man den Betroffenen in den wenigsten Fällen, weil Teamkompetenz, Stationsgröße und mangelhafte Stellenbesetzung dem entgegenstehen.

Ich beschreibe nun ein empfehlenswertes Vorgehen, sollten Neuroleptika eingesetzt werden. Dabei berücksichtige ich die neueren Erkenntnisse pharmakologischer Forschung.

Neuroleptika-Niedrigdosierung in der Akutbehandlung

Zur Akutbehandlung mit Neuroleptika sollten die D_2-Rezeptoren nur in einem Dosisbereich, einem »therapeutischen Fenster« blockiert werden, bei dem lediglich 50 bis 70 % dieser Rezeptoren blockiert werden, da Dopamin ein lebensnotwendiger Botenstoff ist. Er spielt bei komplexen psychischen Funktionen wie Emotion, Motivation, Aufmerksamkeit, Neugierde, Belohnung oder Reaktionen auf unangenehme Reize eine aktive Rolle. Daher sollte die Blockade nicht stärker sein als unbedingt nötig.

Um in diesem »therapeutischen Fenster« zu bleiben, können die individuellen Dosierungen aufgrund spezifischer Empfindlichkeiten und Ansprechbarkeiten des Gehirns bis um das Zehnfache unterschiedlich sein, sind jedoch in den meisten Fällen deutlich niedriger als die bis heute in der Psychiatrie angewandten Dosierungen. Bei *Ersterkrankten* liegen sie meist zwischen 1-2 mg Haloperidol oder entsprechend niedrigen Dosierungen von anderen Neuroleptika. Diese Entsprechungen nennt man Haloperidol-Äquivalente, damit man Dosierungen auf jeweils andere Neuroleptika umrechnen kann. Höhere Dosierungen sind meist nicht antipsychotisch wirksamer, haben jedoch deutlich mehr unerwünschte Wirkungen. Bei *Ersterkrankten* liegen diese äquivalenten Einstiegsdosierungen von neueren Neuroleptika gemäß einer internationalen Konsensuskommission (an der Vertreter von Organisationen Psychiatriebetroffener nicht beteiligt waren) bei: Amisulprid 100 mg; Aripiprazol 10 mg; Olanzapin 5 mg; Risperidon 2 mg; Quetiapin 100 mg; Ziprasidon 40 mg (Gardner et al., 2010). Verglichen mit der üblichen Praxis sind sie also ausgesprochen niedrig. Dies ist bedeutsam, um unerwünschte Wirkungen und spätere eventuell sinnvolle Dosissteigerungen so gering wie möglich zu halten. Weil sich die Rückbildung von Symptomen bei *Ersterkrankten* unter einer gewählten Dosis über vier Wochen, bei *Mehrfacherkrankten* über acht Wochen und länger hinzieht oder unvollständig bleiben kann, sollte mit einer Dosissteigerung vier bzw. acht Wochen abgewartet werden. Im klinischen Alltag wird die Dosis jedoch meist viel zu schnell erhöht und auch dann noch weiter gesteigert und nicht rückgängig gemacht, wenn keine weitere Symptomrückbildung mehr zu erzielen ist. Da viele unerwünschte Wirkungen dosisabhängig sind, hat dies für die Betroffenen schwerwiegende Konsequenzen.

Bei Menschen, die bereits vorbehandelt sind, steigen die Dosierungen an, auch weil sich die Dopamin-Rezeptoren vermehren und sie daher erst eine höhere Dosis in gleichem Maß blockiert. Sind jedoch die Anfangsdosierungen niedrig, so ist die Rezeptor-Vermehrung geringer ausgeprägt, damit fiele auch eine eventuell sinnvolle Dosissteigerung geringer aus (dazu später mehr).

Aus randomisierten (nach dem Zufallsprinzip aufgebauten) doppelblinden Dosisfindungsstudien ermittelten Stefan Leucht von der Psychiatrischen Universitätsklinik München und Kollegen (2014) sowie John Davis und Nancy Chen (2004) von der Psychiatrischen Universitätsklinik Chicago bei Menschen nach mehrfachen Episoden minimal effektive Dosierungen sowie Dosisobergrenzen der klinischen Wirksamkeit. Die folgende Tabelle zeigt diese Dosierungen und vergleicht sie mit den Empfehlungen aus der 2005 beschlossenen Leitlinie der DGPPN (2006). Neuere Empfehlungen gibt es derzeit nicht. Es wird deutlich, dass die Empfehlungen der Leitlinie meist deutlich höher liegen als die der Studienauswertungen. Im klinischen Alltag liegen sie oft noch viel höher, was die Kompetenz der entsprechenden Ärzte in Frage stellt.

Tab. 1 Empfehlungen zur Minimaldosierung

Substanz	Minimal effektive Dosis pro Tag	⇔	Dosisobergrenze pro Tag	DGPPN 2005 Dosis/Tag
Amisulprid	100 mg	⇔	200 mg	400-800 mg
Aripiprazol	10 mg	⇔	10 mg (»2 mg fast so effektiv«)	15-30 mg
Clozapin	< 150 mg	⇔	400 mg	200-450 mg
Olanzapin	7.5 mg	⇔	16 mg (auch > 20 mg)	5-20 mg
Quetiapin	150 mg	⇔	150-600 mg (große indiv. Unterschiede)	400-750 mg
Risperidon	2 mg	⇔	4 mg	3-6 (-10) mg
Risperidon Depot	?	⇔	25 mg/14 T.	keine Angaben
Ziprasidon	40 mg	⇔	120-160 mg	80-160 mg

Dosierungen bei Erstbehandlungen wurden bei diesen Empfehlungen nicht ausgewertet und sind meist um die Hälfte niedriger. Es ist sinnvoll, den Versuch zu machen, mit der minimal effektiven Dosis (linke Seite der mittleren Tabellenspalte) auszukommen, wenn man nicht einen Absetzversuch unternimmt. Die Anpassung sollte behutsam erfolgen. Eine Überschreitung der durch qualifizierte Studien ermittelten Obergrenze sollte von den Betroffenen und ihren Unterstützern nicht ohne eine gut nachvollziehbare Begründung hingenommen werden. Häufig steigen die gesundheitlichen Risiken dadurch weiter, ohne dass sich die Wirksamkeit auf die psychotische Symptomatik verbessert. Im Gegenteil, oft wird sie dadurch weiter verschlechtert. Leitlinienempfehlungen helfen zur Dosisfindung offensichtlich nicht, denn die darin festgelegten Dosierungen werden oftmals durch eine Kompromissbildung unter Experten festgelegt, wobei die meisten von ihnen in Interessenskonflikten stehen, weil sie Honorare von der Pharmaindustrie beziehen. Dass die Pharmaindustrie selbst kein Interesse an Niedrigdosierungen hat, bedarf keiner weiteren Begründung. Höhere Dosen sind gewinnträchtiger. Die Industrie jedoch beeinflusst weiterhin die verordnenden Ärzte, die entsprechende Studien meist gar nicht lesen. Einer Pflicht zur Weiterbildung unterliegen Ärzte nicht.

Neuroleptika-Niedrigdosierung und unerwünschte Wirkungen

Manche unerwünschten Wirkungen wären fast vollständig zu vermeiden, weil sie erst jenseits der Obergrenze der erforderlichen D_2-Blockade von 50 bis 70 % auftreten:

- Bewegungsstörungen und Unruhe ab einer D_2-Blockade über 78 %
- kognitive Beeinträchtigungen (Aufmerksamkeit, Gedächtnis, Problemlöseverhalten, Selbstregulation und zielgerichtetes Verhalten, die für die selbstständige Lebensführung des Menschen eine zentrale Rolle spielen) ab 70 %
- Missstimmung ab 70 %
- verstärkte depressive und negative Symptome (Sprachverarmung, verminderte Gefühlsintensität, Mangel an Energie, Schwung, Ausdauer und Antrieb, Interessensschwund, Gleichgültigkeit, Unfähigkeit Freude zu empfinden, Rückzug und Isolationsneigung) ab 70 %
- Prolaktin-Erhöhung mit sexuellen Störungen, Milchfluss, Ausbleiben der Regelblutung ab 72 %.

Dies gilt für herkömmliche Neuroleptika sowie solche, die der zweiten oder dritten Generation zugeordnet werden. Treten diese unerwünschten Wirkungen auf, ist in den meisten Fällen von einer Überdosierung auszugehen, genannt »Overshooting«, und eine Dosissenkung wäre angebracht. Andere wesentliche unerwünschte Wirkungen, die mit einem erhöhten Sterblichkeitsrisiko einhergehen, können bei einzelnen Neuroleptika in zum Teil recht unterschiedlichem Ausmaß entstehen (siehe den Beitrag von Peter Lehmann in diesem Buch), haben dabei keinen Dosisschwellenwert, nehmen jedoch meist mit höherer Dosis zu: Fettstoffwechsel- und Sexualstörungen, Übergewicht, Diabetes, Erkrankungen der Herzkranz- und Hirngefäße, Herzinfarkt, plötzlicher Herztod.

Da die individuell niedrigst wirksame Dosis nicht vorausgesagt werden kann, sollte daher – für den Fall, dass eine andere Lösung als die Verabreichung von Neuroleptika für die Betroffenen derzeitig nicht möglich ist – zur Dosisfindung mit der niedrigsten Dosis begonnen werden, von der eine positive Wirkung zu erwarten ist – vorausgesetzt, die Betroffenen sind körperlich fit, über alle Risiken informiert und mit der Behandlung einverstanden. Mit einer Dosiserhöhung sollte dann möglichst vier Wochen, nach vorausgegangenen Behandlungen sogar acht Wochen abgewartet werden (Levine et al., 2010; Case et al., 2011). Naturheilkundliche Mittel oder notfalls Benzodiazepine mit langer Halbwertszeit können in dieser Zeit vorübergehend helfen, die

Angstphänomene zu reduzieren und den Schlaf zu verbessern. Innerhalb weniger Tage zu erhöhen, ist aufgrund der vier- bzw. achtwöchigen Dauer bis zur (fast) vollständigen und erreichbaren erwünschten Wirkung unsinnig. Dies verursacht oft eine vermeidbare Überdosierung mit zusätzlichen Gesundheitsrisiken. Im längerfristigen Verlauf bleiben die Symptomrückbildungen immer häufiger unvollständig, was dann oft weitere, nicht sinnvolle Dosiserhöhungen zur Folge hat.

Eine Dosiserhöhung sollte auf keinen Fall erfolgen, wenn die Symptomminderung bereits ausreicht. Falls eine Dosiserhöhung sinnvoll scheint, sollte diese in kleinen Stufen erfolgen. Treten extrapyramidale Bewegungsstörungen (Zittern, Bewegungsarmut, Muskelsteife zum Beispiel mit verengter Handschrift) auf, besteht meist schon eine Überdosierung. Dann sollte die Dosis gesenkt werden. Führt eine erhöhte Dosis nicht zu einer weiteren Rückbildung oder Unterdrückung der Symptome, sollte sie wieder gesenkt werden, auch wenn noch Restsymptome bestehen. Das lässt sich meist nach zwei, spätestens drei Monaten entscheiden. Geschieht dies nicht, besteht ein erhöhtes Risiko, ein sogenanntes Supersensitivitätssyndrom zu entwickeln oder zu verstärken (dazu mehr später in diesem Text; siehe auch den Beitrag von Peter Lehmann in diesem Buch).

Blut- und Plasmaspiegel sind nicht dazu geeignet, die richtige Dosis zu finden. Die individuellen Unterschiede in der Ansprechbarkeit der Dopamin-Rezeptoren auf Neuroleptika sind zu hoch. Der Blutspiegel kann nur dazu dienen, das Erreichen einer potenziell wirksamen Dosis oder einer möglichen Überdosierung zu prüfen oder die Einnahme überhaupt zu kontrollieren.

Ein Substanzwechsel ist möglich, wenn klar ist, dass ein Neuroleptikum nicht wie gewünscht wirkt (was bei Erstbehandlungen in der Regel nach vier Wochen, bei Folgebehandlungen nach acht Wochen einschätzbar ist) oder wenn unerwünschte Wirkungen auftreten. Dies kann jedoch den Nachteil haben, dass die erwünschte Wirkung danach geringer ist.

Das neue Neuroleptikum sollte gemäß der Studienlage potenziell wirksamer oder ärmer an unerwünschten Wirkungen sein, wobei sich die Frage an die Behandler stellen wird, warum sie es nicht schon vorher verabreicht haben. Zudem ist kritisch zu reflektieren, ob die veröffentlichte Studienlage der Realität entspricht. Neuere Neuroleptika werden zu Beginn – bis sich das wahre Ausmaß an Schäden abzeichnet – grundsätzlich zu optimistisch beurteilt. Auch hängt es sehr davon ab, ob und wie viele Industrie-unabhängige Studien durchgeführt wurden. In Abweichung von der Studienlage können verschiedene Neuroleptika bei einzelnen Menschen sehr unterschiedlich wirken. Und da die Wirkungen psychoaktiver Substanzen auf Grund der Beurteilung von Gefühlszuständen und dem Verhalten der Versuchspersonen bestimmt werden und demzufolge subjektive und leicht beeinflussbare Vorgänge darstellen, versteht sich von selbst, dass die Ergebnisse von Studien zur effektiven Wirkung grundsätzlich mit einiger Skepsis zu betrachten sind (siehe den Beitrag von Marc Rufer in diesem Buch).

Eine anhaltende D_2-Blockade ist skeptisch zu beurteilen. Die zur sogenannten Rückfallprophylaxe erforderliche D_2-Blockade liegt langfristig niedriger als 60 % einer Dopamin-Rezeptorblockade. Daher kann die Dosis im Verlauf meist gesenkt werden.

Grundsätzlich sollte mit nur einem Neuroleptikum behandelt werden (Monotherapie); mehrere Neuroleptika über längere Zeit gleichzeitig zu verordnen bzw. einzunehmen, ist fast nie sinnvoll. Immer muss der Betroffene selbst eine Verbesserung feststellen und zusätzliche unerwünschte Wirkungen dürfen nicht zusätzlich schädigen.

Einzelne Experten und Expertengruppen empfehlen, Neuroleptika in der niedrigst möglichen Dosis zu verordnen sowie – was an sich selbstverständlich sein sollte – nach sorgfältiger Abwägung von Risiken und Nutzen (Ho et al., 2011). Dies ist ausgesprochen sinnvoll, und zwar aufgrund einer möglichen Supersensibilisierung von Dopamin-Rezeptoren (siehe auch den Beitrag von Peter Lehmann in diesem Buch) sowie einer erhöhten Sterblichkeit psychiatrischer Patientinnen und Patienten. Unerwünschte Neuroleptika-Wirkungen wie Diabetes, Übergewicht, Erkrankungen der Hirn- und Herzkranzgefäße, sowie Supersensitivität, Spätdyskinesien (im Lauf der Behandlung, beim Absetzen oder danach auftretende chronische unwillkürliche Bewegungsabläufe oder Zuckungen, häufig der Zunge und im Gesicht und Rumpfbereich), erhöhte Prolaktin-Spiegel und verminderte graue Hirnsubstanz sind schwerwiegend und zum Teil bedeutsame Faktoren für die ausgeprägte und ansteigende Frühsterblichkeit. Ebenso sollten Behandlungsansätze umgesetzt werden, die es erleichtern, Neuroleptika-Dosen zu minimieren oder einen nur selektiven Einsatz – nur bei einem Teil der Patienten und nur befristet – möglich zu machen, wie beispielsweise der ›Offene Dialog‹ oder Soteria-Einrichtungen (Aderhold & Greve, 2010).

Eine gewaltsam durchgesetzte Verabreichung von Neuroleptika löst bei Patienten oft eine Traumatisierung aus und wird von ihnen als Verletzung ihrer Menschenwürde und ihres Menschenrechts auf körperliche Unverletzlichkeit beklagt. Humanistisch orientierte psychiatrische Einrichtungen verzichten weitgehend auf Gewalt und Zwang (Zinkler, 2016, 2017). Und selbst aus Sicht der Mainstream-Psychiatrie ist bis heute nicht belegt, dass die unmittelbare Erzwingung einer »Medikation« den Rückgang von psychotischen Symptomen und die weitere Genesung verbessert. In mehreren Studien mit experimentellen Kontrollgruppen führte ein um vier Wochen verzögerter Einsatz von Neuroleptika im Rahmen einer psychosozialen Begleitung nicht zu einem schlechteren Verlauf nach zwei Jahren (Johnstone et al., 1999; Lehtinen et al., 2000; Bola & Mosher, 2003; Bola et al., 2009). Daher wird von Reformpsychiatern eher eine intensive psychosoziale Begleitung als eine frühe Verabreichung von Neuroleptika für das Entscheidende gehalten (De Haan et al., 2003).

Wirksamkeit der Neuroleptika

Insgesamt ist die erwünschte Wirkung der Neuroleptika nur »minimal«. Dies ergab die Auswertung der Daten von 21.774 längerfristig behandelter Patienten in einer großen, im *British Journal of Psychiatry* publizierten Übersichtsstudie. 82 % der Studienteilnehmer waren mit neueren Neuroleptika behandelt worden. Clozapin, Amisulprid und Olanzapin hatten bessere Ergebnisse als der Durchschnitt. Die meisten anderen hatten gar keinen nachweisbaren spezifischen Effekt der Abschwächung psychotischer Phänomene (Lepping et al., 2011). Auch eine weitere Auswertung von höherwertigeren Studien mit einer sogenannten Placebo-Kontrollgruppe von insgesamt 7.327 Patienten ermittelte zwar eine »mittlere Effektstärke«, was zunächst beruhigend klingt. Für die Verminderung von psychotischen Phänomenen war dies jedoch auch diesmal fast unbedeutend. So müssen im Durchschnitt 6 Patienten behandelt werden, um bei 1 Patienten eine Symptomverminderung zwischen 20 und 30 % zu erreichen. Und der Unterschied zwischen den Neuroleptika-Behandelten und der Placebo-Kontrollgruppe nimmt im Behandlungsverlauf immer weiter ab (Leucht et al., 2009). Dabei kommt noch hinzu, dass der Gesamtanteil vorzeitiger Behandlungsabbrüche in den Studien bei fast 50 % lag und die Placebo-Kontrollgruppe immer aus Patienten bestehen, denen zu Beginn der Studien die Neuroleptika innerhalb weniger Tage entzogen werden und die dadurch Entzugsphänomene und schneller Rückfälle entwickeln können. Das Wort »Placebo« suggeriert jedoch, dass es sich dabei um Menschen handelt, die den »natürlichen Verlauf« einer »Schizophrenie« widerspiegeln.

Wie ist diese insgesamt so geringe Wirkung der Neuroleptika zu erklären?

Supersensitivität durch Neuroleptika

Werden Menschen mit psychotischen Phänomen oder der Diagnose »Schizophrenie« das erste Mal neuroleptisch behandelt, zeigt sich immerhin bei 30 % eine deutliche Symptomminderung um 60 bis 75 %. Bei 70 % dieser *Erstererkrankten* liegt diese schon unter 30 % (Levine et al., 2010). In den dann folgenden Behandlungen wird diese Wirkung immer geringer. Nach mehr als 15 Jahren kommt es zum Beispiel unter einer neuroleptischen Dauerbehandlung zu einer immer weiteren Zunahme der Symptome: Bei den meisten erfolgt diese schleichend, bei 6 % jedoch gibt es unter Neuroleptika in einem Jahr eine Symptomzunahme um 20 %, bei 9 % sogar um 60 %, so die spätere Auswertung eine sehr großen Industrie-unabhängigen Studie (CATIE) in den USA durch das National Institute of Mental Health (Levine et al., 2012).

Als Ursache dieser abnehmenden Wirksamkeit macht man heute vor allem die Entwicklung einer Supersensitivität durch Neuroleptika verantwortlich. So kommt es unter der Blockade der Dopamin-Rezeptoren zu einer Vermehrung (»Up-Regulation«) dieser Dopamin-Rezeptoren. In Tierversuchen sind es nach mehreren Monaten bereits durchschnittlich 34 % mehr, und der Prozentsatz steigt nach mehreren Jahren auf 70 bis 100 % (Silvestri et al., 2000; Ginovart et al., 2009). Des Weiteren entwickelt sich in Tierversuchen eine Supersensibilisierung dieser Dopamin-Rezeptoren, indem es zu einer Verdreifachung der Dopamin-Rezeptoren und einem Zustand erhöhter Empfindlichkeit für Dopamin (»$D2^{High}$ state«) kommt (Seemann et al., 2005, 2006; Samaha et al., 2008).

Bei Menschen kann man diese Supersensibilisierung von Dopamin-Rezeptoren noch nicht untersuchen. Es ist nicht sicher, ob diese Hirnveränderungen – vermehrte und supersensibilisierte Dopamin-Rezeptoren – bei jedem Behandelten notwendig auftreten.

Wie lange diese Veränderungen nach dem Absetzen anhalten, ist ebenfalls nicht sicher. Aufgrund von Tierexperimenten geht man beim Menschen von mehr als einem Jahr aus (Murray et al., 2016). Andere Wissenschaftler halten auch mehrere Jahre und zum Teil deren Unumkehrbarkeit für möglich (Chouinard et al., 2008).

Die Darstellung in Abbildung 5 zeigt diese Veränderungen. Die Neuroleptika, die die Rezeptoren blockieren, sind nicht eingezeichnet. Das Bild stammt von der Grundlagenwissenschaftlerin Anne-Noël Samaha (2014, S. 11) von der Université de Montréal. Bedeutungsvoll ist dabei, dass der weitergeleitete Nervenimpuls durch die Rezeptorveränderungen verstärkt wird. Das wird

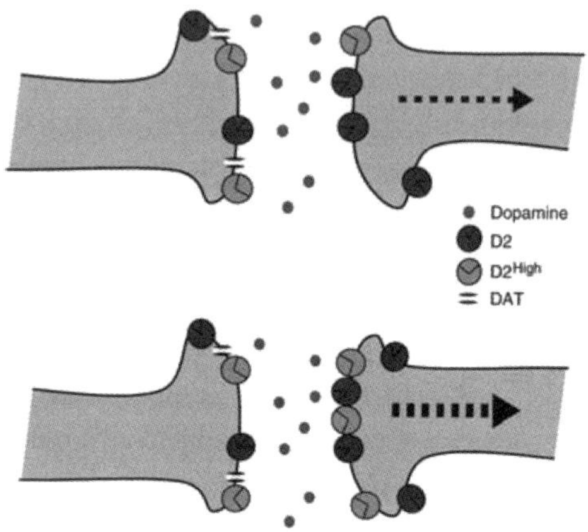

Abb. 5
Oben: Rezeptoren und Botenstoffe bei einem nicht mit Neuroleptika behandelten Menschen
Unten: Rezeptoren und Botenstoffe bei einem Neuroleptika-behandelten Menschen

durch die verbreiterten Pfeile zum Ausdruck gebracht. Bildlich gesprochen, könnte man sagen, dass sich die Rezeptoren gegen die Blockade wehren und das so lange fortsetzen, bis sie möglicherweise sogar stärker sind als diese.

Damit eine Supersensitivitätspsychose diagnostiziert werden kann, müssen mindestens zwei der folgenden charakteristischen Kriterien erfüllt sein (Chouinard et al., 1990; Fallon et al., 2012):

- Toleranzentwicklung gegenüber Neuroleptika, das heißt, es werden immer höhere Dosierungen erforderlich (mindestens 20 % mehr in den letzten fünf Jahren).
- Bei extremer Toleranzentwicklung bleiben trotz Dosiserhöhung psychotische Restsymptome (»Durchbruchpsychosen«).
- Rückkehr psychotischer Symptome am Ende des Depot-Intervalls.
- Verkürzung des Abstands zwischen den psychotischen Episoden bei kontinuierlicher Neuroleptika-Einnahme.
- Wiederauftreten psychotischer Symptome wenige Tage bis ungefähr sechs Wochen (bei Depot drei Monate) nach einer Dosisreduktion oder nach dem Absetzen der Neuroleptika.
- Psychotische Symptome nach Dosisreduktion sind anders oder stärker als zuvor.
- Psychotische Symptome entstehen nach starker Reduktion um mehr als 10 %, jedoch nicht nach langsamer (weniger als 10 %).
- Schnelle Rückbildung der psychotischen Symptome nach Dosiserhöhung. (Die Rückbildung bei tatsächlichen neuen Psychosen dauert mehrere Wochen und länger.)
- Abnorme unwillkürliche Bewegungsstörungen des Gesichts, von Lippen, Kiefer, Zunge, Armen, Handgelenken, Händen, Fingern, Beinen, Knien, Zehen, Nacken, Schultern, Hüften.

- Erhöhte Stress-Sensibilität, das heißt, bereits geringe psychosoziale Belastungen bedingen eine Verschlechterung psychotischer Symptome oder einen Rückfall.
- Prolaktinspiegel mehr als doppelt so hoch über der geschlechtsspezifischen, altersabhängigen Norm.

Dieser Liste lassen sich also die potenziellen Folgen von Supersensitivität entnehmen. Hinzu kommen oft vermehrte sogenannte Positiv-Symptome wie Wahn und Halluzination bei späteren psychotischen Episoden im Vergleich zur ersten. Diese Folgen treten meist nicht alle auf und auch nicht bei jedem Betroffenen. Die Häufigkeit von Supersensitivitätspsychosen liegt zwischen 22 und 43 %, je nachdem, ob Spätdyskinesien berücksichtigt werden. Je höher die Dosierungen, desto mehr und häufiger treten Spätdyskinesien auf.

Möglichkeiten, eine Supersensitivität in ihrer Entwicklung zu begrenzen, sind (Remington & Kapur, 2010; Uchida et al., 2011):

1. Niedrigdosierung von Anfang an.
2. Bei psychischer Stabilität verzögerte Einnahme zunächst an jedem zweiten Tag und nach Gelingen über drei Monaten nur noch an jedem dritten Tag. Ausnahmen sind: Quetiapin, Clozapin.
3. Verzögerte Depotgabe: Bei Risperidon-Depot wurde eine Verlängerung von zwei auf vier Wochen als ausreichend wirksam nachgewiesen, bei Fluphenazin-Depot (Dapotum, Lyogen) eine Verlängerung von zwei auf sechs Wochen.
4. Zusätzliche Gabe von Antiepileptika: Gabapentin bei weniger ausgeprägter Symptomatik, Valproinsäure oder Lamotrigin bei stärkerer Ausprägung (Chouinard & Chouinard, 2008). Unter dieser Medikation sollte dann auf die minimal effektive Dosis reduziert werden, trotz anhaltender Positiv-Symptomatik wie Wahn und Halluzination.

Die um ein bis zwei Tage verzögerte Einnahme hat vermutlich Vorteile gegenüber der Niedrigdosierung, weil der Rezeptor im verlängerten Intervall der Einnahme die pathologischen Veränderungen immer wieder etwas zurückbilden kann.

Üblicherweise wird jedoch im psychiatrischen Alltag auf die abnehmende Wirksamkeit der Neuroleptika mit einer übermäßigen Höherdosierung und der Verordnung von mehreren Neuroleptika gleichzeitig (»Polypharmazie«) und sogar zusätzlichen Elektroschocks reagiert. Dies verstärkt die Problematik und führt zu mehr unerwünschten Wirkungen.

Polypharmazie

Die Wirksamkeit der Polypharmazie wurde nicht durch qualitativ ausreichende Studien nachgewiesen (Correll et al., 2017) und ihre möglichen Folgen sind keinesfalls harmlos (Lochmann van Bennekom et al., 2013):

- mehr extrapyramidale Störungen
- mehr Übergewicht und Diabetes
- erhöhte Rate plötzlicher Herztode
- verschlechterte kognitive Funktionen
- mehr sexuelle Funktionsstörungen
- verstärkte Positiv-Symptomatik wie Wahn und Halluzination
- wahrscheinlich erhöhte Todesrate. Einige Studien werten vor allem Behandlungsverläufe von Patienten im mittleren Lebensalter aus und erfassen keine Todesfälle nach dem 53. bzw. 65. Lebensjahr.

Sogar die American Psychiatric Association (vergleichbar der DGPPN in Deutschland) hat daher 2013 eine Kampagne zur Eindämmung der Polypharmazie durchgeführt.

> »Verschreiben Sie nicht routinemäßig zwei oder mehr Antipsychotika gleichzeitig. Die Forschung zeigt, dass die Verwendung von zwei oder mehr Antipsychotika bei 4 bis 35 % der ambulanten Patienten und bei 30 bis 50 % der stationären Patienten auftritt. Allerdings ist der Nachweis für die Wirksamkeit und Sicherheit bei der Verwendung mehrerer antipsychotischer Medikamente begrenzt und das Risiko für Arzneimittelwechselwirkungen, Noncompliance und Medikamentenfehler erhöht. Im Allgemeinen sollte die gleichzeitige Verwendung von zwei oder mehr antipsychotischen Medikamenten vermieden werden, außer in Fällen von drei gescheiterten Behandlungsversuchen mit Monotherapie, die, falls möglich, eine fehlgeschlagene Behandlung mit Clozapin einschließen sollten, oder wenn ein zweites antipsychotisches Medikament mit der Absicht hinzugefügt wird, ein- und ausschleichend auf Monotherapie umzustellen.« (APA, 2013 – Übersetzung durch den Verfasser)

Bis heute ist es skandalöserweise nicht gelungen, etwas Vergleichbares für die deutschsprachige Psychiatrie umzusetzen. Bei einer Rate von 44 % neuroleptischer Polypharmazie bei wiederholt stationär psychiatrisch behandelten Patienten in Deutschland (Schmidt-Kraepelin et al., 2013) mit zum Teil großen regionalen Unterschieden muss man wohl von dem direkten oder indirekten Einfluss der Pharmaindustrie ausgehen. In Österreich und der Schweiz sind dieselben Pharmafirmen aktiv.

Wird eine Polypharmazie trotzdem begonnen, ist Folgendes zu beachten: Die Wirksamkeit einer Kombination wird leider oft erst nach mehreren Wochen, spätestens jedoch nach drei Monaten deutlich. Ist dann keine Verbesserung eingetreten, sollte die Polypharmazie stufenweise rückgängig gemacht werden. Ist eine Besserung eindeutig eingetreten, was selten möglich ist, dürfen jedoch keine zusätzlich aufgetretenen schädlichen Wirkungen (zum Beispiel Gewichtszunahme, EKG- und Fettstoffwechsel-Störungen, verschlechterte kognitive Fähigkeiten) einer Fortsetzung entgegenstehen. Diese Entscheidung sollte der Betroffene möglichst nach genauer Rücksprache mit Personen seines Vertrauens treffen.

Gemäß der (begrenzten) Studienlage kann man Polypharmazie bei der Mehrheit der Betroffenen rückgängig machen. So war bei der Einnahme von drei bis vier Neuroleptika bei 88 % der Betroffenen über einen Zeitraum von nur drei Monaten eine Reduktion um fast 60 % der Dosis und um oft mehr als ein Neuroleptikum möglich. Über einen längeren Zeitraum wären wahrscheinlich weitere Reduktionen möglich gewesen, so die Studienleiter. Bei 50 % der Betroffenen verbesserten sich dadurch die psychotische Restsymptomatik und die psychischen und sozialen Fähigkeiten. Nur bei 12 % der Betroffenen kam es zu Verschlechterungen, die jedoch durch eine Rückkehr zu höheren Dosierungen und ohne stationäre Behandlung wieder rückgängig gemacht werden konnten (Suzuki et al., 2003). Bei der Einnahme von nur noch zwei Neuroleptika waren Reduktions-Studien bei ca. 70 % der Betroffenen erfolgreich. Die Studiendauer war hier noch kürzer, und zwar ein und drei Monate. Es kam zu Gewichtsreduktionen um durchschnittlich 2.3 kg nach sechs Monaten. Die psychischen und sozialen Fähigkeiten verbesserten sich und die Symptomatik blieb unverändert (Essock et al., 2011; Hori et al., 2013). Zu schnell sollte man nicht vorgehen.

Da die unterschiedlichen Neuroleptika neben Dopamin-Rezeptoren noch andere Rezeptoren blockieren und den Körper in anderer Weise beeinträchtigen, kommt es zu weiteren unerwünschten körperlichen Wirkungen. Dabei sind die folgenden mit besonderen Risiken verbunden, insbesondere mit einer vorzeitigen Sterblichkeit.

Lebensverkürzende Wirkungen: Übergewicht, metabolisches Syndrom und Diabetes, Herz-Kreislauf-Erkrankungen und plötzlicher Herztod

Gewichtszunahme

Eine Übersichtsarbeit aus allen verfügbaren Studien ermittelte 2011 folgendes Ausmaß der Gewichtszunahme bei *Ersterkrankten* nach einem Jahr Behandlung mit unterschiedlichen Neuroleptika in dieser abnehmenden Rangfolge: Olanzapin + 11-17 kg; Amisulprid + 10 kg; Clozapin + 10 kg; Quetiapin + 10 kg; Risperidon + 8-9 kg; Haloperidol + 4-11 kg; Chlorpromazin + 6 kg; Ziprasidon + 5 kg; Perphenazin + 1 kg (Foley et al., 2011).

Metabolisches Syndrom

40 bis 50 % der Menschen mit einer langfristigen neuroleptischen Medikation leiden unter einem metabolischen Syndrom (Correll et al., 2006). Es ist gekennzeichnet durch Übergewicht und Fettstoffwechselstörung mit einer Erniedrigung der HDL-Fette und einer Erhöhung der Triglycerid-Fette, mit Bluthochdruck, Insulinresistenz, erhöhtem Nüchtern-Blutzucker oder einem Diabetes mellitus. Damit ein metabolisches Syndrom diagnostiziert werden kann, müssen drei dieser Kriterien erfüllt sein. Je länger die Behandlung andauert, umso mehr steigt die Häufigkeit eines metabolischen Syndroms an. Daher sollten diese Werte unbedingt regelmäßig kontrolliert werden (mehr am Schluss dieses Beitrags). Ein metabolisches Syndrom entsteht vor allem unter Clozapin, Olanzapin, Quetiapin und Risperidon (in absteigender Rangfolge) sowie durch Polypharmazie.

Weitere Entstehungsfaktoren sind Rauchen, ungesunde Ernährung und Inaktivität. Schon eine halbe Stunde »Walken« pro Tag senkt das Risiko für eine Erkrankung der Herzkranzgefäße und für Diabetes deutlich (de Hert et al., 2011).

Da die Wahrscheinlichkeit gering ist, durch einen Wechsel zwischen unterschiedlichen Neuroleptika langfristig das Gewicht wieder zu reduzieren, sollte man frühzeitig auf eine Gewichtserhöhung reagieren. Wenn man bei einem neuen Neuroleptikum bereits in wenigen Wochen einige Kilo zugenommen hat, sollte man nicht weiter untätig warten, da sich die Zunahme meist über ein Jahr und länger fortsetzt, sondern nach einer Alternative suchen. Auch Übergewicht als unerwünschte Wirkung ist dosisabhängig. Das zeigt sich durch deutlich geringere Gewichtszunahmen bei niedrigen, aber noch wirksamen Dosierungen.

Typ 2 Diabetes
Bei Menschen mit »Schizophrenie« ist die Diabetesrate im Durchschnitt um das Vier- bis Fünffache gegenüber der Normalbevölkerung erhöht. Dabei muss man das Lebensalter berücksichtigen, in dem der Diabetes auftritt. Die Häufigkeitsrate steigt mit zunehmendem Alter. Bei Betroffenen im Alter von 55 bis 65 Jahren liegt sie mittlerweile bei 25 % (de Hert et al., 2006). Heute wird oft argumentiert, dass mehr die diagnostizierte psychische Erkrankung als die Neuroleptika dafür verantwortlich sei, oder letztere werden einfach nicht erwähnt. Ein einfacher Blick auf die unterschiedlichen Diabetesraten bei einzelnen Neuroleptika spricht Bände. So liegt die Diabetes-Rate gemäß einer aktuellen Übersichtsarbeit (Vancampfort et al., 2016) unter einzelnen Neuroleptika in aufsteigender Reihenfolge bei: Amisulprid: 3.9 %; Aripiprazol: 6.7 %; herkömmliche Neuroleptika: 10.6 %; Olanzapin: 10.6 %; Risperidon: 13.2 %; Clozapin: 15.5 %; Quetiapin: 16 %. Wurden niemals Neuroleptika eingenommen, liegt die Rate nur bei 2.9 %.

Hinzu kommen weitere für die Praxis wichtige Forschungsergebnisse und ihre Konsequenzen:

- Ein Diabetes entwickelt sich in 60 % der Fälle bereits in den ersten sechs Monaten der Verabreichung (Koller et al., 2001, 2002, 2003). Daher müssen die Kontrolluntersuchungen vor der Einnahme und dann bereits wieder nach sechs und zwölf Wochen erfolgen.
- Das Diabetesrisiko steigt dosisabhängig und durch Polypharmazie (Citrome et al., 2004; Correll et al., 2007). Daher muss bei Beginn einer Kombinationsbehandlung der Nüchternblutzucker engmaschig kontrolliert werden. Noch besser wird sie ganz vermieden.
- Auch eine Kombination von Neuroleptika mit Antidepressiva aus der Gruppe der Serotonin-Wiederaufnahmehemmer oder mit Lithium steigert die Diabetesrate. Also ist auch hier von Anfang an der Blutzucker zu kontrollieren.
- In ca. 25 % der Fälle entsteht der Diabetes ohne Übergewicht durch eine direkte Wirkung der Neuroleptika auf den Insulinstoffwechsel. Daher muss man auch bei Normalgewicht den Nüchternblutzucker regelmäßig kontrollieren.
- Bei 30 % der Patienten unter *atypischen* Neuroleptika, bei denen kein Diabetes bekannt ist, findet sich ein erhöhter Nüchternblutzucker; bereits dieser geht mit einem erhöhten Risiko für Herz-Kreislauf-Erkrankungsrisiko einher (Gerstein et al., 1999; Coutinho et al., 1999). Frühzeitiges Umsetzen auf ein verträglicheres Neuroleptikum ist auch hier sinnvoll.

- Die Bestimmung des Hämoglobin A1c, des für den Sauerstoff-Transport im Körper benötigten eisenhaltigen roten Blutfarbstoffs, gemeinsam mit dem Nüchternblutzucker ist die am besten geeignete Screening-Untersuchung.

Das Risiko für das Auftreten eines plötzlichen Herztodes ist bei Menschen mit der Diagnose »Schizophrenie« bis zu fünffach erhöht (Ruschena et al., 1998). Dabei verdoppeln hohe Dosierungen von Neuroleptika das Risiko im Vergleich mit niedrigen Dosierungen zusätzlich (Ray et al., 2009). Schwere Herz-Kreislauf-Erkrankungen, wie sie auch von Neuroleptika verursacht oder verstärkt werden können, steigern das Risiko weiter. Die gleichzeitige Einnahme mehrerer Substanzen mit ihren unkalkulierbaren Wirkungsverstärkungen und Wechselwirkungen erhöht die Risiken und erfordert zusätzliche EKG-Kontrollen insbesondere bei Risikopatienten.

EKG-Kontrollen sind grundsätzlich in den von Leitlinien empfohlenen Abständen erforderlich, bei erhöhtem Risiko auch öfter. Als Schwellenwert, der eine Veränderung der Verordnung erfordert, gilt eine QT-Verlängerung von mehr als 500 msec. (Mit der QT-Zeit wird die Zeitspanne im Elektrokardiogramm von Beginn der Q-[Depolarisation] bis zum Ende der T-Zacke [Repolarisation] bezeichnet.)

Die Auswirkungen dieser »Neben«-Wirkungen sind bedeutsam, insbesondere für die Lebenserwartung:

- Ein metabolisches Syndrom verdoppelt das Risiko, innerhalb von zehn Jahren eine Herz-Kreislauf-Erkrankung zu entwickeln.
- Bei einem metabolischen Syndrom mit Diabetes entsteht ein 7,7-fach erhöhtes Risiko für Herz-Kreislauf-Erkrankungen (Correll et al., 2006).
- Die Sterblichkeitsrate für Herz-Kreislauf-Erkrankungen steigt dadurch insgesamt um das 3,6-fache an.
- Die verlorenen Lebensjahre bei Übergewicht mit einem Body-Maß-Index (BMI) von 30 bis 35 betragen durchschnittlich zwei bis vier Jahre, bei einem BMI von 40 bis 45 sind es acht bis zehn Jahre (Prospective Studies Collaboration et al., 2009).
- Die verlorenen Lebensjahre bei Diabetes betragen zwei und mehr Jahre. Im Falle von Neuroleptika-bedingtem Diabetes ist das Erkrankungsalter meist deutlich niedriger. Dadurch ist zu vermuten, dass die Anzahl der verlorenen Lebensjahre bei Diabetes durch Neuroleptika meist noch deutlich höher ist.
- Bei einer Einnahme von Neuroleptika über einen Zeitraum von 30 Jahren kann man eine Rate von 4.5 % Neuroleptika-bedingter plötzlicher Todesfäl-

le errechnen. Dies ist eine sehr konservative Rechnung, denn man geht lediglich von einer Verdopplung des Risikos unter Neuroleptika aus. Das tatsächliche Risiko dürfte höher sein.
- Die verlorenen Lebensjahre durch Rauchen betragen im Durchschnitt zehn Jahre. Auch das Ausmaß des Rauchens steigt mit den Dosierungen von Neuroleptika an.

Insbesondere Neuroleptika tragen in Kombination mit den Auswirkungen prekärer Lebensbedingungen psychiatrischer Patienten zur erhöhten Rate früher Sterblichkeit bei (Weinmann et al., 2009). Ein Vorwort in der renommierten wissenschaftlichen Zeitschrift *Lancet* fasst die Problematik in folgender Weise zusammen:

> »Die Kombination antipsychotischer Nebenwirkungen mit schlechter Ernährung, Bewegungsmangel, einem hohen Prozentsatz an Rauchern und anderen Faktoren in Verbindung mit einer psychotischen Erkrankung zusammen mit sozioökonomischer Benachteiligung hat einen verheerenden Effekt auf die kardio-metabolische Gesundheit. Deshalb verwundert es nicht, dass Menschen mit schweren psychischen Störungen um 16 bis 25 Jahre kürzer als die Allgemeinbevölkerung leben und dass koronare Herzerkrankung die Haupttodesursache ist und nicht Suizid.« (Tiihonen et al., 2011 – Übersetzung durch den Verfasser)

Kontrolluntersuchungen

Wer potenziell schädigende Medikamente verordnet, muss den Ausschluss oder die Kontrolle dieser Schädigungen sicherstellen und die Patienten darüber informieren. Erfolgt dies nicht, ist es ein Behandlungsfehler. Es ist skandalös, dass sich herausstellte, dass in allen Studien zum sogenannten Monitoring (Überwachen) potenzieller Schädigungen durch Neuroleptika die dafür erforderlichen Kontrolluntersuchungen durch die behandelnden Ärzte völlig unzureichend durchgeführt wurden und oft nicht zu Konsequenzen in den Behandlungen führten, egal ob bei Erwachsenen oder Kindern (Mitchell et al., 2012).

Derzeit werden die deutschen Behandlungsleitlinien überarbeitet. Schon die in den alten Leitlinien empfohlenen Untersuchungen werden nur bei einer Minderheit der Patienten durchgeführt. Von einem in dieser Fragestellung führenden Wissenschaftler werden die in der folgenden Tabelle genannten Kontrolluntersuchungen für erforderlich gehalten (de Hert et al., 2011).

Tab. 2 Empfehlungen zu Kontrolluntersuchungen

Kontrollparameter	**Beginn**	**6 Wochen**	**3 Monate**	**1 Jahr**
Rauchen	x	x	x	x
Körperliche Aktivität	x	x	x	x
Ernährung	x	x	x	x
Gewicht BMI	x	x	x	x
Gewicht Hüftumfang	x	x	x	x
Blutdruck	x	x	x	x
Nüchternblutzucker	x	x	x	x
Nüchternblutfette	x	x	x	x
EKG	x	x oder gemäß Kardiologe		x
Prolaktin	x		x bei Sexual-störungen	x
Zahnstatus	x			x

Aus den bekannten unerwünschten Wirkungen lassen sich weitere wichtige Kontrolluntersuchungen ableiten: Augeninnendruck zu Beginn, nach wenigen Wochen und alle sechs Monate; Bewegungsstörungen nach wenigen Wochen und alle sechs Monate; bei Depressivität muss durchgehend auf Suizidalität überprüft werden.

Da Neuroleptika eine Vielzahl unverwünschter Wirkungen haben und Krankheiten produzieren und verstärken können, psychische Probleme chronifizieren und zur erhöhten Sterblichkeit psychiatrischer Patienten beitragen, ist es für diese lebenswichtig, dass bestimmte Parameter ärztlicherseits kontrolliert werden, um – auch bei vergleichsweise niedriger Dosierung mögliche – im Entstehen begriffene Schäden frühzeitig zu identifizieren und entsprechend gegenzusteuern.

Für Frauen scheinen die Risiken noch deutlich höher zu sein als für Männer. Dies entspricht den geschlechtsspezifischen Unterschieden der Wirkungen von Neuroleptika auf das Herz und den Stoffwechsel.

Sollten Betroffene Bedenken haben, dass sie bei eigenen Verdachtsmomenten von Haus- oder Fachärzten leichtfertig abgewiesen werden, möglicherweise weil diese mit dem Ausmaß der Risiken von Neuroleptika nicht vertraut sind, unerwünschte Wirkungen als Symptomverschiebung abtun oder diese Patienten für Hypochonder halten, sollte man die Beschwerden vor einem Arztbesuch aufschreiben, Angehörige, Freunde oder sonstige Unterstützer zum nächsten Arztbesuch mitnehmen, dem Arzt das Schriftstück mit den Beschwerden für die Krankenakte überreichen und nachdrücklich eine Untersuchung verlangen. Die Vorlage von Leitlinienempfehlungen kann dabei hilfreich sein; sie lassen sich aus dem Internet downloaden von www.awmf.org/leitlinien/detail/ll/038-009.html.

Verhindert werden sollen insbesondere diese Folgen einer Psychopharmaka-Verabreichung: metabolisches Syndrom (Übergewicht, Fettstoffwechselstörung, Bluthochdruck, Insulinresistenz, erhöhter Blutzucker, Diabetes mellitus) sowie Herz-Kreislauf-Erkrankungen und plötzlicher Herztod.

Fazit für die Verordnungspraxis

Neuroleptika wirken nicht ursächlich, das heißt, sie können nicht heilen. Neben den somatischen und hormonalen Begleitwirkungen werden die neurotoxischen Effekte immer offensichtlicher. Daher gilt für sie nicht die oft suggerierte Alltagslogik des »Mehr hilft mehr«, sondern ein »Weniger ist mehr«.

Da die Schädlichkeit insbesondere der Neuroleptika in den meisten Fällen dosisabhängig ist, empfehlen viele Wissenschaftler zunehmend, zur Symptomkontrolle nur die niedrigst mögliche Dosis einzusetzen. Eine vollständige Rückbildung der Symptomatik ist offenbar in vielen Fällen und im Behandlungsverlauf nicht zu erreichen. Je länger Neuroleptika angewendet werden, desto schwerer werden meist die unerwünschten neurotoxischen Wirkungen, so dass ein Nachlassen der Symptome durch sie erschwert wird. Die gleichzeitige Einnahme mehrerer Psychopharmaka (Polypharmazie) sollte bis auf wenige Ausnahmen vermieden und wenn möglich rückgängig gemacht werden.

Kompetent begleitete langsame Reduktions- und Absetzversuche sind sinnvoll und notwendig, um – sofern aus ärztlicher Sicht notwendig und von den Betroffenen erwünscht – die minimale neuroleptische Dosis zu finden und um ihre Lebensqualität, Arbeitsfähigkeit und Alltagsaktivität zu verbessern für den Fall, dass die Neuroleptika nicht vollständig abgesetzt werden können. Kann ohne Neuroleptika behandelt werden, ist der Langzeitverlauf besser.

Optimal wäre, psychische Probleme in Selbsthilfe zu lösen oder handhabbar zu machen. Wenn sich die Probleme so nicht lösen lassen, sie zu stark werden und die Menschen mit Psychosen Neuroleptika einsetzen wollen, wäre eine Akutbehandlung ohne Neuroleptika für drei bis vier Wochen vor allem bei sogenannten Erst- und Zweiterkrankten in geeigneten therapeutischen Zusammenhängen (zum Beispiel Soteria) eigentlich besser. Folgende Kerninterventionen sollten aus meiner Sicht Priorität haben:

- Systemische, teambasierte Frühintervention im Lebensumfeld der Klienten, die Familien und soziale Netzwerke von Anfang an therapeutisch einbezieht und auf keinen Fall gegen den Willen der Betroffenen stattfindet.
- Beziehungskontinuität durch mehrjährige Begleitung durch diese Teams, und zwar so lange, wie sie erforderlich erscheint und erwünscht ist.
- Integration von Experten aus Erfahrung in diese Teams.
- Bei Bedarf ein kleines psychosebegleitendes traumasensibles Milieu. Auch hier sind sogenannte Laien sowie Experten aus Erfahrung ein besonders wirksamer Teambestandteil.
- Einzelpsychotherapie, wenn der Betroffene sie als sinnvoll erlebt und der Psychotherapeut dem Betroffenen unvoreingenommen gegenübertritt und Klient und Therapeut zueinander passen. Das methodische Vorgehen kann unterschiedlich sein und ist zweitrangig. Bei Bedarf sollte die Integration von traumaspezifischen Aspekten und Methoden möglich sein. Bedeutsam ist auch eine gute Kooperation des Psychotherapeuten mit dem ambulanten Team.
- Non-verbale psychotherapeutische Verfahren wie Kunst-, Musik- oder Tanztherapie.
- »Supported Employment Teams«, das heißt eine separate oder in das ambulante Team integrierte Unterstützung zur frühestmöglichen Integration in eine Ausbildung oder zur Aufnahme oder Beibehaltung einer beruflichen Tätigkeit auf dem ersten Arbeitsmarkt. Wichtig wäre auch eine Unterstützung bei der Aufnahme oder Beibehaltung einer Lehre oder eines Studiums, bei der Wohnungssuche, der Kinderbetreuung, der Schuldentilgung und all den übrigen sozialen und wirtschaftlichen Problemen, die oft genug zur Demoralisierung der Betroffenen führen.

Alle weiteren Interventionen sind meines Erachtens nachrangig. Die Rate des Nicht-Einsatzes von Neuroleptika sowie ihre Dosierungshöhe sind dabei ein Kriterium für die Behandlungsqualität.

Literatur

Aderhold, Volkmar / Greve, Nils (2010): »Bedürfnisangepasste Behandlung und offene Dialoge«, in: Psychotherapie im Dialog, 3. Jg., S. 250-261

Aderhold, Volkmar / Stastny, Peter / Lehmann, Peter (2007): »Soteria – Eine alternative psychosoziale Reformbewegung«, in: Peter Lehmann / Peter Stastny (Hg.): »Statt Psychiatrie 2«, Berlin / Eugene / Shrewsbury: Antipsychiatrieverlag, S. 150-165 (E-Book 2014)

APA – American Psychiatric Association (20.9.2013): »Five things physicians and patients should question«, Internet-Ressource http://www.choosingwisely.org/wp-content/uploads/2015/02/APA-Choosing-Wisely-List.pdf (Zugriff am 2.7.2017)

Barkus, Chris / Sanderson, David J. / Rawlins, John Nick P. et al. (2014): »What causes aberrant salience in schizophrenia?«, in: Molecular Psychiatry, Band 19, S. 1060-1070

Bola, John R. / Mosher, Loren R. (2003): »The treatment of acute psychosis without neuroleptics«, in: Journal of Nervous and Mental Disease, Band 191, S. 219-229

Bola, John R. / Lehtinen, Klaus / Cullberg, Johan et al. (2009): »Psychosocial treatment, antipsychotic postponement, and low-dose medication strategies in first-episode psychosis«, in: Psychosis, Band 1, S. 4-18

Case, Michael G. / Stauffer, Virginia L. / Ascher-Svanum, Haya et al. (2011): »The heterogeneity of antipsychotic response in the treatment of schizophrenia«, in: Psychological Medicine, Band 41, S. 1291-1300

Chouinard, Guy / Annable, Lawrence / Ross-Chouinard, Andrée et al. (1990): »A ten year follow-up of supersensitivity psychosis«, in: Biological Psychiatry, Band 27, Nr. 4, S. 110A

Chouinard, Guy / Chouinard, Virginie-Anne (2008): »Atypical antipsychotics: CATIE study, drug-induced movement disorder and resulting iatrogenic psychiatric-like symptoms, supersensitivity rebound psychosis and withdrawal discontinuation syndromes«, in: Psychotherapy and Psychosomatics, Band 77, S. 69-77

Citrome, Leslie / Jaffe, Ari / Levine, Jerome et al. (2004): »Relationship between antipsychotic medication treatment and new cases of diabetes among psychiatric inpatients«, in: Psychiatric Services, Band 55, S. 1006-1013

Correll, Christoph U. / Frederickson, Anne M. / Kane, John M. et al. (2006): »Metabolic syndrome and the risk of coronary heart disease in 367 patients treated with second-generation antipsychotic drugs«, in: Journal of Clinical Psychiatry, Band 67, S. 575-583

Correll, Christoph U. / Frederickson, Anne M. / Kane, John M. et al. (2007): »Does antipsychotic polypharmacy increase the risk for metabolic syndrome?«, in: Schizophrenia Research, Band 89, S. 91-100

Correll, Christoph U. / Rubio, Jose M. / Inczedy-Farkas, Gabriella et al. (2017): »Efficacy of 42 pharmacologic cotreatment strategies added to antipsychotic monotherapy in schizophrenia: systematic overview and quality appraisal of the meta-analytic evidence«, in: JAMA Psychiatry, Band 74, S. 675-684

Coutinho, Mario / Gerstein, Hertzel C. / Wang, Yong et al. (1999): »The relationship between glucose and incident cardiovascular events«, in: Diabetes Care, Band 22, S. 233-240

Davis, John M. / Chen, Nancy (2004): »Dose response and dose equivalence of antipsychotics«, in: Journal of Clinical Psychopharmacology, Band 24, S. 192-208

De Haan, Lieuwe / Linszen, Donald H. / Lenior, Marie E. et al. (2003): »Duration of untreated psychosis and outcome of schizophrenia«, in: Schizophrenia Bulletin, Band 29, S. 341-348

De Hert, Marc / van Winkel, Ruud / Van Eyck, Dominique et al. (2006): »Prevalence of diabetes, metabolic syndrome and metabolic abnormalities in schizophrenia over the course of the illness«, in: Clinical Practice and Epidemiology in Mental Health, Band 2, Artikel 14;

Online-Publikation https://www.ncbi.nlm.nih.gov/pmc/articles/PMC1533826/ (Zugriff am 2.7.2017)

De Hert, Marc / Cohen, Dan / Bobes, Julio et al. (2011): »Physical illness in patients with severe mental disorders. II. Barriers to care, monitoring and treatment guidelines, plus recommendations at the system and individual level«, in: World Psychiatry, Band 10, S 138-151

DGPPN – Deutsche Gesellschaft für Psychiatrie, Psychotherapie und Nervenheilkunde (Hg.) (2006): »Behandlungsleitlinie Schizophrenie«. Darmstadt: Steinkopff Verlag; Kurzversion im Internet unter http://www.dgppn.de/_Resources/Persistent/a6e04aa47e146de9e159fd2ca1e6987853a055d7/S3_Schizo_Kurzversion.pdf (Zugriff am 2.7.2017)

Essock, Susan M. / Schooler, Nina R. / Stroup, T. Scott et al. (2011): »Effectiveness of switching from antipsychotic polypharmacy to monotherapy«, in: American Journal of Psychiatry, Band 168, S. 702-708

Fallon, Paul / Dursun, Serdar / Deakin, Bill (2012): »Drug-induced supersensitivity psychosis revisited«, in: Therapeutic Advances in Psychopharmacology, Band 2, S. 13-22

Foley, Debra L. / Morley, Katherine I. (2011): »Systematic review of early cardiometabolic outcomes of the first treated episode of psychosis«, in: Archives of General Psychiatry, Band 68, S. 609-616

Gardner, David M. / Murphy, Andrea L. / O'Donnell, Heather et al. (2010): »International consensus study of antipsychotic dosing«, in: American Journal of Psychiatry, Band 67, S. 686-693

Gerstein, Hertzel C. / Pais, Prem / Pogue, Janice et al. (1999): »Relationship of glucose and insulin levels to the risk of myocardial infarction«, in: Journal of the American College of Cardiology, Band 33, S. 612-619

Ginovart, Nathalie / Wilson, Alan A. / Hussey, Doug et al. (2009): »D2-receptor upregulation is dependent upon temporal course of D2-occupancy«, in: Neuropsychopharmacology, Band 34, S. 662-671

Ho, Beng-Choon / Andreasen, Nancy C. / Ziebell, Steven et al. (2011): »Long-term antipsychotic treatment and brain volumes«, in: Archives of General Psychiatry, Band 68, S. 128-137

Hori, Hikaru / Yoshimura, Reiji / Katsuki, Asuka et al. (2013): »Switching to antipsychotic monotherapy can improve attention and processing speed, and social activity in chronic schizophrenia patients«, in: Journal of Psychiatric Research, Band 47, S. 1843-1848

Johnstone, Eve C. / Owens, David G. / Crow, Timothy J. et al. (1999): »Does a four-week delay in the introduction of medication alter the course of functional psychosis?«, in: Journal of Psychopharmacology, Band 13, S. 238-244

Koller, Elizabeth A. / Schneider, Bruce S. / Bennett, K. et al. (2001): »Clozapine-associated diabetes«, in: American Journal of Medicine, Band 111, S. 716-723

Koller, Elizabeth A. / Doraiswamy, P. Murali (2002): »Olanzapine-associated diabetes mellitus«, in: Pharmacotherapy, Band 22, S. 841-852

Koller, Elizabeth A. / Cross James T. / Doraiswamy, P. Murali et al. (2003): »Risperidone-associated diabetes mellitus«, in: Pharmacotherapy, Band 23, S. 735-744

Lehtinen, Ville / Aaltonen, Jukka / Koffert, Tarja et al. (2000): »Two-year outcome in first episode psychosis treated according to an integrated model«, in: European Psychiatry, Band 15, S. 312-320

Lepping, Peter / Sambhi, Rajvinder Singh / Whittington, Richard et al. (2011): »Clinical relevance of findings in trials of antipsychotics: systematic review«, in: British Journal of Psychiatry, Band 198, S. 341-345

Leucht, Stefan / Arbter, Dieter / Engel, Rolf R. et al. (2009): »How effective are second-generation antipsychotic drugs?«, in: Molecular Psychiatry, Band 14, S. 429-447

Leucht, Stefan / Samara, Myrto / Heres, Stephan et al. (2014): »Dose equivalents for second-generation antipsychotics«, in: Schizophrenia Bulletin, Band 40, S. 314-326

Levine, Sthepen Zwi / Rabinowitz, Jonathan (2010): »Trajectories and antecedents of treatment response over time in early-episode psychosis«, in: Schizophrenia Bulletin, Band 36, S. 624-632

Levine, Sthepen Zwi / Rabinowitz, Jonathan / Faries, Douglas et al. (2012): »Treatment response trajectories and antipsychotic medications«, in: Schizophrenia Research, Band 137, S. 141-146

Lochmann van Bennekom, Marc / Gijsman, Harm J. / Zitman, Frans G. (2013): »Antipsychotic polypharmacy in psychotic disorders«, in: Journal of Psychopharmacology, Band 27, S. 327-336

Mitchell, Alex J. / Delaffon, Vijay / Vancampfort, Davi et al. (2012): »Guideline concordant monitoring of metabolic risk in people treated with antipsychotic medication«, in: Psychological Medicine, Band 42, S. 125-147

Murray, Robin / Quattrone, Diego / Natesan, Sridhar et al. (2016): »Should psychiatrists be more cautious about the long-term prophylactic use of antipsychotics?«, in: British Journal of Psychiatry, Band 209, S. 361-365

Prospective Studies Collaboration / Whitlock, Gary / Lewington, Sarah et al. (2009): »Body-mass index and cause-specific mortality in 900.000 adults«, in: Lancet, Band 373, S. 1083-1096

Ray, Wayne A. / Chung, Cecilia P. / Murray, Katherine T. et al. (2009): »Atypical antipsychotic drugs and the risk of sudden cardiac death«, in: New England Journal of Medicine, Band 360, S. 225-235

Remington, Gary / Kapur, Shitij (2010): »Antipsychotic dosing: how much but also how often?«, in: Schizophrenia Bulletin, Band 36, S. 900-903

Rief, Winfried / Barsky, Arthur J. / Bingel, Ulrike et al. (2016): »Rethinking psychopharmacotherapy«, in: Neuroscience & Biobehavioral Reviews, Band 60, S. 51-64

Ruschena, David / Mullen, Paul E. / Burgess, Philip Michael et al. (1998): »Sudden death in psychiatric patients«, in: British Journal of Psychiatry, Band 172, S. 331-336

Samaha, Anne-Noël (2014): »Can antipsychotic treatment contribute to drug addiction in schizophrenia?«, in: Progress in Neuro-psychopharmacology & Biological Psychiatry, Band 52, S. 9-16

Samaha, Anne-Noël / Reckless, Greg E. / Seeman, Philip et al. (2008): »Less is more: antipsychotic drug effects are greater with transient rather than continuous delivery«, in: Biological Psychiatry, Band 64, S. 145-152

Schmidt-Kraepelin, Christian / Puschner, Bernd / Loos, Sabine et al. (2013): »Antipsychotische Polypharmazie bei Patienten mit Schizophrenie und hoher Versorgungsinanspruchnahme«, in: Psychiatrische Praxis, 40. Jg. S. 380-384

Seeman, Philip / Weinshenker, David / Quirion, Remi et al. (2005): »Dopamine supersensitivity correlates with D2High states, implying many paths to psychosis«, in: Proceedings of the National Academy of Sciences of the United States of America, Band 102, S. 3513-3518

Seeman, Philip / Schwarz, Johannes / Chen, Jiang Fan et al. (2006): »Psychosis pathways converge via D2high dopamine receptors«, in: Synapse, Band 60, S. 319-346

Seikkula, Jaakko / Alakare, Birgitta (2007): »Offene Dialoge«, in: Peter Lehmann / Peter Stastny (Hg.): »Statt Psychiatrie 2«, Berlin / Eugene / Shrewsbury: Antipsychiatrieverlag, S. 234-249 (E-Book 2014)

Seikkula, Jaakko / Alakare, Birgitta / Aaltonen, Jukka (2011): »The comprehensive open-dialogue approach (II). Long-term stability of acute psychosis outcomes in advanced community care: the Western Lapland Project«, in: Psychosis, Band 3, S. 192-204

Silvestri, Simone / Seeman, Mary V. / Negrete, Juan-Carlos et al. (2000): »Increased dopamine D2 receptor binding after long-term treatment with antipsychotics in humans«, in: Psychopharmacology (Berlin), Band 152, S. 174-180

Suzuki, Takefumi / Uchida, Hiroyuki / Tanaka, Kenji F. et al. (2003): »Reducing the dose of antipsychotic medications for those who had been treated with high-dose antipsychotic polypharmacy«, in: International Clinical Psychopharmacology, Band 18, S. 323-329

Suzuki, Takefumi / Uchida, Hiroyuki / Tanaka, Kenji F. et al. (2004): »Revising polypharmacy to a single antipsychotic regimen for patients with chronic schizophrenia«, in: International Journal of Neuropsychopharmacology, Band 7, S. 133-142

Tiihonen, Jari / Lonnqvist, Jouko / Wahlbeck, Kristian et al. (2011): »No mental health without physical health«, Editorial, in: Lancet, Band 377, S. 611

Uchida, Hiroyuki / Suzuki, Takefumi / Takeuchi, Hiroyoshi et al. (2011): »Low dose vs standard dose of antipsychotics for relapse prevention in schizophrenia: meta-analysis«, in: Schizophrenia Bulletin, Band 37, S. 788-799

Van Putten, Theodore / May, Philip R. A. / Marder, Stephen R. (1981): »Subjective response to antipsychotic drugs«, in: Archives of General Psychiatry, Band 38, S. 187-190

Vancampfort, Davy / Correll, Christoph / Galling, Britta et al. (2016): »Diabetes mellitus in people with schizophrenia, bipolar disorder and major depressive disorder«, in: World Psychiatry, Band 15, S. 166-174

Weinmann, Stefan / Read, John / Aderhold, Volkmar (2009): »Influence of antipsychotics on mortality in schizophrenia: systematic review«, in: Schizophrenia Research, Band 113, S. 1-11

Zinkler, Martin (2016): »Germany without coercive treatment in psychiatry«, in: Laws, Nr. 1, Artikel 15; Online-Publikation http://www.mdpi.com/2075-471X/5/1/15/htm (Zugriff am 2.7.2017)

Zinkler, Martin (23.2.2017): Stellungnahme bei der Anhörung »›Wohltätiger Zwang‹ in der Psychiatrie« des Deutschen Ethikrats in Berlin; Internet-Ressource http://www.ethikrat.org/dateien/pdf/anhoerung-23-02-2017-fragenkatalog-zinkler.pdf (Zugriff am 2.7.2017)

Psychopharmaka absetzen?

Volkmar Aderhold, Peter Lehmann, Marc Rufer, Josef Zehentbauer

Wer Antidepressiva und Neuroleptika absetzen will, ist gut beraten, diesen Entschluss sorgfältig zu durchdenken, mögliche Entzugsprobleme einzukalkulieren und insbesondere nach längerer Einnahmezeit schrittweise vorzugehen.

Niemand kann vorhersagen, wie ein Absetzprozess im Einzelnen verlaufen wird. Mainstream-Psychiater interessieren sich einzig für problembehaftete Absetzversuche, nicht aber für solche, die gelingen, insbesondere wenn die Betroffenen ihre Psychopharmaka auf eigene Faust absetzen. Die Zahl derer, die problemlos absetzen, ist unbekannt, sie tauchen in keiner Statistik auf. Absetzversuche können auch misslingen, beispielsweise weil psychische Probleme noch zu stark sind, weil behandlungsbedingt durch Rezeptorenveränderungen neue Probleme entstanden sind oder weil die ursprünglichen chronifiziert wurden. Häufig nehmen Entzugsprobleme um die Nulllinie exponentiell zu, das heißt, sie wachsen immer schneller, so dass es erträglicher sein kann, eine geringe Dosis beizubehalten, als ganz auf die Psychopharmaka zu verzichten.

Letzteres trifft insbesondere für Antidepressiva und bei Neuroleptika für Clozapin zu, dessen komplettes Absetzen oft mit immensen Schwierigkeiten verbunden sein kann, oder bei zu großen Ängsten, den Absetzprozess nicht durchzustehen. Ein dogmatisches Herangehen, man müsse Psychopharmaka unbedingt immer absetzen, ist so abträglich wie der psychiatrische Lehrsatz, man müsse Psychopharmaka auf Dauer einnehmen.

Einige Psychiater versuchen seit geraumer Zeit zu erkennen, welche Faktoren darauf hinweisen, dass Absetzprozesse günstig verlaufen (Aderhold, 2016). Gefunden haben sie bisher unter anderem die Fähigkeit zum Selbstmanagement in Krisen, das Vorhandensein weiterer Lebensziele über das Absetzen hinaus, die Inanspruchnahme einer wirksamen Psychotherapie, stabile Eltern sowie eine unterstützende Familie und sonstige Personen, ein stressarmes soziales Umfeld, das Fehlen belastender Lebensereignisse, das Erkennen deutlicher Auslöser zurückliegender Episoden, ein Zeitraum von sechs

Monaten ohne auffällige psychische Symptome und von zwei Jahren ohne Rückfall sowie ein unterstützender Arzt.

Absetzwillige Patientinnen und Patienten unter Antidepressiva und Neuroleptika werden sich durch die Abwesenheit dieser Bedingungen nicht vom Absetzen abhalten lassen. Es ist schwierig, unvoreingenommene, unterstützende und in der Absetzbegleitung kompetente Ärzte und Psychotherapeuten zu finden und unter einer dämpfenden Wirkung von Psychopharmaka die Fähigkeit zum Selbstmanagement oder neue Lebensziele zu entwickeln. Oder wenn das Umfeld selbst ein belastendes Lebensereignis ist und zur Psychopharmaka-Verordnung beigetragen hat. Oder wenn auffällige psychische Symptome eben gerade die Auswirkungen von Psychopharmaka sind. Ein zweijähriges Abwarten wäre dann vielleicht die Zeit, in der sich körperliche Abhängigkeit entwickelt, eine Supersensitivitätspsychose, eine Chronifizierung der Depression oder ein anderer körperlicher Schaden.

Günstige Faktoren für ein gelingendes Absetzen sind unterstützende und kompetente Ärzte und deren regelmäßige Konsultation. Allerdings ist einem Arzt in aller Regel eine andere Rolle zugedacht, so der deutsche Psychiater Asmus Finzen:

> »Seine Aufgabe ist es doch, Medikamente zu verordnen. Ärzte lernen das. Wie man Medikamente absetzt, lernen sie nicht.« (2015)

Und dennoch setzen Menschen ihre Psychopharmaka ab. Sie tun dies mit Unterstützung eines Arztes oder gegen ärztlichen Rat. Man entscheidet sich selbstverantwortlich mit oder ohne Arzt, einen bestimmten Weg einzuschlagen, handelt möglichst vor- und umsichtig und orientiert den nächsten Schritt auf Grundlage der jeweils aktuellen Situation.

Um die Chancen zu verbessern, dass der Absetzprozess erfolgreich endet, sollten folgende Aspekte beachtet werden:

Nichts überstürzen

So lautet auch der erste allgemeine Ratschlag von verantwortungsvollen Ärzten und von Betroffenen. Wer längerfristig Psychopharmaka eingenommen hat, sollte stufenweise absetzen und versuchsweise mit einer kleineren Reduzierung beginnen, um zu sehen, wie er oder sie damit klarkommt. Was »längerfristig« ist, hängt zusammen mit dem individuellen körperlichen Gewöhnungsprozess an die Psychopharmaka. Patentrezepte und allgemeingültige Aussagen sind hier nicht möglich.

Schrittweises Absetzen

Die vom amerikanischen Arzt David Richman 1984 entwickelte und oft genannte 10%-Formel, nach der man beim Absetzen die Ausgangsdosis zugrunde legt und dann stufenweise in zehn Schritten vorangeht, ist lediglich ein Rechenbeispiel, keine allgemeine Vorgabe. Für den Fall, dass nach einer Dosisverringerung Entzugserscheinungen auftreten, bleibt man bei der gleichen Dosis, bis diese abklingen oder verschwinden, und geht dann erst zum nächsten Schritt über. Als Alternative kann man zur vorherigen Stufe (mit der höheren Dosis) zurückkehren, wo man besser zurechtkam, und dort bleiben, bis man erneut zur nächsttieferen Stufe weitergeht (Network, 1984, S. 54-56).

Während man Tabletten mit Tablettenteilern (Pillenschneidern) präzise aufteilen kann, stellen Kapseln ein Problem dar. Sie enthalten nicht nur den psychopharmakologischen Wirkstoff, sondern auch Geschmacks- und Konservierungsstoffe. Da beim Zerteilen nicht gewährleistet ist, dass der eigentliche Wirkstoff gleichmäßig in den Pulverteilen enthalten ist, kann es ratsam sein, vor dem stufenweisen Entzug auf die Einnahme in Tabletten- oder Tropfenform umzusteigen.

Erhöhte Vorsicht ist beim Übergang von der letzten Minidosis auf Null geboten. Immer wieder meldeten sich in der Vergangenheit im Selbsthilfebereich Psychiatriebetroffene zu Wort, deren in dieser Zeit besonders sensibles Nervensystem ihnen gerade dann einen Streich spielte, als sie sich bereits am Ziel wähnten. Je stärker und länger die Rezeptoren durch die Psychopharmaka blockiert waren und übersensibilisiert wurden, desto stärker können naturgemäß Rebound-, Hyper- und Supersensitivitätssymptome auftreten.

Weitere Ratschläge

Neben dem Standardratschlag, nach längerer Einnahmezeit langsam und schrittweise vorzugehen, gibt es noch weitere sinnvolle Ratschläge:

- **Sich informieren** über Risiken, unerwünschte Wirkungen und Halbwertszeiten psychiatrischer Psychopharmaka ebenso wie über alternative Wege der Bewältigung psychischer Krisen. Entzugserscheinungen einkalkulieren, die noch nach Wochen einsetzen können, ebenso Restsymptome, die mit einem mehrmonatigen oder gar mehrjährigen Durchleben verbunden sein können, bis sich eine Stabilisierung einstellt. Unter Menschen sein, die den Psychopharmaka-Entzug verstehen. Eventuell Ärzte aufsuchen, die Verständnis, Einfühlungsvermögen und Takt haben. Vorsicht walten lassen gegenüber sich verständnisvoll gebenden Ärzten, die einem beim Auftreten geringster Probleme den Absetzwunsch ausreden wollen und andere psychiatrische Psychopharmaka als besser verträgliche Alternativen empfehlen. Wer Vertrauen hat in seinen oder ihren Arzt, sollte ihn informieren und fragen, ob er sich bei der Absetzbegleitung auskennt und das Absetzen unterstützt.

- **Planen**. Eventuell den Arzt wechseln, wenn abzusehen ist, dass dieser eine notwendige Unterstützung beim Absetzen nicht leisten mag oder kann. Vor dem Absetzen das Risiko des Verlusts der Wohnung, Sozialunterstützung oder sonstiger Leistungen abklären, sofern deren Gewährung an die Bereitschaft zur Einnahme der Psychopharmaka gekoppelt ist. Sich Gedanken über den möglichen Zeitraum des Absetzens machen und die richtige Jahreszeit aussuchen.
- **Vertrauensperson und Unterstützung suchen**. Nahestehende wohlgesinnte Personen vom Vorhaben informieren. Regelmäßigen Kontakt zu einem Menschen des Vertrauens oder einem oder mehreren ein- bis zweimal wöchentlich bzw. professionell helfenden, vertrauenswürdigen und gut erreichbaren Personen aufbauen. Gesprächsrunden (»Therapieversammlung«, »Netzwerkgespräche«) mit wichtigen therapeutischen und privaten Bezugspersonen zur Abwägung und Abstimmung des Vorgehens initiieren und dort die individuelle Situation inklusive Ängste, Risiken und Möglichkeiten auf ihren realistischen Gehalt hin überprüfen. Dies betrifft speziell Ängste, gegen ärztlichen Rat zu handeln, Ängste vor den Reaktionen Angehöriger und Ängste vor wiederkehrenden psychischen Problemen oder einer erneuten Klinikeinweisung.
- **Rat holen**. Mit Absetzerfahrenen sprechen. Sich einer Selbsthilfegruppe anschließen, in der die Individualität jedes Mitglieds respektiert wird. Vorsicht vor Selbsthilfegruppen, deren Mitglieder sich einer Psychoedukation unterziehen ließen und die der Ansicht sind, dass der Rückfall mit 100 %iger Sicherheit kommt, wenn man sich den ärztlichen Anweisungen nicht unterwirft. Sich keine Patentrezepte einreden lassen und sich nicht unter Druck setzen lassen. Nicht absetzen, um jemanden einen Gefallen zu tun oder beeindrucken zu wollen.
- **Naturheilkundliche Substanzen nutzen**. Organstärkende, entgiftende und entzugslindernde Präparate einnehmen. Chlorophyllreiche und schwefelhaltige Lebensmittel unterstützen die Entgiftung. Hierzu zählen alle essbaren grünen Pflanzen, Wildpflanzen, Kräuter, Gemüse, grüne Sprossen, Saft aus Weizengras (oder Gras aus anderen Getreidearten), zudem Meeresgemüse

(Braun-, Rot- und Grünalgen) und Mikroalgen (Spirulina, Chlorella). Hilfreich können auch naturheilkundliche Mittel sowie Omega-3-Fettsäuren sein sowie Folsäure, Vitamin C und E jeweils über drei bis vier Monate hinweg.

- **Rechtssicherheit herstellen**. Für den drohenden Fall eines erneuten Kontakts mit der Zwangspsychiatrie sich schon vorher mit einer Person des Vertrauens in Verbindung setzen, einen Krisenplan entwerfen und sich mit einer Psychosozialen Vorausverfügung vor einer unerwünschten Verabreichung von Psychopharmaka und Elektroschocks schützen (Nicht vergessen: Die Weigerung, Clozapin einzunehmen, stellt eine Indikation für Elektroschocks dar.) und sich in diesem Zusammenhang rechtzeitig fragen: Was brauche ich, sollte ich wieder verrückt, depressiv, manisch, ängstlich etc. werden? Was tut mir dann gut? Was lehne ich ab? Was will ich? Was nehme ich notfalls in Kauf? Wo sind die Menschen, die mich im Krisenfall unterstützen werden?
- **Eine ruhige Umgebung schaffen**. Sich während des Entzugs von belastenden oder wenig belastbaren Angehörigen fernhalten. Stress und aggressive Orte meiden. Nicht ans Telefon gehen, wenn Telefonieren mit Stress verbunden ist. Aufdringliche »Helfer« nicht in die Wohnung lassen. Sich an friedlichen Orten aufhalten, zum Beispiel ans Meer oder aufs Land fahren.
- **Sich körperlich betätigen**. Spazieren gehen, wandern, Rad fahren, joggen, tanzen, schwimmen, Gymnastik oder Aerobic betreiben. Bei hohen Außentemperaturen ins Fitnessstudio gehen.
- **Sich vernünftig ernähren**. Gut essen – regelmäßig, aber nicht übermäßig. Ballaststoffe, Vollwertkost, Salat, frisches Gemüse, Obst, eventuell Diät, viel Flüssigkeit. Eventuell Verzicht auf nervös machende Getränke wie Kaffee oder schwarzen Tee, Alkohol, Fertiggerichte, Zucker (Bonbons, Eis, Limonaden), Aufputschmittel und Drogen wie Marihuana oder Ecstasy. Wer an Kaffee oder schwarzen Tee gewöhnt ist und diesen im Rahmen des Absetzens von Neuroleptika weglässt, sollte einkalkulieren, dass dadurch deren Interaktion mit Neuroleptika entfällt und behandlungsbedingte Parkinsonsymptome trotz verringerter Neuroleptika-Dosis vorübergehend an Intensität zunehmen können.
- **Sich Gutes tun, bewusst und kreativ leben**. Wohltuende Musik hören, angenehme Literatur lesen. Kontakt zu Freunden halten. Tagebuch führen, malen, modellieren, musizieren, schreiben, pflanzen, nähen, putzen, bauen, basteln, mit einem Tier beschäftigen... Gibt es unterstützende professionell Tätige, kann es vorteilhaft sein, gemeinsam ein fortlaufendes Protokoll über

den Absetzprozess zu schreiben. Sich meditativ darin bestätigen, dass man stark ist und den Absetzprozess durchhält.

- **Und insbesondere auf ausreichenden Schlaf achten**: Kneippkuren, körperliche Betätigung, ruhiger Schlafraum mit geeigneter Schlaftemperatur, Entspannungsübungen, autogenes Training und Autosuggestion, Umweltgifte meiden und entfernen, bewährte Hausmittel wie ein Glas warme Milch mit Honig anwenden, nicht spät zu Abend essen, keine koffeinhaltigen Getränke und nicht übermäßig viel Eiweiß am Abend konsumieren. Auf pflanzliche Substanzen (Baldrian, Hopfen, kalifornischer Mohn, Passionsblume, Lavendel, Melisse usw.) zugreifen, zudem auf Bach-Notfalltropfen, Aromatherapie (in Form einzuatmender ätherischer Öle), das Hormon Melatonin, Nahrungsergänzungsmittel, Schlaftagebücher, Stimuluskontrolle (Kopplung des Stimulus »Bett« an die Reaktion »Schlafen«) und Schlafrestriktion (bewusste Beschränkung der Schlafdauer und Erhöhen des Schlafdrucks). Zur Not kommen auch Benzodiazepine und Benzodiazepin-ähnliche Wirkstoffe in Frage. Aufgrund ihres Suchtpotenzials sollten diese allerdings nur vorübergehend eingenommen werden, maximal ca. vier bis sechs Wochen – je kürzer desto besser –, und wenn man zwei, drei Tage schlafen konnte, sollte man besser eine Medikamentenpause machen. Wegen möglicher Entzugsprobleme (Lehmann, 2017, S. 348-374) sowie zwecks Vermeidung eines sogenannten Hangovers (»Katers«) sollte man sich zudem auf Präparate mit mittlerer Halbwertszeit (ca. 8 Stunden) beschränken.
  In der Zeit ihrer Mitarbeit im Weglaufhaus Berlin beschrieb Kerstin Kempker, wie durch körperliche Abreaktion und durch Zuwendung institutionell mit Schlafproblemen umgegangen werden kann, sofern der gute Wille da ist, den Lebensrhythmus der Betroffenen nicht mit pharmakologischen Mitteln an die Standardarbeitszeiten anzupassen:

  > »Der Sandsack im Keller wird genutzt, noch häufiger die weiten Felder, die sich am Ende der Straße bis zum Nachbardorf erstrecken. Wer nachts nicht schlafen kann, bleibt wach, redet mit uns, mit anderen Bewohnern oder mit sich selbst, badet, hört Musik, liest, kocht sich etwas. Bei Mitarbeitern wie Bewohnern beliebt sind ausgiebige Abendspaziergänge.« (1998, S. 277)

Selbstverantwortung und Unterstützung

Psychopharmaka reduzieren oder absetzen bedeutet auch, Selbstverantwortung zu übernehmen und sich nicht weiter mit chemisch modifizierten Sinneseindrücken zufriedenzugeben. Man erklärt sich selbst zum Zuständigen für die eigene Person und Psyche (Zehentbauer, 2013). Dazu gehört, dass die Betroffenen selbst verstehen, was mit ihnen geschah, was sie erlebten, wieso sie mit einer Depression oder Psychose und nicht anders reagierten. Wo ist das Problem, wie hat es sich entwickelt, was hat die Verschlimmerung ausgelöst, die zur Hilfebedürftigkeit, zur Auffälligkeit führte? Es ist existenziell, in Selbstreflexion, der Selbsthilfegruppe oder Therapie auf dieses Thema ganz bewusst einzugehen. Was war passiert? Wer war beteiligt? Ging es um die Schule, die Arbeit, die Eltern, die Partnerschaft, die Sexualität, ging es um Eifersucht, Abhängigkeit, Sucht? Ging es um eine Überforderung und das Gefühl, die Angst oder die Gewissheit, leistungsmäßig nicht zu genügen und die Forderungen und Erwartungen der Eltern, Beziehungspartnerin oder -partner, Lehrer, Professor oder gar die an sich selbst gestellten Erwartungen nicht erfüllen zu können? Ging es um die Angst, ein Examen nicht zu bestehen, nicht genug zu verdienen, in der Sexualität nicht zu genügen, dem geltenden Schönheitsideal nicht zu entsprechen? Ging es ums Erwachsenwerden, um die Ablösung vom Elternhaus und den Einstieg ins Arbeitsleben? Ging es um Vereinsamung, um die Unmöglichkeit, auf andere Menschen zuzugehen, mit anderen Menschen Beziehungen zu haben und zu pflegen? Das sind Fragen, die alle Menschen quälen können, und wenn sie zunehmen und lange ungelöst weiterbestehen, können sie nach dem Absetzen von Psychopharmaka, wenn deren dämpfende Wirkung wegfällt, erneut depressive oder psychotische Zustände auslösen.

Bei diesen Fragen geht es auch darum, sich kritisch mit sich selbst auseinanderzusetzen und zu prüfen, was man dazu beigetragen hat, dass es zur Psychiatrisierung gekommen ist (Boevink, 2013).

Für Marc Rufer ist die eingehende Auseinandersetzung mit der psychiatrischen Diagnose unverzichtbar:

> »Psychotherapie, die sich diesem Thema nicht stellt, verpasst das Wesentliche. Psychiatrische Diagnosen sind willkürliche soziale Konstrukte, sie zu verwenden bedeutet eine Medikalisierung psychosozialer Probleme und dient als Rechtfertigung für die Verabreichung von Psychopharmaka und Elektroschocks.
>
> Wer davon überzeugt ist, an einer biologisch bedingten Störung zu leiden, wird niemals endgültig von der Idee loskommen, dass sie mit Psychopharmaka korrigiert werden muss. Wie groß auch immer das Bedürfnis nach einem Leben frei von Psychopharmaka ist, wie sehr der oder die Betroffe-

ne unter den Wirkungen leidet: Immer wird in dieser Situation eine Ambivalenz, eine große Unsicherheit vorhanden sein. Schließlich wurde den Patientinnen und Patienten ja deutlich gesagt, dass die regelmäßige Einnahme der Psychopharmaka unverzichtbar sei. Der Wunsch abzusetzen ist damit in den allermeisten Fällen mit der Angst vor den Folgen des Absetzens verbunden. Und Angst ist eine schlechte Begleiterin. Sehr gut möglich, dass sie – als sich selbst erfüllende Prophezeiung rein psychisch ausgelöst – verantwortlich ist dafür, dass der befürchtete ›Rückfall‹ auch wirklich eintritt.

Das sinnvolle, aber schwierig zu erreichende Ziel sollte ein Mensch sein, der sich endgültig von der Identität des psychiatrisch Diagnostizierten gelöst hat und der davon überzeugt ist, ohne den Konsum von Psychopharmaka leben zu können. Ein Mensch, der selbstständig und frei über sein Leben und seine Zukunft bestimmen kann.

Eine Möglichkeit, dieses Ziel zu erreichen, besteht darin, dass die Betroffenen ihr Umfeld verlassen; doch dies erfordert viel Kraft. Die Unterstützung durch Menschen, die dem Absetzen gegenüber positiv eingestellt sind, wäre dabei hilfreich.

So die Betroffenen in ihrem bisherigen Lebensbereich bleiben, bedeutet das auch für ihre Angehörigen eine Herausforderung: Ihr kleiner und gleichzeitig großer Beitrag zum erfolgreichen Absetzen bestünde darin, dass auch sie die psychiatrische Betrachtungsweise aufgeben. Sie müssten sich von der Überzeugung lösen, dass der Mensch vor ihnen psychisch krank und dringend auf die Einnahme der Psychopharmaka angewiesen ist. Sie müssten ernsthaft zeigen, dass sie ihn bedingungslos akzeptieren, respektieren und schätzen – ohne ihn, was leider nur allzu oft geschieht, gleichzeitig zu erpressen: ›Du kannst bei uns leben, wir stehen zu dir – doch dies nur unter der Bedingung, dass du täglich deine Medikamente einnimmst.‹« (2017)

Das Auftreten einer ›psychischen Krankheit‹ sei als Signal des Aufbruchs zu verstehen und zeige die Notwendigkeit von Veränderungen an, so der Schwede Maths Jesperson:

»Verrücktheit ist keine Krankheit, die es zu kurieren gilt. Meine Verrücktheit trat ein, um von mir ein neues Leben einzufordern.« (2013, S. 71)

Vereinzelt gibt es inzwischen kompetente Beratung zu risikomindernden Maßnahmen beim Absetzen insbesondere zu Fragen, die nicht mit allgemeinen Ratschlägen beantwortet werden können, beispielsweise dem von der Mainstream-Psychiatrie völlig negierten Problem des Absetzens von Psychopharmaka-Kombinationen. Im Rahmen der Expertentagung »Kompetente Hilfe beim Absetzen von Antidepressiva und Neuroleptika« 2017 in der Charité Berlin machte sich mit Jann Schlimme (2017) erstmals ein Psychiater daran, aus den Tendenzen einzelner Erfahrungen Schritte zu einem Regelwissen beim Absetzen von Psychopharmaka-Kombinationen auch unter Berücksichtigung ihrer Wechselwirkungen zu entwickeln.

Wo man Rat finden könnte, steht im Internet unter www.absetzen.info. Informationen findet man insbesondere in dem Buch »Psychopharmaka absetzen – Erfolgreiches Absetzen von Neuroleptika, Antidepressiva, Phasenprophylaktika, Ritalin und Tranquilizern« (Lehmann, 2013). Dort schreiben Betroffene aus vielen Ländern, die jetzt frei oder zumindest relativ frei von Psychopharmaka leben, über ihre Erfahrungen beim Absetzen. Ergänzend erläutern Angehörige, Ärzte, Psychotherapeuten und andere Professionelle, wie sie beim Absetzen helfen. Mittlerweile bieten auch die ersten Vereine professionell psychosozial Tätiger sinnvolle Informationen zur Risikominderung beim Absetzen von Psychopharmaka an, beispielsweise die Deutsche Gesellschaft für Soziale Psychiatrie (DGSP, 2014).

Um das Absetzen auch mittel- und langfristig erfolgreich zu machen, ist es generell notwendig, sich der Anpassung an unangenehm empfundene Situationen zu verweigern. Hierzu kann sowohl das Verlassen einer belastenden Umgebung gehören wie auch die Beendigung einer unglücklich machenden Partnerschaft – was sicher nicht so einfach ist, wie es klingt. Natürlich gibt es auch unangenehme Situationen, mit denen man lernen muss zurechtzukommen, beispielsweise überfüllte U-Bahnen, schlimme Nachrichten oder rücksichtslose Auto- oder Radfahrer.

Man verringert die Gefahr, so schnell wieder Psychopharmaka verordnet zu bekommen, wenn man es lernt, die eigenen Gefühle ernst zu nehmen, der eigenen Intuition zu folgen, sich mit dem Sinn von Depressionen und Psychosen auseinanderzusetzen, den eigenen aktiven Beitrag zur Psychiatrisierung zu erkennen und selbstkritisch in den Spiegel zu schauen, die eigene Verletzlichkeit einzuschätzen, Warnzeichen aufkommender Krisensituationen zu erkennen und entsprechend zu reagieren.

Warnhinweise

Wie in allen Lebensbereichen ist Achtsamkeit geboten, wenn pauschal großzügige Unterstützung oder Patentrezepte angeboten werden. Gelegentlich kann man auf Scharlatane, Dogmatiker und Möchtegern-Therapeuten treffen. Grundsätzlich sollte man sowohl bei Professionellen wie auch im Selbsthilfebereich vorsichtig sein. Um Therapeuten, Angehörigen- und Selbsthilfegruppen, die sich einer Psychoedukation unterziehen ließen und über Informationsmaterial, das die Pharmaindustrie gesponsert hat, gelernt haben, dass psychische Probleme Ausdruck von Stoffwechselstörungen sind und mit dem Absetzen der Psychopharmaka der Rückfall gesetzmäßig eintritt, sollte man einen großen Bogen machen.

Ärzte, die nicht über Rezeptorenveränderungen, Bildung von Behandlungsresistenzen, Gewöhnungsprozesse und Entzugsprobleme bei neuen Antidepressiva und *atypischen* Neuroleptika informieren, sind ernstzunehmende Risikofaktoren für fehlgeschlagene Absetzversuche. Sie tragen auch eine wesentliche Verantwortung für eine ungewollte weitere Verabreichung von Antidepressiva und Neuroleptika oder gar Elektroschocks. Ein Beispiel für eine relativ verantwortungsvolle Praxis psychosozial Tätiger im Umgang mit Psychopharmaka ist die bereits (siehe S. 153f.) erwähnte Aufklärungsbroschüre, die Psychiater der Rhein-Mosel-Fachklinik Andernach, der Rheinhessen-Fachklinik und des Pfalzklinikums Klingenmünster ihren Patientinnen und Patienten vorlegen, wenn sie ihnen Psychopharmaka verabreichen wollen. Informiert wird dort nicht nur über Risiken, Schäden, Absetzprobleme (allerdings nicht über Abhängigkeitsrisiken), Alternativen und unabhängige Informationsquellen. Und es wird schon von vornherein Hilfe beim Absetzen von Psychopharmaka angeboten:

> »Sollten Sie sich dazu entschließen, sind wir gerne bereit, Sie im Rahmen unserer Möglichkeiten dabei zu begleiten.« (LVPE RLP, 2017, S. 7)

Es wäre schön, wenn sich diese Sichtweise in der Praxis durchsetzen und Schule machen würde.

Quellen

Aderhold, Volkmar (30.9.2016): »Psychopharmaka absetzen (insbesondere Neuroleptika): Wann? Wie? Wann nicht? Was dann? Wann trotzdem?«, in: »Dokumentation der Expertenrunde ›PSYCHEXIT – Auf dem Weg zum Curriculum *Kompetente Hilfe beim Absetzen von Antidepressiva und Neuroleptika*‹«, veranstaltet von der Berliner Organisation Psychiatrie-Erfahrener und Psychiatrie-Betroffener (BOP&P), Berlin: Selbstverlag, S. 5-10; im Internet unter http://www.antipsychiatrieverlag.de/artikel/gesundheit/pdf/doku-expertenrunde-2016.pdf (Zugriff am 27.6.2017)

Boevink, Wilma (2013): »Ungeheuer aus der Vergangenheit«, in: Peter Lehmann (Hg.): »Psychopharmaka absetzen – Erfolgreiches Absetzen von Neuroleptika, Antidepressiva, Phasenprophylaktika, Ritalin und Tranquilizern«, 4. Aufl., Berlin / Eugene / Shrewsbury: Antipsychiatrieverlag, S. 102-106 (E-Book 2013)

DGSP – Deutsche Gesellschaft für Soziale Psychiatrie (Hg.) (2014): »Neuroleptika reduzieren und absetzen – Eine Broschüre für Psychose-Erfahrene, Angehörige und Professionelle aller Berufsgruppen«, Köln: Selbstverlag

Finzen, Asmus (2015): »Wie man Medikamente absetzt, lernen Ärzte nicht«, in: Asmus Finzen / Peter Lehmann / Margret Osterfeld: »Psychopharmaka absetzen: Warum, wann und wie«, in: Soziale Psychiatrie, 39. Jg., Nr. 2, S. 16-19; im Internet unter http://www.antipsychiatrieverlag.de/artikel/gesundheit/pdf/absetzen-bremen.pdf (Zugriff am 27.6.2017)

Jesperson, Maths (2013): »Zwischen Lobotomie und Antidepressiva«, in: Peter Lehmann (Hg.): »Psychopharmaka absetzen – Erfolgreiches Absetzen von Neuroleptika, Antidepressiva, Phasenprophylaktika, Ritalin und Tranquilizern«, 4. Aufl., Berlin / Eugene / Shrewsbury: Antipsychiatrieverlag, S. 70-72 (E-Book 2013)

Kempker, Kerstin (1998): »Erfolg in Zahlen?«, in: Kerstin Kempker (Hg.): »Flucht in die Wirklichkeit – Das Berliner Weglaufhaus«, Berlin: Antipsychiatrieverlag, S. 270-279

Lehmann, Peter (Hg.) (2013): »Psychopharmaka absetzen – Erfolgreiches Absetzen von Neuroleptika, Antidepressiva, Phasenprophylaktika, Ritalin und Tranquilizern«, 4. Aufl., Berlin / Eugene / Shrewsbury: Antipsychiatrieverlag (E-Book 2013)

Lehmann, Peter (2017): »Schöne neue Psychiatrie«, Band 2: »Wie Psychopharmaka den Körper verändern«, E-Book, Berlin / Shrewsbury: Antipsychiatrieverlag

LVPE RLP – Landesverband Psychiatrie-Erfahrener Rheinland-Pfalz e.V. (Hg.) (2017): »Aufklärungsbögen Antipsychotika«, Trier: Selbstverlag; im Internet unter http://www.lvpe-rlp.de/sites/default/files/pdf/aufklaerungsbogen-nl.pdf (Zugriff am 26.6.2017)

Network Against Psychiatric Assault (Hg.) (1984): »Dr. Caligari's psychiatric drugs«, Berkeley: Selbstverlag

Rufer, Marc (2017): Persönliche Mitteilung

Schlimme, Jann (28.4.2017): »Absetzen von Psychopharmaka-Kombinationen«, Vortrag bei der Expertentagung »Kompetente Hilfe beim Absetzen von Antidepressiva und Neuroleptika«, veranstaltet von der Berliner Organisation Psychiatrie-Erfahrener und Psychiatrie-Betroffener (BOP&P), St. Hedwig-Krankenhaus der Charité Berlin; im Internet unter http://www.peter-lehmann-publishing.com/articles/others/pdf/schlimme-kombinationen.pdf (Zugriff am 27.6.2017)

Zehentbauer, Josef (2013): »Wer hat Angst vor dem Absetzen? Ärztliche Beratung und psychotherapeutische Gespräche beim Absetzen von Dämpfungs- und Beruhigungsmitteln«, in: Peter Lehmann (Hg.): »Psychopharmaka absetzen – Erfolgreiches Absetzen von Neuroleptika, Antidepressiva, Phasenprophylaktika, Ritalin und Tranquilizern«, 4. Aufl., Berlin / Eugene / Shrewsbury: Antipsychiatrieverlag, S. 189-205 (E-Book 2013)

Ein medizinjuristisches Nachwort

Marina Langfeldt

Im Vorwort von Peter Lehmann zu diesem Buch heißt es unter anderem:

> »Die ohne informierte Zustimmung erfolgte psychiatrische Anwendung, die Folgeschäden nach sich zieht, gilt nicht als Offizialdelikt, das heißt als Straftatbestand, der von Amts wegen staatsanwaltschaftliche Ermittlungen auslöst. Trotz der erheblichen, zum Teil sehr häufig auftretenden Gesundheitsschäden durch Psychopharmaka und Elektroschocks, wie sie die Hersteller und Anwender in ihren internen Verlautbarungen und Beipackzetteln eingestehen und die Thema dieses Buchs sind, sehen staatliche Organe keine Notwendigkeit einzugreifen, auch nicht angesichts der im Vergleich zur Durchschnittsbevölkerung hohen Sterblichkeitsrate psychiatrischer Patientinnen und Patienten – egal, ob man sie auf deren schlechte Lebensbedingungen zurückführt oder auf die gesundheitlichen Belastungen durch Psychopharmaka und Elektroschocks. Ohne eine Beweislastumkehr sind die potenziell Geschädigten aus vielfältigen Gründen nahezu chancenlos, Schadenersatzansprüche und Schmerzensgeld durchzusetzen.«

Der erste der zitierten Sätze bezieht sich auf die Körperverletzung gemäß § 223 im deutschen Strafgesetzbuch (StGB), wie auch auf die einfache Körperverletzung nach Art. 123 im StGB der Schweiz, die jeweils nur auf Antrag verfolgt werden. Im Gegensatz dazu sind in Österreich alle Körperverletzungen Offizialdelikte.

Die ohne informierte Zustimmung erfolgte psychiatrische Anwendung von Psychopharmaka oder Elektroschocks per se, die nur *eventuell* Folgeschäden nach sich zieht, wird voraussichtlich nie ein Offizialdelikt im Rahmen der Körperverletzungsdelikte werden, weil es am notwendigen Erfolg fehlt, der Körperverletzung. Dass Peter Lehmann überhaupt auf den Gedanken kommt, ein Offizialdelikt zu fordern, zeigt, wie intensiv und fächerübergreifend er sich mit der Problematik beschäftigt hat. Er hat sogar eine Regelung gefordert, die vom Ansatz her bereits einmal Gesetz war. Im Strafgesetzbuch für das Deutsche Reich in der Fassung vom 15. Mai 1871 heißt es dazu noch in § 232 Satz 1:

> »Die Verfolgung leichter vorsätzlicher, sowie aller durch Fahrlässigkeit

verursachter Körperverletzungen (§§. 223. 230.) tritt nur auf Antrag ein, insofern nicht die Körperverletzung mit Übertretung einer Amts-, Berufs- oder Gewerbspflicht begangen worden ist.«

Es wäre einen Blick in die Archive wert, warum und wann diese Norm gestrichcn worden ist und ob die Körperverletzung eines Arztes aufgrund der Verletzung einer Berufspflicht davon erfasst war. Vermutlich war die Norm seinerzeit zu weit gefasst und würde aus diesem Grunde auch heutzutage nicht wieder eingeführt werden. Stattdessen ist es heute den Strafverfolgungsbehörden in Deutschland gemäß § 230 Abs. 1 Satz 1 als Ausnahme gestattet, auch ohne Strafantrag einzuschreiten, wenn ein besonderes öffentliches Interesse an der Strafverfolgung besteht.

Nach Nr. 234 Abs. 1 Satz 1 der Richtlinien für das Strafverfahren und das Bußgeldverfahren wird das namentlich dann anzunehmen sein, wenn der Täter einschlägig vorbestraft ist, roh oder besonders leichtfertig oder aus rassistischen, fremdenfeindlichen oder sonstigen menschenverachtenden Beweggründen gehandelt hat, durch die Tat eine erhebliche Verletzung verursacht wurde oder dem Opfer wegen seiner persönlichen Beziehung zum Täter nicht zugemutet werden kann, Strafantrag zu stellen, und die Strafverfolgung ein gegenwärtiges Anliegen der Allgemeinheit ist.

Der zweite eingangs zitierte Satz von Peter Lehmann, der sich auf die staatlichen Organe bezieht, die kein Interesse sehen einzugreifen, suggeriert, dass die Organe nicht handeln, obwohl ihnen die Problematik vertraut ist. Ich vermute eher, dass sie – und zugleich die Allgemeinheit im Sinne der eben zitierten Richtlinien – die Probleme noch nicht in aller Schärfe sehen. Diese Vermutung steht im Einklang mit dem Bericht des Sonderberichterstatters der Vereinten Nationen, Dainius Puras, vom 28. März 2017 an den UN-Menschenrechtsrat, in dem er einen weltweiten Bewusstseinswandel hinsichtlich des reduktionistischen biologischen Modells der Psychiatrie einfordert und die Verzögerung kritisiert, mit der Informationen über Psychopharmaka bei Regierungen ankommen – trotz der Anhäufung von Beweisen über ihre schädlichen Wirkungen und geringe Wirksamkeit. Zu diesem Bewusstseinswandel beizutragen, ist für mich das zweite, ganz große Verdienst dieses Buches und aller seiner Autoren. Wenn der primäre Zweck auch ist, Betroffenen und ihren Angehörigen zu helfen, so hat dieses Buch außerdem das Zeug dazu, der Diskussion einen größeren Schub zu verschaffen; denn die Autoren stellen darin in aller Sachlichkeit die Ergebnisse ihrer Recherchen vor und lassen Fakten für sich sprechen. Auf der Grundlage ihrer Ausführungen rege ich eine Fortsetzung der Diskussion zu den folgenden Themen an:

I. Wirksamkeitsprüfungen von Medikamenten
Erhöhung der Zulassungsanforderungen speziell für Psychopharmaka dahingehend, dass die Testmethoden dem gegenwärtigen Stand der wissenschaftlichen Erkenntnis entsprechen.

II. Beipackzettel
1. Präzisierung der Hinweise für ältere Menschen
   Ein Hinweis, wie in dem Beipackzettel von Agomelatin, »Die Wirksamkeit bei Patienten ab 75 Jahren ist nicht belegt. Das Arzneimittel sollte daher bei diesen Patienten nicht angewendet werden«, verschleiert die Problematik einer Überdosierung und hat daher keine ausreichende Warnfunktion.
2. Absetzreaktionen von Psychopharmaka
   - Spezifizierte Hinweise auf Entzugsprobleme
   - Hinweise auf die Art und Weise der Absetzung und auf den Umgang mit den dabei auftretenden Problemen
3. Informationen in Leichter Sprache
   Als Muster siehe »Aufklärungsbögen Antipsychotika« in Leichter Sprache von dem Landesverband Psychiatrie-Erfahrener Rheinland-Pfalz, der Rhein-Mosel-Fachklinik Andernach, der Rheinhessen-Fachklinik Alzey und dem Pfalzklinikum – http://www.lvpe-rlp.de/?q=inhalt/leichte%20Sprache

III. Fachinformationen der pharmazeutischen Industrie
In Deutschland und in Österreich sollten Fachinformationen der pharmazeutischen Industrie öffentlich zugänglich sein wie derzeit bereits in der Schweiz – https://compendium.ch

IV. Ärztliche Aufklärung
Detailliertere schriftliche Dokumentation der Aufklärung

V. Absetzen von Psychopharmaka
1. Weitere medizinische Forschung zu Antidepressiva und Neuroleptika zu der Frage, ob diese eine Abhängigkeit auslösen können – körperlich und / oder psychisch
2. Zu den Angaben im Beipackzettel vergleiche oben II. 2 in dieser Auflistung
3. Ausbau von praktikablen Strategien zum Absetzen
4. Ergänzung der Behandlungsleitlinien um Vorgaben zum Absetzen

5. Rechtssicherheit herstellen durch eine Psychosoziale Vorausverfügung vor Beginn des Absetzens

VI. Elektroschocks

Ergänzung der Behandlungsleitlinien zu dem Einsatz der Elektrokrampftherapie als Mittel der 2. Wahl nach Einholung einer zweiten Fachmeinung und nach detaillierter Aufklärung des Patienten oder seines Betreuers

VII. Psychosoziale Patientenverfügung

Als Muster siehe Lehmann, PsychPaV – Psychosoziale Patientenverfügung – http://www.antipsychiatrieverlag.de/info/pt/psychpav.htm

VIII. Strafrechtliche Verantwortung und zivilrechtliche Haftung

Neue Entwicklungen in der Rechtsprechung im Lichte eines von diesem Buch unterstützten Bewusstseinswandels

Über die Autorinnen und Autoren

Volkmar Aderhold. Jg. 1954, Dr. med., Arzt für Psychiatrie, Psychotherapie und Psychotherapeutische Medizin, arbeitet seit 1982 in der Psychiatrie. 1996-2006 Oberarzt im Bereich Psychosen der Klinik für Psychiatrie und Psychotherapie des Universitätsklinikums Hamburg-Eppendorf. Seit 2006 Mitarbeiter am Institut für Sozialpsychiatrie an der Universität Greifswald. Und freiberuflich tätig mit Fortbildungen und Umsetzung des Offenen Dialoges in stationären und ambulanten Strukturen. Zahlreiche Veröffentlichungen, u. a. »Psychotherapie der Psychosen – Integrative Behandlungsansätze aus Skandinavien« (Herausgabe gemeinsam mit Yrjö Alanen et al. 2003).

Peter Ansari. Doktor der Humanbiologie, hat in Hamburg und Berlin in der Gehirnforschung gearbeitet und zehn Jahre über Depressionen geforscht. Gemeinsam mit seiner Frau betreibt er eine psychotherapeutische Praxis. Buchveröffentlichung: »Unglück auf Rezept – Die Antidepressiva-Lüge und ihre Folgen« (gemeinsam mit Sabine Ansari, 2016).

Sabine Ansari ist Sprecherzieherin und war beim Südwestrundfunk als Fernsehmoderatorin tätig. Heute arbeitet sie als Heilpraktikerin bei Hannover. Buchveröffentlichung: »Unglück auf Rezept – Die Antidepressiva-Lüge und ihre Folgen« (gemeinsam mit Peter Ansari, 2016).

Andreas Heinz. Dr. med., Direktor der Klinik und Professor für Psychiatrie und Psychotherapie, Charité Berlin. Präsident elect der Deutschen Gesellschaft für Psychiatrie und Psychotherapie, Psychosomatik und Nervenheilkunde.

Marina Langfeldt, Dr. jur., 1990-1993 Stellvertretende Leiterin der Rechtsabteilung im Justizministerium des Landes Mecklenburg-Vorpommern in Schwerin und Leiterin der Referate Strafrecht und Strafprozessrecht, 1993-1996 Wissenschaftliche Mitarbeiterin beim Bundesverfassungsgericht in Karlsruhe, derzeit Zertifizierte Mediatorin, Philosophische Beraterin und Oberstaatsanwältin bei der Generalstaatsanwaltschaft Zweibrücken (beurlaubt). Diverse juristische und medizin-rechtliche Veröffentlichungen in Fachbüchern und -zeitschriften.

Peter Lehmann. Jg. 1950, Dipl.-Sozialpädagoge, heute selbstständiger Autor und Verleger in Berlin. 1986 Mitbegründer von PSYCHEX (Schweiz), seither Vorstandsmitglied. 1991 Mitbegründer und langjähriges Vorstandsmitglied des Europäischen Netzwerks von Psychiatriebetroffenen (ENUSP),

1994-2000 Vorstandsmitglied des Bundesverbands Psychiatrie-Erfahrener (BPE), 1996 Mitbegründer vom Weglaufhaus Berlin. 2010 Verleihung der Ehrendoktorwürde durch die Aristoteles-Universität Thessaloniki. 2011 Bundesverdienstkreuz. Seit 2013 Schirmherr der Berliner Organisation Psychiatrie-Erfahrener und Psychiatrie-Betroffener (BOP&P). Diverse Buchpublikationen, u. a. »Der chemische Knebel – Warum Psychiater Neuroleptika verabreichen« (1986, 6. Aufl. 2010), »Schöne neue Psychiatrie« (1996, E-Book 2017), »Psychopharmaka absetzen – Erfolgreiches Absetzen von Neuroleptika, Antidepressiva, Phasenprophylaktika, Ritalin und Tranquilizern« (Hg. 1998; 4. Aufl. 2013 sowie E-Book 2013) und »Statt Psychiatrie 2« (Hg. 2007 mit Peter Stastny sowie E-Book 2014). Mehr siehe www.peter-lehmann.de.

Marc Rufer. Dr. med., Arzt und Psychotherapeut. Nach Abschluss meines Medizinstudiums arbeitete ich als Assistenzarzt in einer großen staatlichen Psychiatrischen Klinik. Von Anfang an tat ich mich schwer mit der psychiatrischen ›Diagnostik‹ und ›Behandlung‹ psychischer ›Störungen‹. Den Schritt zur Kritik der Psychiatrie als Ganzes machte ich nach einer Zeit der intensiven Auseinandersetzung. Mit meinen Büchern, Zeitschriften- und Zeitungsartikeln versuche ich, psychiatriekritische Gedanken öffentlich zu machen. Buchveröffentlichungen: »Irrsinn Psychiatrie« (1988; 4. Aufl. 2009); »Wer ist irr?« (1991); »Glückspillen – Ecstasy, Prozac und das Comeback der Psychopharmaka« (1995).

Josef Zehentbauer. Geboren 1945, Dr. med., verheiratet, vier Kinder, langjährige Tätigkeit als Allgemeinarzt und Psychotherapeut in einer psychosomatisch-orientierten Gemeinschaftspraxis in München. Früher ärztliche Tätigkeit in Afrika (Nigeria) und Indien (Kalkutta), mehrjährige Arbeit in der Neurologie, in verschiedenen psychiatrischen Kliniken und der Akutstation einer Nervenheilanstalt sowie gemeinsame Projekte mit Franco Basaglia und anderen Exponenten der ›Kritischen Psychiatrie‹ Italiens. Mitarbeit an Fernseh- und Rundfunksendungen zum Thema Psychopharmaka. Zahlreiche Veröffentlichungen, Vorträge und Seminare über Psychiatrie, Psychopharmaka/Psycho-Drogen, Medizinkritik, Psychotherapie und alternative Heilverfahren. Buchveröffentlichungen unter anderem: »Chemie für die Seele – Psyche, Psychopharmaka und alternative Heilmethoden« (1986, 11. Aufl. 2010); »Körpereigene Drogen – Garantiert ohne Nebenwirkungen« (1993, 7. Aufl. 2013); »Abenteuer Seele – Psychische Krisen als Chance nutzen« (2000, Neuausgabe 2008); »Melancholie – Die traurige Leichtigkeit des Seins« (2000, 4. Aufl. 2014, E-Book 2014).

Psychopharmaka-Index

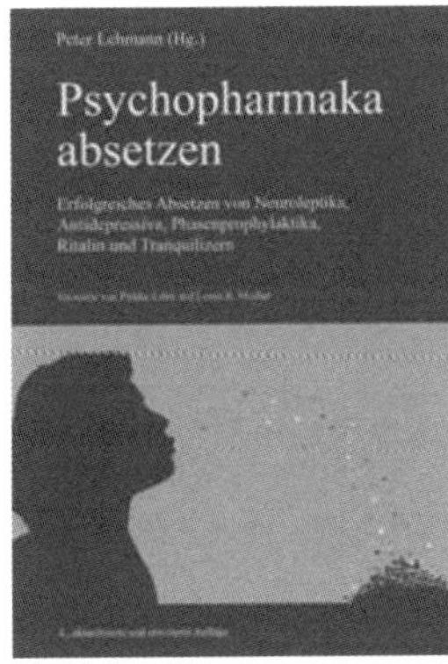

Peter Lehmann (Hg.): Psychopharmaka absetzen – Erfolgreiches Absetzen von Neuroleptika, Antidepressiva, Phasenprophylaktika, Ritalin & Tranquilizern

366 S. · 4., aktual. Aufl. 2013 · € 19.90

ISBN 978-3-925931-27-7 (auch als E-Book erhältlich)

Mit Erfahrungsberichten von 24 Betroffenen aus aller Welt und einem Angehörigen sowie 11 ergänzenden Artikeln von Psychotherapeuten, Ärzten (u. a. Marc Rufer und Josef Zehentbauer), Heilpraktikern, Sozialarbeitern und anderen Professsionellen aus dem In- und Ausland, die beim Absetzen helfen. Vorworte u. a. von Loren Mosher (Soteria)

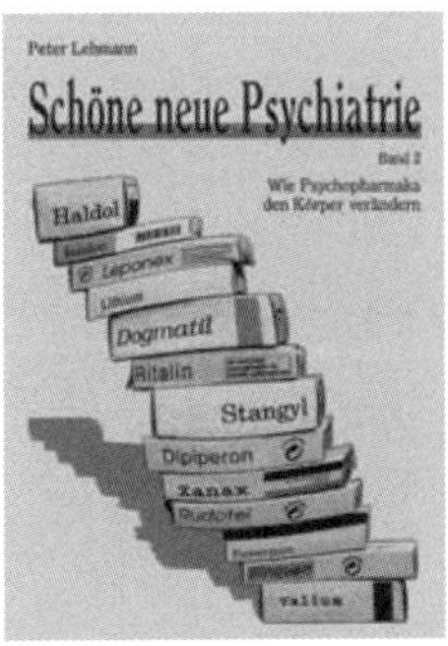

Peter Lehmann: Schöne Neue Psychiatrie
Band 1:Wie Chemie und Strom auf Geist und Psyche wirken

E-Book · 392 S. · 2017 (bearb. Ausg. von 1996) · € 19.99

ISBN 978-3-925931-72-7 (in sich abgeschlossenes Buch)

Band 2: Wie Psychopharmaka den Körper verändern

E-Book · 558 S. · 2017 (bearb. Ausg. von 1996) · € 21.99

ISBN 978-3-925931-75-8 (in sich abgeschlossenes Buch)

Über die psychischen und zentralnervösen ›Neben‹-Wirkungen (Band 1), die Schäden an den inneren Organen, am Bewegungsapparat, Abhängigkeitsprobleme und Entzugserscheinungen (Band 2). Ein Buch, das die Gefahren aller Psychopharmaka auf dem deutschsprachigen Markt schonungslos und leicht verstehbar offenlegt. »Nirgendwo sonst sind so viele Informationen über unerwünschte Wirkungen von Psychopharmaka aller Art zusammengetragen. Peter Lehmanns Buch ist ein großartiges Geschenk an die Psychiatrie. ... Psychiatrisch Tätige, lest das Buch, schon damit Ihr mit Kranken diskutieren könnt, die es auch gelesen haben!« (Asmus Finzen, *Soziale Psychiatrie*)

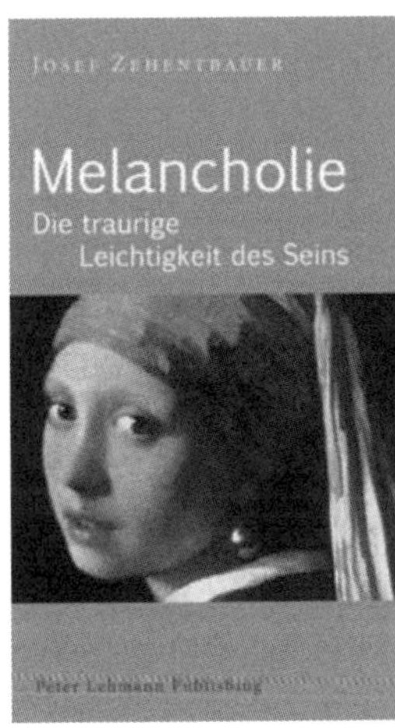

Josef Zehentbauer: Melancholie – Die traurige Leichtigkeit des Seins

216 S. · 4. Aufl. 2014 · € 9.95

ISBN 978-3-925931-45-1 (auch als E-Book erhältlich)

Am äußersten Ende der Melancholie lagert die Depression, die häufigste Volkskrankheit. Für Depressive wird es eine Erleichterung sein, aus den Tiefen des Tränensees wieder aufzusteigen und sich in das besinnlich schaukelnde Boot der Melancholie zu retten. Ein Plädoyer für die Melancholie als positive Kraft.

Peter Lehmann & Peter Stastny (Hg.)
Statt Psychiatrie 2

Kart. · 448 S. · Vorwort von Robert Whitaker
2007 · ISBN 978-3-925931-38-3 · € 24.90
(auch als E-Book erhältlich)

Das große Buch über Alternativen zur Psychiatrie in aller Welt. Psychiatriebetroffene, Therapeuten, Juristen, Sozialwissenschaftler, Ärzte (unter anderem Volkmar Aderhold und Marc Rufer) und Angehörige von allen Kontinenten informieren über ihre alternative Arbeit, Erfahrungen und Erfolge. Das Buch reflektiert die aktuellen Ansätze von Selbsthilfe im Falle akuter Psychosen und Depressionen sowie Alternativen zur Psychiatrie und Wege zu einer Behandlung, die die Menschenrechte respektiert.

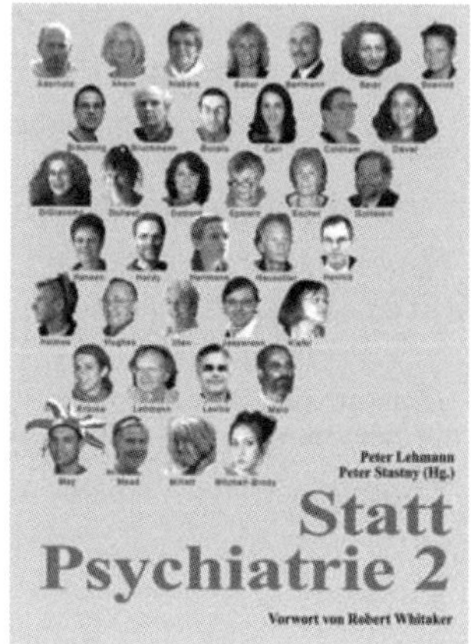

Peter Lehmann Antipsychiatrieversand

Bei uns finden Sie, was Ihnen andernorts vorenthalten wird: Publikationen, die an den Interessen Psychiatriebetroffener, kritischer Angehöriger und Profis orientiert sind.

Publikationen (inkl. E-Books) **zu den Themen**
Psychopharmaka, Elektroschock & Gesundheit
Selbsthilfe & Alternativen zur Psychiatrie · Ratgeber
Psychiatrie, Normalität & Gesellschaft · Psychiatrie & Geschichte
Psychiatriereform & Antipsychiatrie
Psychiatrie & Frauen / Kinder / Alte
Psychiatrie & Recht · Biographisches & Erfahrungsberichte
Psychologie, Psychotherapie & Psychoanalyse
Belletristische Bücher mit psychiatriekritischem Hintergrund
Diagnosen: ADHD · Angst & Panik · Depression · Psychose
Schizophrenie · Stimmenhören · Schlafprobleme

Versandliste gratis bei:

Peter Lehmann Publishing
Eosanderstr. 15 · 10587 Berlin
Tel. +49 / (0)30 / 85 96 37 06 · Fax +49 / (0)30 / 40 39 87 52
www.peter-lehmann-publishing.com
www.antipsychiatrieverlag.de · info@antipsychiatrieverlag.de